临床护士

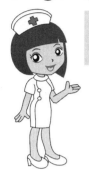

应知应会1000题

（第2版）

主编　张丽平　刘月梅

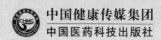

中国健康传媒集团
中国医药科技出版社

内 容 提 要

本书汇集临床护士应知应会的1000道题，以问答的形式深入浅出地讲解基础医学理论、基础护理知识、基本护理操作及临床专业知识和技能，内容丰富，条理清晰，便于记忆。本书是临床护士、见习护士和临床实习护生快速掌握专业知识的必备参考书，对提高广大护理人员的理论知识和临床技能具有指导价值。本书除可帮助护理人员学习护理知识与技术外，也可作为护士参加各类考核的参考书。

图书在版编目（CIP）数据

临床护士应知应会 1000 题 / 张丽平，刘月梅主编. —2版. —北京：中国医药科技出版社，2019.8
　　ISBN 978-7-5214-0518-7

Ⅰ.①临…　Ⅱ.①张…②刘…　Ⅲ.①护理学-习题集
Ⅳ.①R47-44

中国版本图书馆 CIP 数据核字（2019）第 124582 号

美术编辑　陈君杞
版式设计　易维鑫

出版	**中国健康传媒集团**｜中国医药科技出版社
地址	北京市海淀区文慧园北路甲 22 号
邮编	100082
电话	发行：010-62227427　邮购：010-62236938
网址	www.cmstp.com
规格	787×1092mm $\frac{1}{32}$
印张	13⅝
字数	263 千字
初版	2015 年 10 月第 1 版
版次	2019 年 8 月第 2 版
印次	2021 年 5 月第 2 次印刷
印刷	北京市密东印刷有限公司
经销	全国各地新华书店
书号	ISBN 978-7-5214-0518-7
定价	**35.00 元**

获取新书信息、投稿、为图书纠错，请扫码联系我们。

编委会

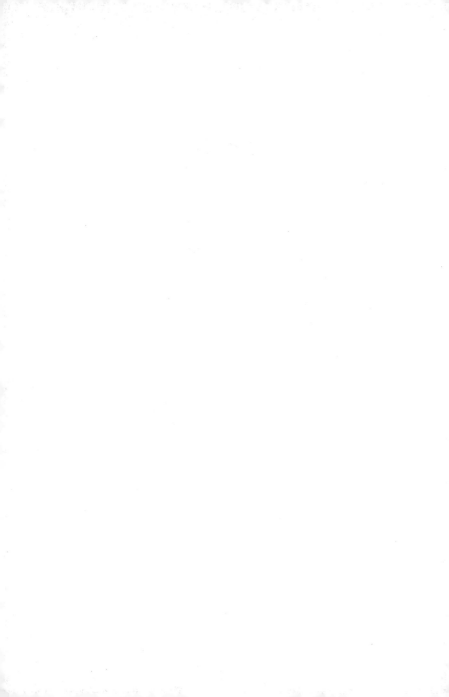

再版前言

护理学是一门实践性、应用性很强的学科。随着护理工作模式的转变，护理学的理论和实践研究也发生了深刻变化，护理新技术、新方法不断涌现。根据《全国卫生系统护士岗位技能训练和竞赛活动护理技术项目考核要点》和《"优质护理服务示范工程"活动方案》的精神，为进一步规范护理技术操作、提高护士实际操作能力、保障护理安全，同时为护理管理者提供考核标准，我们组织编写了这本《临床护士应知应会1000题（第2版）》。

本书包括临床护士应知应会的1000道题目、记忆诀窍和必背数据，涵盖基础医学理论、基础护理知识、基本护理操作及临床专业知识和技能等内容，具有题量丰富、题目仿真、题解详细、条理清晰、便于记忆等特点。本书集实用性、科学性、新颖性于一体，是临床护士、见习护士和临床实习护生快速掌握专业知识、提高专业技能的必备参考书，对提高广大护理人员理论水平和临床技能具有指导价值。除可帮助护理人员学习护理知识与技术外，也可作为护士参加各类考核的参考书。

本书自 2015 年出版以来，备受临床护理工作者关注和喜爱，此次再版，对第 1 版的部分内容作了更新与调整，丰富了本书的内容。

限于水平有限，书中难免会有一些不足之处，敬请广大读者批评指正。

编者
2019 年 6 月

目 录

第一部分 基础护理

第二部分 专科护理

第三部分　记忆诀窍

第一部分
基础护理

一、临床护理

1. 影响健康的环境因素有哪些？

答：

（1）自然环境因素：①自然地形、地质、气候的影响，如水中缺碘会导致地方性甲状腺肿，气温过高易致中暑。某些自然灾害，如地震、台风、干旱、洪水等也会对人类健康造成威胁。②环境污染，如大量工业废弃物和生活废弃物的排放、人工合成的化学物质与日俱增等，使空气、水、土壤等自然环境受到破坏并威胁到人类健康。

（2）社会环境因素：人生活在社会群体中，不同的社会制度、经济状况、风俗习惯、文化背景及劳动条件等社会环境因素，均可导致人们产生不同的社会心理反应，从而影响身心健康。

2. 医院环境的总体要求是什么？病室适宜的温、湿度应是多少？过高或过低对患者有何影响？

答：医院环境的总体要求是安全、舒适、整洁、安静。

病室温度一般以 18~22℃ 为宜，新生儿室、老年科室以及检查、治疗时室温应略高，以 22~24℃ 为宜。室温过高不利于体热的散发，干扰消化及呼吸功能，使人烦躁，影响体力恢复；室温过低则使人畏缩，缺乏动力，患者在接受治疗和护理时易受凉。

病室湿度一般以 50%~60% 为宜。湿度过高空气潮湿，细菌易于繁殖，同时水分蒸发减少，患者感到气闷不适，对患有心、肾疾病的患者尤为不利；湿度过低，室内空气干燥，人体会蒸发大量水分，引起口干、咽痛、烦渴等，尤其对呼吸道疾患或气管切开的患者不利。

3. 常用卧位有哪几种？

答：常见卧位有：①仰卧位：包括去枕仰卧位、中凹卧位（休克卧位）、屈膝仰卧位；②侧卧位；③半坐卧位；④端坐位；⑤俯卧位；⑥头低足高位；⑦头高足低位；⑧膝胸卧位；⑨截石位。

4. 去枕仰卧位适用于哪些患者？为什么？

答：

（1）昏迷或全身麻醉未清醒的患者。采用去枕仰卧位，头偏向一侧，避免呕吐物误入呼吸道而引起窒息或肺部并发症。

（2）椎管内麻醉或脊髓腔穿刺后的患者。采用此种卧位，可预防颅内压降低而引起的头痛。因为穿刺后，脑脊液可自穿刺处渗出至脊膜腔外，使脑压过低，牵张颅内静脉窦和脑膜等组织而引起头痛，去枕仰卧位可减轻上述症状。

5. 休克患者应采取何种卧位？为什么？

答：休克患者应采取中凹卧位，即患者头胸部抬高 10°~20°，下肢抬高 20°~30°。

抬高头胸部，有利于保持气道通畅，增加肺活量，改善缺氧症状；抬高下肢，可促进静脉血回流，增加心输出量而缓解休克症状。

6. 半坐卧位适用于哪些患者？有何临床意义？

答：

（1）心肺疾病所引起呼吸困难的患者。由于重力作用：①使膈肌位置下降，胸腔容量扩大，同时减轻腹内脏器对心肺的压力，使肺活量增加；②使部分血液滞留在下肢和盆腔脏器内，减少静脉回流，减轻肺部淤血和心脏负担，改善呼吸困难。

（2）胸、腹、盆腔手术后或有炎症的患者。①促进引流；②使腹腔渗出物流入盆腔。盆腔腹膜抗感染性较强，而吸收较差，因而可减少炎症的扩散和毒素吸收，促使感染局限化和减少中毒反应，还可防止感染向上蔓延引起膈下脓肿；③松弛腹肌，减轻腹部切口缝合处的张力，避免疼痛，有利于切口愈合。

（3）某些面部及颈部手术后的患者。采取半坐卧位，可减少局部出血。

（4）恢复期体质虚弱的患者。采取半坐卧位，使患者逐渐适应体位改变，有利于向站立过渡。

7. 哪些情况下宜取头低足高位？

答：

（1）肺部分泌物引流，使痰易于咳出。

（2）十二指肠引流术，有利于胆汁引流（需采取右侧卧位）。

（3）妊娠时胎膜早破，防止脐带脱垂。

（4）跟骨、胫骨结节牵引时，利用人体重力作反牵引力。

8. 使用约束具时应注意哪些事项?

答:

(1) 严格掌握应用指征,注意维护患者自尊。

(2) 向患者及家属说明使用约束具的目的、操作要领和主要注意事项,以取得理解和配合,并使之获得约束具应用的有关知识。

(3) 约束具只能短期使用,并定时松解,协助患者翻身活动。

(4) 使用时肢体处于功能位置;约束带下必须垫衬垫,松紧适宜;密切观察约束部位的皮肤颜色,必要时进行局部按摩,促进血液循环,以保证患者的安全和舒适。

(5) 记录使用约束具的原因、时间、观察结果、护理措施和解除约束的时间。

9. 哪些部位好发压疮?

答:压疮多发生于受压和缺乏脂肪组织保护、无肌肉包裹或肌层较薄的骨隆突处,并与卧位有密切的关系。

仰卧位时:好发于枕骨粗隆、肩胛骨、肘部、骶尾部及足跟处,尤其好发于骶尾部。

侧卧位时:好发于耳廓、肩峰、肋骨、髋骨、股骨粗隆、膝关节的内外侧及内外踝处。

俯卧位时:好发于面颊、耳廓、肩峰、女性乳房、肋缘突出部、男性生殖器、髂前上棘、膝部和足趾等处。

坐位时:好发于坐骨结节、肩胛骨、足跟等处。

10. 哪些人群是容易发生压疮的高危人群?

答:

(1) 昏迷、瘫痪者:自主活动丧失,长期卧床,身体局部组织长时间受压。

（2）老年人：机体活动减少，皮肤松弛干燥、缺乏弹性，皮下脂肪萎缩、变薄，皮肤易损。

（3）肥胖者：身体过重使承重部位的压力增大。

（4）身体瘦弱、营养不良者：受压处缺乏肌肉和脂肪组织的保护。

（5）水肿患者：水肿降低了皮肤的抵抗力，并增加了承重部位的压力。

（6）疼痛患者：为避免疼痛而处于强迫体位，机体活动减少。

（7）石膏固定的患者：翻身和活动受限。

（8）大小便失禁者：皮肤经常受到潮湿污物的刺激。

（9）发热患者：体温升高可致排汗增多，皮肤经常受潮湿刺激。

（10）使用镇静剂的患者：自身活动减少。

11. 如何评估压疮的危险因素？

答：可通过评分的方式，对患者发生压疮的危险性进行评估。评分≤16 分时，易发生压疮；分数越低，发生压疮的危险性越大。

12. 如何预防压疮的发生？

答：

（1）避免局部组织长期受压：①定时翻身，减少组织的压力；②保护骨隆突处和支持身体空隙处；③正确使用石膏、绷带及夹板固定。

（2）避免摩擦力和剪切力的作用：①患者取半卧位时，注意防止身体下滑；②协助患者翻身、更换床单和衣服时，切忌拖、拉、推等动作；③保持床单清洁、平整、无碎屑；④使用便器时防擦伤。

（3）避免局部潮湿等不良刺激：①保持皮肤和床单清洁、干燥；②避免患者直接卧于橡胶单或塑料单上。

（4）促进局部血液循环：①对长期卧床者，每日进行全范围关节运动，促进肢体的血液循环；②经常检查、按摩受压部位。

（5）改善机体营养状况：①对易发生压疮者，在病情允许的情况下，给予高蛋白、高维生素饮食，以增强机体抵抗力和组织修复能力；②不能进食者，由静脉补充营养。

（6）健康教育：介绍压疮发生、发展及治疗护理的一般知识，指导患者及家属学会预防压疮的方法。

13. 依据其严重程度和侵害深度。压疮可分为哪几期？各期有何特点？

答：

（1）淤血红润期：受压部位出现暂时性血液循环障碍，局部皮肤表现为红、肿、热、麻木或有触痛，解除压力30分钟后，皮肤颜色不能恢复正常。

（2）炎性浸润期：局部红肿向外浸润、扩大、变硬；皮肤颜色转为紫红色，压之不褪色；表皮水疱形成，患者有疼痛感。

（3）浅度溃疡期：表皮水疱破溃，显露出潮湿红润的疮面，有黄色渗出液流出；感染后表面有脓液覆盖，致使浅层组织坏死，溃疡形成，疼痛加剧。

（4）坏死溃疡期：坏死组织发黑，脓性分泌物增多，有臭味；感染向周围及深部组织扩展，侵入真皮下层和肌肉层，可深达骨骼；严重者可引起脓毒败血症而危及生命。

14. 如何判断肌力？

答：通过机体收缩特定肌肉群的能力来评估肌力。肌力程度一般分为6级：

0级：完全瘫痪，肌力完全丧失。1级：可见肌肉轻微收缩但无肢体运动。2级：可移动位置但不能抬起。3级：肢体能抬离床面但不能对抗阻力。4级：能做对抗阻力的运动，但肌力减弱。5级：肌力正常。

15. 怎样评价机体活动能力？

答：通过对患者日常活动情况的观察来判断其活动能力。如观察其行走、梳头、穿衣、洗漱等，对其完成情况进行综合评价。一般机体的活动功能可分为5度：

0度：完全能独立，可自由活动。1度：需要使用设备或器械（如拐杖、轮椅）。2度：需要他人的帮助、监护和教育。3度：既需要有人帮助，也需要设备和器械。4度：完全不能独立，不能参加活动。

16. 注射时应遵循哪些原则？

答：

（1）严格遵守无菌操作原则：①注射前必须洗手、戴口罩，保持衣帽整洁；②注射部位按要求进行消毒，并保持无菌；③注射器的活塞和针头的针梗必须保持无菌。

（2）严格执行查对制度：做好"三查七对"，仔细检查药液，如发现药液变质、变色、浑浊、沉淀、过期或安瓿有裂痕等现象，则不可应用。

（3）严格执行消毒隔离制度：注射时做到一人一针、一人一止血带、一人一棉垫。所用物品须先浸泡消毒，再处理。

对一次性物品应按规定处理，不可随意丢弃。

（4）选择合适的注射器和针头：根据药物剂量、黏稠度和刺激性的强弱选择注射器和针头。注射器应完整无损，不漏气；针头锐利、无钩、不弯曲，型号合适；注射器和针头衔接紧密。一次性注射器须在有效时间内且包装须密封。

（5）选择合适的注射部位：注射部位应避开神经、血管处。不可在炎症、瘢痕、硬结、患皮肤病处进针。对需长期注射的患者，应经常更换注射部位。

（6）现配现用注射药液：药液按规定注射时间临时抽取，即时注射，以防药物效价降低或被污染。

（7）注射前排尽空气：注射前必须排尽注射器内空气，以防气体进入血管形成栓塞。排气时要防止药液浪费。

（8）注药前检查回血：进针后，注射药液前，抽动注射器活塞，检查有无回血。动、静脉注射必须见有回血方可注入药物。皮下、肌内注射如有回血，须拔出针头重新进针，不可将药液注入血管。

（9）应用无痛注射技术：①解除患者思想顾虑，分散其注意力，取合适体位，使肌肉放松，易于进针。②注射时做到"二快一慢"，即进针、拔针快，推药慢。推药速度要均匀。③注射刺激性较强的药物要选用细长针头，进针要深。如需同时注射多种药物，一般先注射刺激性较弱的药物，再注射刺激性强的药物，同时注意药物的配伍禁忌。

17. 输血中出现过敏反应如何处理？

答：输血中出现过敏反应按反应程度给予对症处理。轻度反应减慢输血速度，给予抗过敏药物，如苯海拉明、异丙嗪或地塞米松，用药后症状可缓解；中、重度反应应立即停止输血，皮下注射 0.1% 肾上腺素 0.5~1ml，静脉注射地塞米松等抗过敏药物；呼吸困难者给予氧气吸入，严重喉头水肿者行气管切开，循环衰竭者给予抗休克治疗。

18. 临终关怀的理念是什么？

答：

（1）以治愈为主的治疗转变为以对症为主的照料。

（2）以延长患者的生存时间转变为提高患者的生命质量。

（3）尊重临终患者的尊严和权利。

（4）注重临终患者家属的心理支持。

19. 临终患者通常经历哪些心理反应阶段？如何帮助患者适应这些反应？

答：临终患者通常经历 5 个心理反应阶段，即否认期、愤怒期、协议期、忧郁期、接受期。

（1）否认期护理：坦诚温和地回答患者对病情的询问，经常陪伴在患者身旁，协助其满足心理方面的需要，循循善诱，使其逐步面对现实。

（2）愤怒期护理：认真倾听患者的心理感受，允许患者以发怒、抱怨、不合作行为来宣泄内心的不快，但应注意预防意外事件的发生。做好患者家属的工作，给予其宽容、关爱和理解。

（3）协议期护理：给予指导和关心，尽量满足患者的要求，使患者更好地配合治疗，以减轻痛苦，控制症状。

（4）忧郁期护理：多给予同情和照顾，经常陪伴患者，允许其用不同方式宣泄情感，尽量满足患者的合理要求，安排亲朋好友见面、相聚，并尽量让家属陪伴在身旁。注意安全，预防患者的自杀倾向。

（5）接受期护理：尊重患者，提供安静、明亮、单独的环境，减少外界干扰。继续保持对患者的关心、支持，加强生活护理，让其安详、平静地离开人间。

20. 如何帮助临终和死亡患者家属应对失落与悲哀？

答：

（1）尽量满足家属提出的对患者治疗、护理等方面的合理要求。

（2）指导家属间相互扶持，共同分担照顾责任。

（3）做好尸体护理，以体现对死者的尊重、对生者的抚慰。

（4）鼓励家属表达情感，认真倾听其诉说，针对不同心理反应阶段采取相应措施。

（5）提供有关知识，安慰家属面对现实，使其意识到安排好未来的工作和生活是对亲人最好的悼念。

（6）尽力提供生活指导、建议，如经济问题、社会支持系统等，使丧亲者感受到人世间的情谊。

（7）通过信件、电话、访视对死者家属进行追踪随访。

21. 患者的病情观察主要包括哪些方面？

答：

（1）患者的主诉。

（2）原有及新出现的症状、体征。

（3）对患者目前病情或状况判断有明显意义的资料。

（4）患者的自觉症状、情绪、心理。

（5）有助于病情观察的实验室阳性结果及特殊检查结果。

（6）患者新出现的情况，如入院、手术、出院等情况。

（7）住院期间出现的突发事件，如失踪、患者企图伤人或自杀等情况。

22. 引起疼痛的主要原因有哪些？

答：引起疼痛的主要原因：温度刺激、化学刺激、物理损伤、病理改变、心理因素。

23. 高热患者为何需做口腔护理？

答：正常人唾液中含有溶菌酶，具有杀菌作用。高热时唾液分泌减少，舌、口腔黏膜干燥，同时口腔内的食物残渣发酵等，均有利于细菌繁殖而引起舌炎、齿龈炎等，因此必须做好口腔护理，以防止并发症的发生。

24. 何谓相对湿度？

答：在一定温度下空气中所含水蒸气的量与其达到饱和量的百分比。如实际含量为饱和量的一半，则相对湿度就是50%。

25. 急性肺水肿患者应取什么卧位？为何？

答：应取半卧位，双下肢下垂，可减少回心血量，以减轻心脏负担。

26. 哪些患者需做特殊口腔护理？

答：高热、昏迷、危重、禁食、鼻饲、口腔疾病、生活不能自理者需做特殊口腔护理。

27. 胸腔穿刺时患者的正确姿势是什么？

答：

（1）床上坐式　在床上放小桌，桌上放枕头，患者坐在桌前，头伏在枕上，两臂交叉放于头下。

（2）半坐卧式　用靠背架或枕头支撑患者背部，并让患者手抱头。

（3）椅上坐式　能起床的患者，可以下地，面向椅背骑跨在椅上，椅背放一薄枕，两臂交叉，伏椅背上。

28. 做口腔护理时测定 pH 有什么意义？

答：口腔 pH 的变化与口腔感染有一定关系。做口腔护理前如能测 pH，对口腔护理药物的选用有指导意义，可大大提高护理效果。经临床观察证明：pH 高（偏碱）时易发生细菌感染，可选用 2%～3% 硼酸溶液擦洗，改变酸碱度起抑菌作用；pH 低（偏酸）时易发生霉菌感染，可选用 2% 碳酸氢钠擦洗，对适应在酸性环境下生长的细菌有抑制作用，也可选用 2%～3% 过氧化氢，因其遇有机物能放出氧分子而起防腐防臭作用；pH 中性时可用 0.02% 呋喃西林，起广谱抗菌作用。

二、饮食护理

29. 营养状况评价的指标有哪些？

答：

（1）人体测量指标：体重、体重指数、三头肌皮褶厚度、上臂肌围、电生理阻抗。

（2）实验室指标：肌酐升高指数、蛋白质质量指标（总蛋白、白蛋白、球蛋白、血红蛋白、转铁蛋白、甲状腺素结合前白蛋白、纤维连接蛋白、视黄醇结合蛋白）、氮平衡及整体蛋白更新率、3-甲基组氨酸、免疫指标（总淋巴细胞计数、迟发性皮肤超敏试验、T 细胞亚群和自然杀伤细胞活力）、血脂、维生素（A、B1、B2、PP、C）及钙、铁、锌等检验指标。

（3）营养缺乏症的临床症状及体征检查结果。

30. 影响钙、铁吸收的因素有哪些？

答：

（1）钙在小肠经主动转运和被动（扩散）转运吸收。其主动转运受膳食成分、体内钙需要量及饱和度、维生素和营养状况等影响，被动转运则与肠腔中钙浓度有关。钙的吸收率为20%～60%。膳食中植酸、草酸、醛糖酸、未吸收的脂肪酸等能与钙形成不溶性钙盐而使钙的吸收率降低。维生素D、乳糖、蛋白质、适量脂肪及能使肠腔pH值降低的因素均促进钙的吸收。作为营养补充剂的钙剂，其钙元素含量及溶解度的不同，也使钙的吸收率有差异。

（2）铁的吸收与人体需要量和贮存量及食物中铁的存在形式有关。血红素铁的吸收率约为25%，非血红素铁的吸收率约为5%。植酸、草酸、鞣酸、磷酸及抗酸药均可抑制非血红素铁的吸收，而维生素C、维生素B_2、肉鱼禽因子等可提高其吸收率。锌与铁有较强的竞争和互相干扰吸收的作用。

31. 维生素不足如何从食物中补充？

答：维生素不足或缺乏者最初表现为组织中维生素储存量降低，然后出现有关生化指标异常、生理功能降低，继续发展下去引起组织病理改变，出现临床症状和体征。当维生素耗竭至尽时，人的生命终止。维生素缺乏的主要类型及其富含食物如下：

（1）维生素A缺乏。富含维生素A的食物有：动物肝脏、鱼肝油、全奶、禽蛋、深色蔬菜和水果、胡萝卜、玉米等。

（2）维生素D缺乏。富含维生素D的食物有：海水鱼、肝、蛋黄、鱼肝油等。

（3）维生素E缺乏。富含维生素E的食物有：植物油、麦胚、硬果、豆类、谷类、蛋类、鸡（鸭）肫、绿色蔬菜等。

（4）维生素C缺乏。富含维生素C的食物有：蔬菜和水果，尤其是柿椒、番茄、菜花、青菜、菠菜、柑橘、柠檬、鲜枣、山楂、猕猴桃等。

（5）维生素 B_1 缺乏。富含维生素 B_1 的食物有：动物肝、肾、心及瘦肉、全谷、豆类、酵母、硬果等。

（6）维生素 B_2 缺乏。富含维生素 B_2 的食物有：动物肝、肾、心及瘦肉、鳝鱼、蛋黄、乳类、酵母、绿叶蔬菜、口蘑及豆类。

（7）烟酸（维生素PP）缺乏。富含维生素PP的食物有：动物肝、肾及瘦肉、全谷（除玉米外）、豆类、酵母、乳类、花生、绿叶蔬菜等。

（8）维生素 B_6 缺乏。富含维生素 B_6 的食物有：动物肝及瘦肉、大豆、葵花籽、核桃、酵母等。

（9）维生素 B_{12} 缺乏。富含维生素 B_{12} 的食物有：动物肝、肾、心及瘦肉、蛋黄、乳类、鱼类、贝壳类、腐乳、豆豉等。

（10）叶酸缺乏。富含叶酸的食物有：动物肝、肾及酵母、黄绿叶蔬菜、水果、豆类、麦胚等。

（11）胆碱缺乏。富含胆碱的食物有：豆豉、小米、瘦肉、禽肉、蛋类、带鱼、乌鱼、青鱼、草鱼、对虾、青虾、河蚌等（因胆碱多由食物蛋白质中的甲硫氨酸在体内转变而来）。

32. 糖类、膳食纤维有何作用？

答：糖类（单、双、低聚及多糖）为来源广泛、使用最多、价格最便宜的供能营养素，参与构成机体重要的生命物质及组织细胞多种代谢活动，并为氨基酸、脂肪酸等代谢提供条件，调节血糖，节约蛋白质和预防酮血症，在供热量占全天总热能 55% ~ 60% 时能改善人体葡萄糖耐量。

膳食纤维是指不能被人体胃肠道消化酶类消化且不被人体吸收利用的多糖和木质素等，包括非淀粉多糖、抗性淀粉、抗性低聚糖、细胞壁蛋白、甲壳素等。膳食纤维因具有增加容水量和黏稠度、阳离子交换、结合有机化合物、降低结肠内 pH 值、被细菌发酵等特性而产生以下主要生理作用：改善大肠功能和肠道代谢，防止便秘和微生态紊乱，预防癌症；调节餐后血糖和胰岛素分泌并改善胰岛素抵抗；抗氧化清除氧自由基；降低胆固醇，防止动脉粥样硬化。

33. 肠外、肠内、管饲、经口等营养支持方法适用范围及特点是什么？

答：（1）肠外营养系通过静脉途径提供人体所需要的所有营养物质，以满足机体的需要。适用于：①肠功能障碍（短肠综合征，小肠疾病合并出血、穿孔需外科手术时，肠瘘，肠梗阻，炎性肠道疾病，放射性肠炎，严重腹泻及顽固性呕吐等）；②重症胰腺炎；③高代谢状态危重患者（严重感染、烧伤、创伤）；④严重营养不良；⑤大剂量放疗、化疗及广泛转移的晚期肿瘤患者；⑥大手术围手术期；⑦重要脏器功能障碍的患者。

肠外营养的特点：凡需要营养治疗但患者消化道结构和功能不存在、不能或不宜接受肠内营养治疗的患者，均可通过此种营养方式来满足机体的营养需要。

（2）肠内营养系在患者胃肠道功能基本正常、不能或不愿经口摄食或经口摄食量不能满足机体营养需要时采用的营养供给方式。适用于：①意识障碍或昏迷；②吞咽、咀嚼困难；③消化道瘘；④高代谢状态、营养不良；⑤炎性肠道疾病、短肠综合征；⑥胰腺炎；⑦脏器功能障碍及脏器移植；⑧口、咽、食道手术。

肠内营养的特点：肠内营养是一种简便、安全、有效的营养治疗方法。营养物质经门静脉吸收有利于内脏蛋白质合成和代谢调节，改善和维持肠黏膜结构和功能的完整性，防止肠道细菌易位。肠内营养符合生理状态，体重增加及氮潴留优于肠外营养，并发症较少。

（3）管饲营养适用于：①吞咽困难、意识障碍或昏迷；②食道、胃癌术后等不能经口进食；③胃肠功能差、食欲不振而又亟须增进营养的患者。

管饲营养的特点：营养全面、平衡、卫生、安全。

（4）经口营养适用于：①能自主或在帮助下自动进食；②未发生消化吸收障碍；③通过口服营养能满足其机体需要的患者。

经口营养的特点：能较好地满足人的生理和心理上的进食欲望及物质需要，经济、方便、营养素全面平衡，可采用纯天然食品而非配制食品。保护患者食欲和胃肠道消化吸收功能，刺激胃肠蠕动，防止肠道菌群失调，预防肠源性感染和肠衰竭。

34. 常用的治疗饮食每日分别需要供应蛋白质、脂肪、盐各多少？高热饮食每日需供应热量多少？

答：

（1）高蛋白饮食　每日供给蛋白质120g，在原有膳食的基础上，增加含蛋白质丰富的食物，每日供给热量 2500～3000kcal。

（2）低蛋白饮食　每日供给蛋白质不超过 30g。

（3）低脂肪饮食　每日供给脂肪 25～30g。

（4）无盐饮食　每日食物中含钠量不超过 2g。

（5）低盐饮食　每日钠量不超过 3g。

（6）高热量饮食　每日供给热量 2700～3400kcal，可在正常餐外增加三餐甜食。

35. 低蛋白饮食适用于哪些患者？每日蛋白量为多少？

答：低蛋白饮食适用于尿毒症、肝性脑病患者。每日蛋白质摄入量一般不超过 30g。

36. 哪些患者饮食中的脂肪量应增加？哪些患者应减少？

答：营养不良和体重过轻的患者应增加脂肪的摄入量。肝胆疾病、腹泻、胰腺炎、高血压、冠心病及体重偏高的老年人，应减少脂肪的摄入量。

37. 哪些患者应注意蛋白质的供给？

答：发热、结核、贫血、肝炎、溃疡病、大手术、灼伤、脑外伤失血过多或其他慢性消耗性疾病患者需用高蛋白饮食。

38. 潜血饮食的目的及注意事项是什么？

答：

（1）目的是为了检查大便潜血，协助诊断消化道有无出血性疾病。

（2）注意事项　需在试验前三天内禁服铁剂及禁食肉类、肝类、血类食物及大量绿色蔬菜，以免影响对结果的判断。

39. 临床上采用的试验饮食有哪些种？

答：潜血试验饮食、胆囊造影饮食、干饮食、内生肌酐清除率试验饮食。

40. 肾功能衰竭少尿期为何要给低蛋白饮食？

答：肾功能衰竭少尿期肾小球滤过率低，肾脏不能把蛋白质的代谢产物排出，使血中非蛋白氮含量增高，氮质血症加重，故只能给低蛋白饮食。

41. 什么是要素饮食？

答：要素饮食为可以不经消化而直接吸收的高营养饮食，也称元素饮食，即使在没有消化液的情况下，也可以由小肠完全吸收。其特点是营养价值高、营养成分全面而平衡、成分明确、无渣滓、不含纤维素、有压缩性、排粪少、携带方便、易保存。

42. 什么是饮食疗法？它在治疗上有哪些作用？

答：通过合理的饮食调配，对疾病起主导或辅助作用者谓之饮食疗法，是综合疗法的一个组成部分。根据患者的需要和消化能力以及疾病的特点，配制适合患者的饮食，使患者得到合理的营养，增强机体抵抗力，减轻患病器官的负担，防止并发症的发生，有利于康复。

43. 糖尿病饮食的原则有哪些？

答：主要原则是适当限制每日总热量和碳水化合物的进食量，以减轻胰岛负担。

（1）少食含碳水化合物高的食物，如土豆、藕、芋头等。多食含碳水化合物低的食物，如青菜、黄瓜、冬瓜等。

（2）按活动量及体重计算每日的总热量，碳水化合物含量应占总热量的 50%~60%，蛋白质、脂肪各占 20%~25%。

44. 为何高脂肪饮食能协助检查胆囊的收缩功能?

答:胆囊造影时需给患者高脂肪饮食,因脂肪类食物进入十二指肠后刺激肠黏膜产生胆囊收缩素,引起胆囊收缩与排空,以协助检查。

45. 正常人每日每千克体重需蛋白质、碳水化合物、脂肪各多少量?各产生多少热量?

答:

(1)蛋白质 是构成人体的主要原料。成人每日每千克体重需要 1.5g,每 1g 蛋白质产热 4.1kcal。

(2)碳水化合物 为供给体内热能的主要来源。成人每日每千克体重需要 10~12g,每 1g 碳水化合物产热 4.1kcal。

(3)脂肪 也是热量的主要来源。可保持体温,保护脏器,为构成组织细胞的重要成分。成人每日每千克体重需 1g,每 1g 脂肪产热 9kcal。

三、隔离、消毒、灭菌、无菌技术

46. 何谓隔离技术?

答:是将传染源、高度易感人群安置在指定地点,暂时避免和周围人群接触。

47. 手消毒的方法有哪几种?

答:手消毒的方法有涂擦消毒法、浸泡消毒法、刷手法。

48. 病毒分为哪些类?

答:

(1)呼吸道病毒 如腺病毒、麻疹病毒等。

(2)肠道病毒 如脊髓灰质炎病毒、柯萨奇病毒等。

（3）肝炎病毒　如甲型、乙型、丙型、丁型、戊型肝炎病毒。

（4）痘类病毒　如天花病毒、牛痘病毒。

（5）疱疹病毒　如单纯疱疹病毒、带状疱疹病毒等。

（6）虫媒病毒　如流行性乙型脑炎病毒、登革热病毒等。

（7）狂犬病病毒。

（8）艾滋病病毒。

49. 患者在何种情况下需进行保护性隔离？

答：抵抗力特别低下或易感染的患者，如长期大量使用免疫抑制者、严重烧伤者、早产婴儿、血液病患者、肝脏移植者等，需要进行保护性隔离。

50. 病原微生物分几类？

答：病原微生物分八大类：细菌、病毒、立克次体、螺旋体、支原体、衣原体、真菌、放线菌。

51. 传染病病房的终末消毒原则是什么？

答：在病区内，传染病患者痊愈、转科（院）、死亡或解除隔离后，其所住的房间、用物等需进行一次彻底的消毒，消灭遗留在房间或所有物品上的病原体，杜绝再传染，称为终末消毒。

消毒的原则：①室内进行彻底的封闭熏蒸消毒；②患者的随身用物如衣服、食具、玩具、书报等需消毒处理后方可携带出去；③熏蒸消毒后，室内家具、墙壁、地面再次分别用有效消毒液擦洗，进行彻底大扫除，并开窗通风1小时。

52. 存放无菌敷料的贮槽是否需要24小时更换、消毒？

答：存放无菌纱布、棉球的贮槽，容量不宜过大，以便短时间内用完，及时更换。外科存放需直接接触伤口的纱布的贮槽，必须 24 小时更换、消毒；非手术科室使用的纱布、棉球，不直接接触伤口，一周消毒两次。

53. 碘伏有何特点？

答：碘伏（碘附）是碘和表面活性剂的不定型结合物，表面活性剂起载体与助溶剂作用，杀菌主要靠碘。其特性如下。

（1）碘伏具有广谱杀菌功能，对各种细菌繁殖体、病毒、真菌、霉菌孢子、芽孢均有较强的杀灭作用。

（2）毒性低，对黏膜无刺激性，性能稳定，能保持较长时间的杀菌作用，只要碘的颜色未褪，仍能保持抗菌能力。

（3）对局部皮肤的肿有消炎治疗作用。

（4）0.02%的碘伏可用于局部黏膜冲洗消毒。

54. 福尔马林的杀菌原理是什么？

答：甲醛为无色、具有强烈的刺激性气味的可燃气体。用于消毒的是 36% 甲醛水溶液，通常称为福尔马林或甲醛溶液。

杀菌原理：甲醛作用于菌体蛋白（包括酶），使之烷基化，引起蛋白质变性、凝固，造成微生物死亡。

55. 福尔马林室内熏蒸消毒的方法是什么？

答：

（1）充分暴露消毒物品的表面，使物品之间留有一定空隙。

（2）关好门窗，保持室内密封不漏气。

（3）相对湿度维持在 70%~90%，温度在 18~20℃。

（4）用定量的福尔马林液使之产生甲醛气体。

（5）到达规定时间后开窗通风换气。

56. 福尔马林室内熏蒸消毒时的剂量是多少？

答：

（1）加热法　对细菌繁殖体用量 $12.5\sim25\text{ml/m}^3$，作用时间 $12\sim24$ 小时，对细菌芽孢用量 $25\sim50\text{ml/m}^3$，作用时间 $12\sim24$ 小时。

（2）加高锰酸钾法　对细菌繁殖体用量 40ml/m^3，加高锰酸钾 30g/m^3，作用时间 $12\sim24$ 小时。

57. 高压蒸汽灭菌法的作用原理是什么？常用的高压蒸汽灭菌器有哪些？

答：高压蒸汽灭菌是利用高压和高热进行灭菌，其杀菌力强，功效高，不仅能杀灭一般细菌，对具有顽强抵抗力的细菌芽孢也有杀灭作用。适用于耐热耐湿的一切物品的灭菌，是物理灭菌法中最理想，最有效的灭菌方法。

常用的高压蒸汽灭菌器有：下排气式高压蒸汽灭菌器和预真空式高压蒸汽灭菌器两种。

58. 高压蒸汽灭菌器灭菌效果的测试方法是什么？

答：

（1）留点温度计　最高温度可达 $160℃$。使用前先将水银甩至 $50℃$ 以下，灭菌后视其所指的温度值来掌握柜内是否达到所要求的温度。一般一个灭菌柜内上、中、下、前、后、左、右，要求放 5 支温度计。

（2）苯甲酸指示剂　内装苯甲酸的小玻璃管，在常温下苯甲酸呈白色粉末状，温度升至 $121℃$ 时，即变成紫色，以此测定灭菌柜内的温度是否达到所需要求。

（3）生物指示剂（活检检测）　采用嗜酸脂肪杆菌芽孢菌片，其耐热参数为121℃、20分钟。灭菌后检查菌片上的菌种是否被杀灭，以此来测定灭菌效果。

（4）化学指示剂　其耐热参数与生物指示剂同。化学指示卡为白色，在121℃常规蒸汽压力下时间达到20分钟白色即变为黑色，以此来测定灭菌效果。

指示卡的特点，除了能测定柜内是否达到标准温度外，还能测定是否达到规定时间，是一种比较理想的灭菌效果测定方法。

59. 下排气式高压蒸汽灭菌器的作用原理是什么？有效指标是多少？

答：

（1）作用原理　是利用重力作用，将灭菌柜内的冷空气通过下端的排气口排出，使灭菌柜内呈高压高热蒸汽的环境，而达到灭菌作用。

（2）有效指标　压力1.05kg/cm^2，温度121.5℃，时间20～30分钟。

60. 预真空式高压蒸汽灭菌器的作用原理是什么？优点是什么？有效指标有哪些？

答：

（1）作用原理　利用抽气机将灭菌柜内的冷空气抽出使柜内呈真空状态，然后蒸汽迅速进入灭菌柜形成高压高热蒸汽的环境，达到灭菌作用。

（2）优点　由于它抽气快，高热蒸汽迅速进入灭菌柜，故灭菌时间要比下排气式大大缩短，能迅速达到高能高效的目的。

（3）有效指标　真空度 740~760mmHg、压力 2.1kg/cm^2、温度 131~135℃、时间 4 分钟。

61. 过氧乙酸的杀菌原理是什么？

答：过氧乙酸杀菌，首先是依靠其强大的氧化能力，通过氧化作用使酶失去活性，导致微生物死亡；其次过氧乙酸具有酸的特性，通过改变细胞内的酸碱度而损伤微生物。

62. 过氧乙酸使用时应注意哪些事项？

答：

（1）稀释的水溶液，用前新鲜配制效果最好。配液时应采用清洁水，避免某些金属离子与还原性物质加速药物分解。

（2）过氧乙酸不稳定，应储存在通风阴凉处，用前应测定其有效含量。

（3）使用高浓度药液时，谨防溅到眼内或皮肤、衣服上，如不慎溅及，立即用清水冲洗干净。消毒皮肤的浓度不宜超过 0.2%，消毒黏膜浓度不宜超过 0.02%。

（4）金属器材、天然纤维、纺织品经浸泡后应迅速用清水冲洗干净，以防被药液漂白或腐蚀。

63. 过氧乙酸室内熏蒸消毒的方法是什么？

答：

（1）充分暴露拟消毒物品的表面，如打开柜门和抽屉，摊开被褥，衣服挂起，以利于药物蒸气与污染面接触。

（2）取出怕腐蚀的物品。

（3）关好窗户，将室内较大的孔隙（如门缝等）用纸封严，防止漏气。

（4）用瓷或玻璃容器盛放过氧乙酸，将容器置于火源（电炉、酒精灯）上。

（5）室内相对湿度过低时，可在蒸发的同时放一定量的水，30ml/m³ 即可。

（6）操作者退到室外，关严房门。

（7）如在室外不能控制热源，应在药物蒸发到将完毕时，戴防护面罩进入室内熄灭火源。

（8）到达规定作用时间后，开窗通风换气 1 小时。

64. 过氧乙酸室内熏蒸消毒时的剂量是多少？

答：室温控制在 20℃，相对湿度为 70%～90%。过氧乙酸用量，对细菌繁殖体用 1g/m³，熏蒸 60 分钟，对细菌芽孢用 3g/m³，熏蒸 90 分钟。

65. 何谓病毒？

答：病毒颗粒很小，以纳米为测量单位，结构简单，寄生性严格，是以复制的方式进行繁殖的一类非细胞型的微生物。

66. 何谓隔离？隔离有哪些种类？

答：将传染病患者或带菌者在传染期间送到指定的传染病院或隔离单位进行治疗，以便和健康人隔开，暂时避免接触。对具有传染性的分泌物、排泄物、用品等集中消毒处理，防止病原体向外扩散称为隔离。

隔离有严密隔离、呼吸道隔离、消化道隔离、接触隔离、昆虫隔离和保护性隔离等六类。

67. 何谓微波消毒（灭菌）处理？

答：微波是一种频率很高的电磁波，热能的产生是通过物质分子以每秒钟几十亿次的震动、摩擦而产生热量，以达到高热灭菌的目的。一般含水的物质对微波有明显的吸收作用，升温迅速消毒效果好。

68. 微波消毒处理时应注意哪些事项？

答：

（1）放入微波炉内处理的器皿，应选用玻璃、陶瓷或塑料制品。金属制品（包括带金边的碗）能反射微波，不能穿透，甚至引起打火花或损坏微波炉，故应禁用。

（2）微波作用时必须通过水作为介质，故处理时应放入少量水。干燥的纸张（如化验单、书本等）、布类使用微波炉处理时，会因高热而炭化，故消毒时应在外层用湿毛巾包裹，利用湿热穿透达到灭菌作用。

（3）不放消毒物品，空载运转会损害微波炉，这一点必须特别注意。

69. 何谓芽孢？

答：某些杆菌在一定的环境条件下，由于胞质和核质的集中逐渐脱水浓缩。在菌体内形成一个折光性强的圆形或椭圆形的小体，称为芽孢。

70. 环氧乙烷的性能及其灭菌原理是什么？

答：环氧乙烷在低温下是无色透明的液体，其沸点为 $10.8℃$，冰点为 $-111.3℃$，在常温常压下为无色气体。

灭菌原理：环氧乙烷使微生物蛋白质烷基化，阻碍了酶的代谢而致微生物死亡。对各种细菌繁殖体、芽孢、霉菌、病毒等均有强大的杀灭作用，是一种广谱高效的气体灭菌剂。

71. 环氧乙烷灭菌器有什么优点和缺点？

答：

（1）环氧乙烷为气体灭菌剂，适用于各种忌热、忌湿的医用仪器（如纤维胃镜、心脏起搏器、显微镜）、贵重物品（如钟表、首饰）、皮革制品、化纤织物、塑料、橡胶以及各种文件资料的灭菌。

（2）环氧乙烷有良好的扩散作用和穿透能力，它能穿透玻璃纸、黄板纸（马粪纸）、聚氯乙烯薄膜、皮革以及薄层的油和水，故灭菌处理时，物品可以带包装而不受影响。

（3）环氧乙烷气体易燃易爆，空气中浓度达 3% 以上时，遇明火、静电就有燃烧爆炸的危险，一般大剂量必须装在特制的耐压钢瓶内，50ml 以下的小包装药物，可装在加厚的普通玻璃安瓿内备用。

（4）环氧乙烷对人体有一定的毒性，吸入过量可引起头晕、头痛、恶心、呕吐，故灭菌器操作时要保证密闭不漏气，消毒室内应安装排风装置。

（5）环氧乙烷在常温下能很快挥发，在物品上不会残留，灭菌后可用吹风机先将物品带包装吹风 1 小时，再分散放置 24~48 小时后即可使用。

72. 使用环氧乙烷灭菌器应怎样防护？

答：环氧乙烷贮存时，瓶口一定要封严，室内应通风，防晒，周围不应有转动的机械或明火，工作人员不穿易起静电的衣服。小型药罐与安瓿不要存放在电冰箱中，搬运时应轻拿轻放。为了减少环氧乙烷使用过程中发生燃烧爆炸的危险，可将其与惰性气体混合成防燃防爆合剂。常用的有环碳合剂（10% 环氧乙烷 +90% 二氧化碳）、环氟合剂（10% 环氧乙烷 +90% 氟利昂）。

73. 影响环氧乙烷灭菌效果的因素有哪些？

答：

（1）温度　温度高能增强杀菌力和穿透力，缩短消毒时间。灭菌器内温度一般控制在 30~40℃。

（2）湿度　湿度过高可引起水解反应，损耗环氧乙烷，湿度过低常不易杀死芽孢，影响灭菌效果。一般湿度控制在 50%~70%。灭菌处理时应在灭菌柜内常规放一杯水。

（3）药物的剂量和浓度　应用环氧乙烷药量多，浓度高，消毒时间可缩短。一般浓度控制在 $0.5~1kg/m^3$。

（4）灭菌处理时间　与药物浓度的控制和作用时的温度有关，一般灭菌时间控制在 6~8 小时。

74. 打开无菌包、盒、溶液瓶前应注意哪些事项？

答：

（1）打开无菌包前，应先检查外包装的品名标记、消毒日期、消毒指示标志以及包布有无松散。

（2）未使用过的无菌包，第一次打开时，要注明开包日期、时间，以便掌握有效期。

（3）无菌包内的物品如未用完，可按原折叠顺序重新折叠包扎好，以便保存下次再用。

（4）使用已打开过的无菌包、盒、瓶，要先检查上次开封的时间，以便掌握无菌包是否在有效期内，否则不能使用。

（5）无菌包、盒、瓶打开或关闭时要严格掌握无菌操作原则，有污染或疑有污染时，一律按脏物处理。

75. 电离辐射灭菌的作用机制是什么？

答：用于灭菌的电离辐射有 γ 射线和高能量电子束。其作用机制如下。

（1）使细胞分子产生诱发辐射，干扰微生物代谢，特别是影响去氧核糖核酸的形成。

（2）水分子被高速粒子打入，产生新离子和过氧化氢，再作用于微生物。

（3）破坏细胞内膜，引起酶系统紊乱、细胞死亡。

76. 电离辐射灭菌有哪些优缺点？

答：（1）优点　①灭菌时物品不升温，适用于不耐热的物品，如塑料制品、尼龙制品和生物制品的消毒灭菌；②穿透力强，可穿透到灭菌物品的各个部位，不受包装的限制，故可带包装灭菌；③灭菌速度快，有利于连续作业，节约能源。

（2）缺点　①基本建设投资大；②对人体有伤害，需特殊防护。

77. 含氯消毒剂的杀菌原理是什么？

答：溶于水可产生次氯酸的消毒剂称为含氯消毒剂。含氯消毒剂溶于水中产生的次氯酸越多杀菌力越强，含氯消毒剂杀菌机制如下。

（1）次氯酸作用　消毒剂所含的氯在水中形成次氯酸，作用于菌体蛋白质。

（2）新生氧作用　次氯酸分解形成新生态氧，将菌体蛋白质氧化。

（3）氯化作用　消毒剂中含有的氯直接作用于菌体蛋白质。

78. 含氯消毒剂中有效氯浓度和过氧乙酸消毒剂浓度的简单测定方法是什么?

答:简易测定含氯消毒剂中有效氯浓度和测定过氧乙酸消毒剂的浓度,均可采用"G-1型消毒剂浓度试纸",该试纸应用有效氯的化学反应与过氧乙酸的化学反应之共性,使其不受溶液酸碱度的影响,同样浓度可以出现同样的颜色反应。

79. 含氯消毒剂使用时应该特别注意什么?

答:

(1)配制溶液应先测定有效氯含量。

(2)消毒纺织品或金属制品时,使用浓度不宜过高,作用时间不宜过长,消毒后尽快用水清洗,去除残余药液,以减轻腐蚀与漂白作用。

(3)室内喷洒消毒时,工作人员应戴防护口罩,消毒完毕通风后再进入室内。

(4)药物储存于密闭容器内,放置阴凉、干燥、通风处,减少有效氯丧失。

(5)配液时应用冷水,以免其受热分解。配好的消毒液应放置在加盖的容器内,并做到每天更换消毒液,以保障灭菌效果。

80. ppm代表什么?含有效氯为500ppm的某消毒剂,其百分浓度为多少?

答:ppm是百万分之的意思,百万分之一即0.0001%,500ppm就是0.05%。

81. 化学消毒剂的作用原理是什么?

答:化学消毒剂渗透到细菌体内,使菌体蛋白凝固变性,干扰细菌酶的活性，抑制细菌代谢和生长，损害细胞膜的结构，改变其渗透性，破坏其生理功能，从而起到消毒作用。

82. 化学消毒剂的种类和应用原则是什么？

答：化学消毒剂按其成分分为：①卤素类消毒剂；②过氧化物类消毒剂；③醛类消毒剂；④烷基化气体消毒剂；⑤酚类消毒剂；⑥醇类消毒剂；⑦胍类消毒剂；⑧季铵盐类消毒剂；⑨其他类消毒剂。

化学消毒剂的应用原则：①坚持必须、合理、少用的原则；②能用物理方法的不用化学法；③效果不肯定的消毒剂不用；④作用相同的消毒剂应以价格-效果作为选择依据；⑤了解消毒剂的性质，随配随用，切忌中途添加。

83. 影响化学消毒剂消毒效果的因素及常见问题有哪些？

答：影响化学消毒剂消毒效果的因素：①消毒剂的浓度与作用时间；②环境温度与相对湿度；③pH 值；④有机物；⑤表面活性剂和金属离子；⑥微生物的数量。

影响化学消毒剂消毒效果的常见问题：①过分依赖：认为化学消毒剂保险系数大，用总比不用好。②选药不当：低、中、高效不分，抑菌灭菌不清，有无腐蚀性不知。③浓度不准：配制方法不对，保存不当。④时间不足：达不到杀灭目标微生物的作用。

84. 肌内注射和静脉抽血时，为防止血污染的扩散或交叉感染，应采取哪些防范措施？

答：（1）肌内注射 ①所用的空针、针头应泡入含氯消毒剂溶液内初步消毒，浸泡时注意空针要泡在液面下，针筒内应注满消毒液；②护士的手要在消毒液内浸泡或用含氯消毒液的湿毛巾擦拭后，再给下一位患者操作。

（2）静脉抽血　①同上述肌内注射内容；②所用止血带一人一根，用后泡入消毒液内或集中消毒处理；③注射局部垫的治疗巾或纸做到一人一巾，用后消毒处理；④用过的棉棍集中焚烧处理；⑤最后护士处理双手，方法同上述肌内注射方法，再给下一位患者操作。

85. 临床上常用火焰燃烧法消毒各种培养瓶、培养管的瓶口、管口，其操作要点是什么？

答：打开和关闭培养瓶（管）时，应将瓶口和瓶塞放在火焰上同时快速来回移动3次，在前后移动的同时，还应旋转移动，使火焰接触瓶口的全部周径，达到火焰消毒的目的。操作时瓶塞用镊子夹住更为方便。随后迅速将瓶塞插入瓶口内，插入时不宜过深或过浅，以火焰消毒处为限。

86. 燃烧法消毒适用于哪些物品？

答：燃烧法对物品的破坏性大，多用于耐高热的物品，带致病菌而又无保留价值的纸张以及有传染性的敷料等，消毒时需远离易燃易爆物，以保障安全。

87. 苯扎氯铵（洁尔灭）的作用原理是什么？

答：

（1）改变细胞的渗透性，使菌体破裂。

（2）使蛋白质变性。

（3）抑制细菌体内某些酶，使之失去活性。

（4）有良好的表面活性，可高浓度聚集于菌体表面，影响细菌的新陈代谢。

88. 苯扎溴铵（新洁尔灭）使用中应注意哪些事项？

答：

（1）不要与肥皂、洗涤剂、碘等溶液合用，不要用铝、铁容器存放。

（2）无菌持物钳浸泡时无菌罐内不要用纱布垫底。

（3）被有机物污染的物品需初步浸泡消毒时，不选用苯扎溴铵（新洁尔灭）溶液，因其能减弱抑菌作用。

89. 影响苯扎溴铵（新洁尔灭）抑菌的因素有哪些？

答：

（1）有机物可减弱其抑菌作用。

（2）酸碱度可影响其抑菌效果，pH越低（酸性物质），所需抑菌液的浓度越高。

（3）温度升高可加强其抑菌作用。

（4）与肥皂、碘、枸橼酸、铁、铝等物质都有拮抗作用。

（5）有吸附作用，易吸附于各种物体表面，尤以棉织物为甚。

90. 苯扎溴铵（新洁尔灭）为何只能作为抑菌剂？

答：因为苯扎溴铵对细菌体内的某些酶只有抑制作用没有杀灭作用，故只能作为抑菌剂。

91. 一般患者出院后床单位终末消毒要做到哪些内容？

答：

（1）床与床垫要用消毒器消毒（即紫外线照射消毒）。

（2）床、床旁桌、椅子、暖瓶均用消毒液擦洗，并注意清理床旁柜内的污物。

（3）更换床单、被罩、褥罩、枕套。棉褥、棉被、枕芯最好晾晒后用，如被污染应更换干净的。

（4）脸盆、水杯等要刷洗干净后蒸煮消毒。

92. 已铺好的无菌盘和已打开过的无菌包、盒、能保持多长时间有效？

答：铺好的无菌盘，无菌有效期为 4 小时，打开过的无菌包、盒的无菌有效期为 24 小时。

93. 用什么方法可以消除甲醛（福尔马林）熏蒸消毒后室内残存的甲醛刺激气味？

答：福尔马林是 36% 甲醛水溶液，用其消毒后甲醛气味较长时间才能消散，急需使用房间时，可用 25% 氨水加热蒸发或喷雾中和，氨水的用量为所用福尔马林的一半，作用时间 30 分钟。

94. 用煮沸法灭菌，杀灭细菌繁殖体和芽孢各需多少时间？

答：杀灭细菌繁殖体需煮沸 5~10 分钟，杀灭细菌芽孢需 1~2 小时。

95. 煮沸法灭菌需注意哪些事项？

答：

（1）未污染的干净物品，煮沸前先将物品刷洗干净，去掉油渍，以免影响灭菌效果。已被污染的物品，应直接泡入消毒液中初步消毒，然后再取出洗净，进行煮沸消毒。

（2）消毒灭菌时必须将物品全部浸泡在水中，有轴节的器械要打开，带盖的容器要开盖，管腔内要灌满水，碗或盆不要叠在一起，物品的内外各面均能与水充分接触，以保障灭菌效果。

（3）水沸后开始计算灭菌时间，灭菌过程中如再加入物品，则应从第二次水沸后重新计算灭菌时间。

（4）玻璃类物品应放入冷水或温水中，并用纱布包好，以免突然高热或互相碰撞而破裂。橡胶类物品应用纱布包裹，待水沸后放入煮沸，消毒后及时取出，以免橡胶变软。

96. 紫外线的穿透力很差，表现在哪些方面？

答：

（1）在空气中的穿透力可受尘埃和湿度的影响，空气中含尘埃多，杀菌效能就会降低，相对湿度增高，杀菌效能也会降低。

（2）在液体中的穿透力随着液体深度的增高而降低，水中杂质对穿透力的影响更大，溶解的盐类、糖类与各种有机物均可降低紫外线的穿透力。

（3）对固体物质的穿透力不同，杀菌效果不同。有些可见光能透过的物体，紫外线不能透过，如玻璃、聚氯乙烯薄膜、尘土等都能阻挡紫外线的透过，从而影响其杀菌作用。

97. 紫外线的杀菌原理是什么？

答：紫外线是一种低能量的电磁辐射，当微生物被照射后，可引起细胞内成分，特别是核酸、原浆蛋白与酶的化学变化，使微生物死亡而达到消毒的目的。

98. 紫外线消毒时应该特别注意什么？

答：

（1）灯管表面应每周用酒精纱布擦洗，除去表面的灰尘和油垢，以减少对紫外线穿透的影响。

（2）紫外线肉眼看不见，灯管发出的蓝紫光并不代表紫外线的强度。应定时测量其强度，以判断是否达到使用期限，以保障紫外线的杀菌效能。

（3）消毒时房间内应该保持清洁干燥，空气中不应有尘土和水雾，温度保持在 20℃ 以上，相对湿度不宜超过 50%，有效距离在 2m 以内，消毒时间为 60~120 分钟，应在灯亮后5~7 分钟计时。

（4）紫外线不能穿透纸张、布类、玻璃、排泄物、分泌物等，消毒时注意物品必须抖开、翻动。

99. 紫外线灯管为何以 254nm 为杀菌波长的代表?

答：不同波长的紫外线杀菌能力各不相同，波长在 254nm 时，细菌吸收最快，杀菌能力最强，故一般紫外线灯管都以254nm 为杀菌波长的代表。

100. 紫外线对人体有哪些损害? 应怎样防护?

答：

（1）紫外线对眼睛有刺激，直视 30 秒能引起刺激症状，剂量大些可引起紫外线性眼炎，故不应直视灯管，必要时卧床患者眼部可盖上毛巾、纱布，工作人员可戴黑眼镜以保护。

（2）紫外线对皮肤有刺激性，在 1m 远处照射 1~2 分钟可使皮肤产生红斑，必要时患者应盖床单，工作人员穿防护服。

（3）紫外线可使空气中形成臭氧，臭氧过多可使人中毒，轻者出现呼吸加快、变浅、胸闷等症状；重则脉快、疲倦、头痛，持续停留 1 小时以上，可发生肺气肿，故当有人在场的情况下，紫外线灯连续照射不宜超过 2 小时。

101. 紫外线灯输出功率的合格标准是多少？其强度测定方法有哪些种？

答：输出功率的合格标准为：新灯管以不低于 $100\mu W/cm^2$ 为合格；旧灯管低于 $70\mu W/cm^2$ 即应更换。

强度测量方法如下。

（1）紫外线强度测试仪　将测试仪放于距离紫外线灯管下 1m 处，荧光屏度垂直对准紫外线灯管，照射时间 1～2 分钟。通过测定紫外线产生的荧光强度来判断紫外线灯的强度。以每平方厘米输出的微瓦作为强度的单位。

（2）紫外线测试卡　将测试卡试纸放于紫外线灯管下 1m 处，直射 1 分钟，通过三苯甲基甲烷染料的衍化物溶液在紫外灯照射下颜色的变化（由白色→紫色）与标准色卡对比，标准色卡上各种深浅紫色代表各个不等的强度，以此测得紫外线的强度。

（3）用记录紫外线灯管使用时间的方法来估计紫外线灯管的强度，由于灯管出厂时的强度没有精确的标准，故只能作为参考。

102. 医院感染的 3 个基本条件是什么？

答：医院感染的基本条件是：感染源、传播途径、易感人群。

103. 超过有效期的一次性医疗用品灭菌后能再使用吗？

答：超过有效期的一次性医疗用品一般不可再使用，其原因为：

（1）产品原材料老化变脆，易增加微粒。

（2）经环氧乙烷再灭菌后，有增加环氧乙烷残留量问题。

（3）经辐照灭菌可损害某些不耐辐照高分子材料，化学结构发生降解式交连，产生不规则的键分裂现象，改变其机械性能，如强度不够、脆裂等。

（4）物品可能有微生物生长，再灭菌后微生物尸体及其代谢产物易发生热原反应。

104. 医院污物处理的原则是什么？

答：（1）分类收集原则：减少有害有毒废物和传染性废物的数量，有利于废物的回收利用和处理。

（2）回收利用原则：避免资源浪费，有利于资源再利用。

（3）减量化原则：通过重复利用、破碎、压缩、焚烧等手段，减少固体废物的体积和数量。

（4）无公害原则：废物处理必须遵守环保及卫生法规标准要求。

（5）分散与集中处理相结合的原则：分类收集的废物分别进行处理。

105. 乙醇（酒精）是一种消毒剂，为何装乙醇的瓶子还需定期更换、消毒？

答：

（1）乙醇为临床上最常用的皮肤消毒剂，使用时经常用棉棍伸入瓶内蘸液，污染机会多，实验表明，使用中的乙醇液，3 天染菌率达到 12%，7 天达到 47%，故应该每周更换消毒 1~2 次，瓶子应该高压灭菌。

（2）乙醇为易挥发性液体，在常温下其浓度会逐渐降低，故应该定期调整比重，小量者可定期更换消毒。

106. 普通病房的公用护理用具为何也要定期消毒？怎样消毒？

答：公用护理用具指的是血压表、听诊器、手电筒、压舌板、舌钳、开口器等。普通病房的患者虽然不是传染病患者，但每个人都带有各自不同的菌种，这些菌种不一定是致病菌，但也应该符合公共卫生要求，因此亦要求公用护理用具定期消毒。

血压表、听诊器、手电筒等要求每周用消毒液擦洗消毒一次，袖带需洗净晾干再用，氧气、吸痰器、雾化吸入器等的导管、面罩，应做到每个患者一份，每天更换消毒一次；氧气湿化瓶、雾化吸入药罐应每周消毒一次。

107. 扫床要做到一床一套湿扫，擦小桌要做到一桌一巾，为什么？

答：扫床要一床一套是为了避免各病床之间的接触污染，湿扫床可以避免或减少尘土飞扬污染空气。擦桌要一桌一巾是为了避免病房小桌之间的相互污染。这样做的目的主要是防止交叉感染。

108. 什么是交叉感染和自身感染？

答：交叉感染是指从患者到患者、从患者到医院职工和从医院职工到患者的直接感染或通过物品对人体的间接感染。自身感染是指患者自身抵抗力降低，对本身固有的细菌感受性增加而发生的疾病。

109. 什么是清洁、消毒、灭菌？

答：

（1）清洁　是利用机械的擦洗作用、肥皂的皂化作用和流动清水的冲洗作用，达到去除污垢及局部清洁的作用。

（2）消毒　是指杀灭或清除物品上的病原微生物，使之减少到不能再引发病者。

（3）灭菌　是指杀灭全部致病微生物和非致病微生物。

110. 什么是双蒸灭菌法？

答：烈性传染病患者使用过的器械和布类，从隔离区取出时，应立即用清洁布严密包裹好，送高压第一次灭菌后，取出刷洗干净，第二次再高压灭菌备用，称为双蒸灭菌法。其主要目的是防止烈性传染病病源的扩散污染。

111. 什么是无菌技术？

答：无菌技术是指在执行医疗护理技术操作过程中，不使已灭菌的物品再被污染，并使之保持无菌状态的技术。

112. 什么是无菌区和非无菌区？

答：无菌区是指经过灭菌处理而未被污染的区域，非无菌区是指未经灭菌处理或灭菌处理后又被污染过的区域亦称有菌区。

113. 使用无菌持物钳的方法和要求是什么？

答：

（1）每个容器内只放一把钳子，钳子、无菌罐及消毒液可根据药物的性质与使用的情况定期更换消毒。

（2）无菌持物器械在消毒液内的浸泡深度，钳子应在轴关节以上 2~3cm 处，镊子应泡至镊长的 1/2 处。

（3）取放无菌持物钳时，钳端需闭合且不可触及液面以上的容器各部分。

（4）使用时保持钳端向下，不能倒转向上，以免消毒液倒流污染钳端。

（5）无菌持物钳使用后立即放回原处。

（6）如要到较远处去夹取物品，应连同容器一起搬移，就地使用。

（7）无菌持物钳不能夹取油纱布，以免沾染油渍，影响消毒效果。

114. 无菌技术操作的原则是什么？

答：

（1）无菌技术操作必须在清洁的环境中进行，治疗室每天用紫外线照射消毒一次。

（2）进行无菌操作前要衣帽整洁，戴好口罩，洗净双手。

（3）无菌物品与非无菌物品应分别放置并定期进行检查。

（4）取无菌物品时必须使用无菌持物钳。

（5）未经消毒的手和物品，不可触及和跨越无菌区。

（6）无菌物取出后，虽未动用，亦不能再放回原处。

（7）执行无菌操作的地方要宽敞，以防止无菌物被污染。

（8）进行无菌操作时，如疑有污染或已被污染，即不可使用，应更换或重新灭菌。

（9）一份无菌物品只能供一名患者使用，以免发生交叉感染。

115. 使用福尔马林产生甲醛气体的方法有哪几种？

答：

（1）加热福尔马林，可用火源燃烧蒸发。

（2）化学反应法　将高锰酸钾（氧化剂）放入容器中，

然后徐徐注入福尔马林液，以催化作用变化为气体。

（3）蒸气喷雾法。

（4）自然挥发、扩散，如福尔马林熏箱。

116. 为何禁止医护人员戴戒指？

答：医护人员在为患者服务的过程中，均是通过手的操作来完成任务的，手上戴了戒指，使局部存在着一个藏污纳垢的场所，清洁双手不易彻底。根据霍夫曼等1985年对50名长期戴戒指的内、外科护士做手指皮肤为期5个月的调查，采样的50名护士中，有20名在戒指下部位发现革兰阴性杆菌，而且均是致病菌，是引起医院内感染的重要因素，因此医护人员上班必须禁止戴戒指。

117. 对于未打开使用的无菌包、盒的无菌有效期，有哪些规定？

答：北京市规定：每年的5月1日~9月30日，一周消毒一次，10月1日~4月30日，两周消毒一次。

118. 无抗菌能力的溶液、容器和敷料为何应定期更换、消毒？

答：无抗菌能力的溶液（生理氯水钠溶液等）、敷料（治疗巾、盐水棉球、纱布等）、容器（盛器械、敷料的包、盒、罐等），其本身因无抗菌能力，在使用的过程中，在空气中暴露、污染，很不容易保持绝对无菌，故此类物品再使用前应注明开包日期和时间，超过24小时应更换、消毒，剩余物品可作废或重新消毒再用。

119. 95%乙醇为何不作为消毒剂？

答：杀菌需有一定量的水，浓度在95%以上的乙醇，一接触菌体，便引起菌体表层蛋白质凝固，形成保护膜，阻碍乙醇分子继续渗入菌体内而导致杀菌能力减弱，故95%乙醇不作为消毒剂。

120. 乙醇的杀菌原理是什么？

答：

（1）破坏细菌蛋白质的肽键，使之变性。

（2）侵入菌体细胞，解脱蛋白质表面的水膜，使之失去活性。

（3）溶菌作用。

121. 在同一温度下湿热灭菌较干热灭菌的效果好，为什么？

答：

（1）细菌在湿热下菌体吸收水分，使水和蛋白质凝固，含水量大则蛋白质凝固所需温度低，含水量少或无水，则凝固温度高。干热灭菌时细菌蛋白质的含水量迅速降低，直至干燥，因含水量接近于"零"，所以温度需提高至145~170℃，消毒时间需2小时。

（2）湿热蒸汽的穿透力比干热蒸汽强。

（3）湿热的蒸汽有潜热存在，潜热能迅速提高被灭菌物体的温度。干燥空气携带热的能力低于水蒸气，干热空气传导热较慢，比湿热空气传热性能差，所以湿热灭菌比干热灭菌效能强。

122. 怎样掌握有效的洗手方法？

答：一般性洗手称为快速洗手，是去除手部皮肤上的污垢、碎屑和部分致病菌的主要措施之一。洗手前应除掉戒指等装饰物，指甲长者应修剪，通常用肥皂仔细认真地搓揉双手及腕部，并注意清洗指尖、指缝和指关节等部位，以保障洗手的效果。整个搓揉时间不应少于15秒，然后用流动水冲净肥皂沫。较脏的手应如此反复洗两遍。擦手巾应保持清洁干燥，要经常更换，理想的是用热风吹干。

四、护理技术操作

123. 常用的碘过敏试验法有哪几种？

答：

（1）口服法　口服5%~10%碘化钾5ml，每日3次，连服3天。

（2）口含法　10%碘化钾5ml口含，5分钟后观察反应。

（3）皮内注射法　取碘造影剂0.1ml皮内注射，15~20分钟后观察反应。

（4）结膜试验　取碘造影剂1滴点眼，1分钟后观察反应。

（5）静脉注射法　取造影剂1ml加0.9%氯化钠注射液2ml静脉注射，10~30分钟后观察反应。

124. 成年男性和女性的尿道长度为多少？导尿时尿管插入的深度是多少？

答：成年人尿道长度：男性18~20cm，女性3~5cm。尿管插入深度：男性插入20~22cm，见尿后再插入2cm，女性插入4~6cm，见尿后再插入1cm。

125. 对接受大剂量青霉素治疗的患者要注意观察哪些事项？

答：注意观察神经症状、出血、溶血、水及电解质平衡紊乱、酸碱平衡紊乱以及肝肾功能障碍等。

126. 导尿有何目的？

答：

（1）收集未被污染的尿做细菌培养，测量膀胱容量、压力及残余尿容量，鉴别尿闭及尿潴留，以协助诊断。

（2）为尿潴留患者放出尿液，以减轻痛苦。

（3）盆腔内脏器手术，导尿排空膀胱，避免手术中误伤。

（4）昏迷、尿失禁或会阴部有损伤者，留置尿管以保持局部干燥、清洁。

（5）抢救休克或危重患者，能正确记录尿量、比重，以观察肾功能。

127. 美曲膦酯中毒时，为何不能用碱性溶液洗胃？

答：因美曲膦酯（敌百虫）遇碱后生成敌敌畏，其毒性增加10倍，故敌百虫中毒临床上多选用1:20 000高锰酸钾溶液、淡食盐水或清水洗胃。

128. 昏迷患者应怎样插胃管？

答：昏迷患者因吞咽及咳嗽反射消失，不能合作，反复插管可致声带损伤与声门水肿，为提高昏迷患者插胃管的成功率，可将胃管自鼻孔插至14~16cm处，再以左手将患者的头部托起，使下颌靠近胸骨柄，以加大咽部通道的弧度，便于管端沿咽后壁滑行，然后徐徐插入至所需长度。

129. 长期应用链霉素会出现哪些毒性反应？

答：链霉素长期或大量应用能引起眩晕、恶心呕吐、耳鸣、听力减退甚至耳聋，也可出现口唇、面部、指端麻木，皮疹，口腔炎，舌炎，尿中偶见蛋白及管型。

130. 根据哪些因素来调节输液的滴数？

答：根据患者的年龄、病情、药物性质来调节滴数，一般成人 40~60 滴/分、儿童 20~40 滴/分。年老体弱者、婴幼儿、心肺疾病患者速度宜慢，脱水严重、心肺功能良好者，速度可快。一般溶液滴速可稍快，而高渗氯化钠注射液、含钾药物、升压药宜慢。

131. 根据药物的性能，服药时应掌握哪些注意点？

答：

（1）对牙齿有腐蚀作用和使牙齿染色的药物，如酸类、铁剂，服用时为避免与牙齿接触，可将药液由吸管吸入，服药后漱口。

（2）止咳糖浆对呼吸道黏膜起安抚作用，服后不宜饮水，以免冲淡药物，降低疗效。如同时服用多种药物，则应最后服止咳糖浆。

（3）磺胺类药与发汗药服后宜多饮水，前者防止尿中出现磺胺结晶，后者起发汗降温增强药物疗效的作用。

（4）刺激食欲的健胃药应于饭前服，因其刺激舌的味觉感受器，使胃液大量分泌，可以增加食欲。

（5）助消化药宜饭后服，对胃黏膜有刺激性的药物也宜饭后服（如阿司匹林），以便使药物与食物均匀混合，减少对胃壁的刺激。

（6）服用某些特殊药物，应密切观察病情及疗效，如服用洋地黄、奎尼丁时需监测心率变化以防中毒。对长期服用苯巴比妥等催眠药物的患者应防止成瘾。某些药物服用后可产生药物热或皮疹，如发现异常，需报告医生及时处理。

132. 急性尿潴留、膀胱过度膨胀，第一次导尿应注意什么？

答：膀胱过度膨胀，第一次放出尿量不应超过1000ml，因大量放尿，可导致腹腔内压力突然降低，大量血液滞留于腹腔血管内，使有效循环血量减少、血压下降而引起虚脱；当膀胱突然减压，可引起膀胱黏膜高度充血，易发生血尿。

133. 精制破伤风抗毒素做皮肤过敏试验时，应了解什么？

答：若每支药含破伤风抗毒素的溶质为1500IU，而溶液只有0.6~0.7ml，初步计算，0.1ml内含药量为21~25IU，正确的配制方法应该是：①用10ml空针抽吸1支精制破伤风抗毒素（1500IU），加0.9%氯化钠注射液至10ml（即10ml内含1500IU），每次皮内注射0.1ml（含15IU）。此法适用于急诊室、注射室等每天注射次数较多的部门。②用1ml空针抽1支精制破伤风抗毒素（1500IU）加0.9%氯化钠溶液至1ml，取0.1ml配制皮试液即可。剩余的0.9ml可在皮试阴性后预防注射。此法适用于只为一位患者注射时用。

134. 具有氧化和解毒功能的洗胃液是哪种？常用浓度为多少？

答：具有氧化和解毒功能的洗胃液是高锰酸钾溶液。常用浓度为1：（5000~20 000）。

135. 哪些患者不适用大量不保留灌肠？

答：妊娠、急腹症、消化道出血患者不宜灌肠。

136. 哪些抗生素对第八对脑神经有损害？

答：链霉素、新霉素、卡那霉素、庆大霉素、阿米卡星对第八对脑神经有损害。

137. 青霉素、链霉素、破伤风抗毒素、细胞色素C皮试液的浓度各为多少？

答：青霉素皮试液每毫升含100~500U，链霉素皮试液每毫升含2500U，破伤风抗毒素皮试液每毫升含150IU，细胞色素C皮试液每毫升含0.75mg。

138. 输液中发生急性肺水肿的原因是什么？如何防治？

答：原因：由于输液速度过快，短时间内输入过多液体，使循环血容量急剧增加，心脏负担过重引起。

防治措施如下。

（1）输液时滴速不宜过快，液量不可过多。

（2）如突然出现呼吸困难、气促、咳嗽、泡沫样血性痰，需立即使患者端坐，两腿下垂，减少回心血量，减轻心脏负担。

（3）加压给氧，使肺泡内压力增高，减少肺泡内毛血管漏出液的产生。同时使氧气经过30%~70%乙醇湿化后吸入，减低肺泡泡沫的表面张力，从而改善肺部气体交换，减轻缺氧症状。

139. 输液中发生空气栓塞的原因是什么？如何防治？

答：原因：输液器内留有空气，橡胶管之间连接不紧或加压输液无人留守，使空气流入静脉内。进入静脉的空气被带到右心房，入右心室。如空气量小，被右心室压入肺动脉，分散到各肺小动脉、毛细血管内，则损害较小；如空气量大，在右心室内阻塞肺动脉入口，使血液不能进入肺内，引起严重缺氧，可造成死亡。

防治措施如下。

（1）输液时必须将空气排尽，输液器各连接处要拧紧勿脱开，加压输液、输血时要有专人留守。

（2）如突然出现呼吸困难、严重发绀、心前区听诊可闻及响亮持续的水泡声时，应立即置患者于左侧卧和头低足高位，使肺动脉的位置在右心室下部，气泡可向上漂移到右心室，避开肺动脉入口。由于心脏跳动，空气被混成泡沫，分次小量地进入肺动脉内，解除肺动脉入口处的阻塞。

（3）同时给患者吸氧气。

140. 臀部肌内注射时为了使局部肌肉放松，可取哪些卧位？

答：

（1）侧卧位　上腿伸直，下腿稍弯曲。

（2）俯卧位　足尖相对，足跟分开

（3）仰卧位　注射时自然平卧，嘱患者肌肉放松，勿紧张。

（4）坐位　嘱患者坐正，放松局部肌肉。

141. 臀大肌注射有哪两种定位方法？

答：

（1）十字法　从臀裂顶点向左或右一侧划一水平线，然后从髂嵴最高点上划一垂直平分线，在外上方四分之一处避开内角为最佳注射部位。

（2）连线法　取髂前上棘和尾骨连线的外上三分之一处为注射部位。

142. 药疗时应掌握的原则有哪些?

答:

(1) 根据医嘱给药,在用药过程中,经常观察病情及疗效。

(2) 给药时间要准确,由于各种药物吸收和排泄速度不同,为了使药物能达到应有疗效,必须做到准时给药。

(3) 给药剂量和浓度要准确,如果剂量不足,达不到治疗目的,剂量过大,可能引起不良反应。

(4) 给药途径要准确,因为给药途径是根据治疗目的的不同而确定的。

(5) 给药过程中需做到"三查七对一注意"。三查:操作前、操作中、操作后查;七对:对床号、姓名、药名、浓度、剂量、方法、时间;一注意:注意用药后的反应。

143. 影响灌肠效果的因素有哪些?

答:大量不保留灌肠要注意以下几个因素。

(1) 溶液浓度 0.2%~0.5%肥皂水或生理盐水;

(2) 溶液量 成人每次500~1000ml,儿童根据年龄酌减,约200~500ml。

(3) 温度39~41℃。

(4) 肛管插入直肠的深度7~10(10~15)cm。

(5) 液面距肛门(筒底距床铺)的距离40~60cm。

(6) 灌肠后保留时间5~10分钟。

144. 抗生素如与乳酶生同服会产生什么后果?

答:抗生素是某些微生物在代谢过程中形成的一种物质,能够抑制和杀灭其他微生物。乳酶生(表飞鸣)是活的乳酸杆菌制剂，如同时服用，可相互干扰，减弱抗生素的作用。

145. 链霉素过敏休克急救时，为何要用钙剂？

答：因链霉素可与钙离子结合，使链霉素的毒性减轻或消失，因此，当出现链霉素过敏反应时可应用钙剂，最好用氯化钙，其次为葡萄糖酸钙。

146. 青霉素过敏反应的临床表现主要有哪些？

答：青霉素过敏反应常见的临床表现有药物疹、药物热和过敏性休克等，可见速发反应和迟缓反应两种形式。

（1）速发反应　在做皮试或注射后数秒钟或数分钟即出现全身过敏反应，有时呈闪电式发生。表现有胸闷、心悸、口舌发麻、气短、呼吸困难、发绀、面色苍白、出冷汗、四肢厥冷、脉弱、血压急剧下降，继则神志丧失，大小便失禁、昏迷、抽搐。

（2）迟缓反应　注射后数小时或3日后才出现，多表现为红疹等。偶有于用药后数日突然发生过敏性休克者。

147. 青霉素过敏反应的原理是什么？

答：过敏反应系由抗原、抗体相互作用而引起，青霉素是一种半抗原，进入人体后与组织蛋白质结合而成为全抗原，刺激机体产生特异抗体。过敏体质的人遇有相应抗原进入机体时即发生过敏反应。

148. 青霉素过敏性休克的抢救要点有哪些？

答：

（1）立即停药、平卧、保暖、吸入氧气。

（2）即刻皮下注射0.1%盐酸肾上腺素0.5～1ml，小儿酌减，如症状不缓解，可每 20~30 分钟皮下或静脉注射 0.5ml 同时给予地塞米松 5mg 静脉注射，或用氢化可的松 200~300mg，加入 5%~10% 葡萄糖注射液静脉滴注。

（3）抗组胺类药物，如盐酸异丙嗪 25~50mg 或苯海拉明 40mg 肌内注射。

（4）针刺疗法，取人中、内关等穴位。

（5）经上述处理病情不好转，血压不回升，需扩充血容量，可用右旋糖酐。必要时可用升压药，如多巴胺、间羟胺、去甲肾上腺素等。

（6）呼吸受抑制者可用呼吸兴奋剂，如尼可刹米、山梗菜碱等。必要时行人工呼吸或气管切开术。

（7）心脏骤停时，遵医嘱行心内注射和胸外心脏按压。

（8）肌肉张力减低时，皮下注射新斯的明 0.5~1ml。在抢救的同时应密切观察病情，如意识状态、血压、体温、脉搏、呼吸、尿量和一般情况等，根据病情变化采取相应的急救措施。

149. 青霉素 G 注射液为何要现配现用、不能放置过久？

答：青霉素 G 溶液的效价易在室温下迅速降低，青霉素 G 分子在水溶液中很快经过分子重排而成为青霉素烯酸，后者与人体蛋白结合成青霉噻唑蛋白和青霉烯酸蛋白而成全抗原。青霉素溶液在贮存过程中产生高分子聚合体也能与蛋白质结合成全抗原。这些都是致敏物质，可引起过敏反应，因此临床应用青霉素 G 时需新鲜配制，以防止或减少过敏性反应的发生。

150. 如何确定股静脉穿刺部位？

答：髂前上棘与耻骨结节之间划一连线，在其中点摸到搏动的股动脉，股静脉在紧靠股动脉的内侧。

151. 如何预防青霉素过敏？

答：

（1）询问患者有无过敏史后再做过敏试验，凡有过敏史者禁忌做过敏试验。

（2）过敏试验阳性者禁用。

（3）患者曾使用过青霉素，停药 3 天后如仍需注射青霉素，应重新做皮肤试验。

（4）青霉素水溶液应现配现用。

（5）青霉素皮试阳性反应者，应在病历上做特殊标记，并告知患者及其家属。

152. 输血目的是什么？

答：

（1）补充血容量，增加心输出量，升高血压，促进循环。

（2）增加血红蛋白，纠正贫血，促进携氧功能。

（3）补充抗体，增加机体抵抗力。

（4）增加蛋白质，改善营养，维持胶体渗透压，减少组织的渗出和水肿，保障循环量。

（5）输新鲜血，可补充各种凝血因子，改善凝血作用。

（6）排除有害物质，改善组织、器官缺氧状况。

153. 为何采集血标本时必须用干燥的注射器抽血？

答：因注射器潮湿可使所抽得的血液产生溶血现象，造成化验结果不准确，故采血时必须使用干燥的注射器。

154. 为何肝性脑病患者禁用肥皂水灌肠？

答：对有严重肝病的患者来讲，引起肝性脑病的原因很多，其中氨中毒是诱发肝性脑病的重要原因。造成血氨增高的原因多为胃肠道产氨增多。

肠道内的酸碱度对氨的产生和吸收影响很大。结肠在酸性条件下，肠腔内氢离子增加，使产生的氨与氢结合，肠黏膜吸收氨减少。如进行肥皂水灌肠，大量的碱性液改变了肠腔内的酸碱度，使之成为碱性环境，氨的吸收随之增多，加重肝性脑病，因此肝性脑病患者应禁用碱性溶液（如肥皂水）灌肠，可选用生理氯化钠溶液（生理盐水）或弱酸性溶液，以减少氨的吸收而加重肝性脑病。

155. 为何静脉注射硫酸镁时应备好葡萄糖酸钙或氯化钙注射液？

答：静脉注射硫酸镁时，如血液中镁离子浓度过高，使中枢神经系统受抑制，运动神经-肌肉接头的阻断和心脏抑制等引起血压下降、肢体瘫痪及呼吸麻痹，故静脉注入时必须缓慢，并注意观察患者的情况。当呼吸减缓、肌腱反射消失、血压显著下降时应立即停药并注入 10% 葡萄糖酸钙注射液或 5% 氯化钙注射液以解救。

156. 为何输液补钾不能从小壶滴入？

答：因为钾离子是细胞内的主要离子，血钾浓度过高可使心肌细胞的自律性、兴奋性和传导性降低，造成传导阻滞，血钾高至 7.5mmol/L 时，可引起心脏停搏，因此，补钾速度不宜过快，输液不宜过浓，不能从小壶滴入。

157. 胃管插入的长度应为多少？怎样判断管已插入胃内？

答：插入深度，成人为 45～55cm，小儿为 18～24cm。

判断方法有三种：①用注射器抽吸有胃液抽出；②将胃管末端置于盛水的杯中，管内无气体逸出，如有大量气体逸出表明误入气管；③用注射器从胃管注入 10cm 空气，同时用听诊器能在胃部听到气过水声。

158. 怎样根据药物的不同性质妥善管理药物？

答：

（1）容易氧化和遇光变质的物质，应装在有色密盖瓶中，放阴凉处，或用黑纸遮盖。如维生素 C、氨茶碱、盐酸肾上腺素等。

（2）容易挥发、潮解或风化的药物，需装瓶内盖紧，如乙醇、碘酊、糖衣片、酵母片等。

（3）容易被热破坏的某些生物制品，如抗毒血清、疫苗、胎盘球蛋白等，应放在冰箱内保存。

（4）容易燃烧的药物，如乙醚、乙醇、应放在远离明火处，以防燃烧。

（5）对有期限性药物，应按有效日期先后次序，有计划地使用。

159. 怎样观察碘过敏反应？

答：

（1）口含或口服试验　有口麻、心慌、恶心、荨麻疹等症状为阳性。

（2）皮内试验　局部红肿、硬块、直径超过 1cm 为阳性。

（3）结膜试验　结膜充血、水肿为阳性。

（4）静脉注射试验　观察有无反应，如血压、脉搏、呼吸、面色等情况有改变为阳性。少数患者过敏试验阴性，但在造影时发生过敏反应，故造影时需备急救药物。

五、冷热的应用

160. 对待各种不同病情的患者，应怎样掌握热水袋的温度？

答：一般患者热水袋温度调到60~70℃，小儿、老人、局部知觉麻痹或麻醉未清醒的患者热水袋温度调到50℃，注意热水袋要加套或隔着毯子热敷，并经常更换热敷位置，以免发生意外。

低温麻醉术后理想的是通过调节室温来达到升温目的，如需要加用热水袋，热水袋温度应控制在患者皮肤温度以上1~2℃，同时严格强调热水袋要放在毛毯之外，避免直接接触患者的皮肤，以防烫伤。

161. 复苏过程中为何要用头部冰槽降温？

答：为了降低脑组织的代谢率，减少其耗氧量，提高脑组织对缺氧的耐受性，减慢或抑制其损害的进展，有利于脑组织恢复。

162. 急腹症患者诊断未确定前为何不能做热敷？

答：因热疗能减轻疼痛，急腹症尚未明确诊断时热敷会掩盖病情，贻误诊治。

163. 急性细菌性结膜炎为何不能做热敷？

答：因局部温度升高有利于细菌繁殖和分泌物增加而使炎症加重。

164. 应用冷疗的目的及原理是什么？

答：

（1）减轻局部充血或出血　冷疗可以使毛细血管收缩，减轻局部充血、出血。

（2）减轻疼痛　冷疗可抑制细胞的活动，使神经末梢的敏感性降低而减轻疼痛。

（3）防止炎症扩散和化脓　冷疗可减少局部血流，降低细菌的活动和细胞的代谢，因而可以防止炎症和化脓的扩散。

（4）降低体温　冷物直接和机体皮肤接触，通过物理作用，可将体内的热传导散发，先是毛细血管收缩，继而血管扩张，因而增加散热、降低体温。

165. 应用热疗的目的及原理是什么？

答：

（1）促进炎症消散或局限　温热可促进局部组织血液循环，增强新陈代谢和白细胞的吞噬功能，提高机体抵抗力和修复能力，早期使炎症消散，晚期使炎症局限。

（2）解除疼痛　温热刺激能减低痛觉神经的兴奋性，改善血液循环，减轻炎性水肿及组织缺氧，加速致痛物质的运出。温热能使肌肉、肌腱和韧带等组织松弛，可解除因肌肉痉挛、强直而引起的疼痛。

（3）减轻深部组织充血　热能刺激神经末梢引起反射作用，使局部血液扩张，减轻深部组织充血。

（4）保暖　热能促进血液循环，使患者感到温暖舒适。

166. 乙醇（酒精）擦浴的原理是什么？乙醇浓度及温度应是多少？

答：乙醇是一种挥发性液体，当乙醇在皮肤上迅速蒸发时，吸收和带走机体大量的热，同时乙醇具有刺激皮肤血管扩张的作用，故其散热能力较强。擦浴时乙醇的浓度为30%～50%，温度为30℃左右。

167. 局部持续用冷时间过久，可出现什么情况？为何？

答：局部持续用冷时间过久，可出现冻伤致组织坏死。因为持续用冷，局部营养、功能及细胞代谢都会发生障碍、甚至引起组织死亡脱落

168. 面部鼻唇沟处疖肿为何不能做热敷？

答：鼻唇沟处在面部三角区范围之内，此处有丰富的淋巴管和血管，其静脉和颅内相通，且无静脉瓣可以逆流。感染后如做热敷，使血流增加，局部病灶的细菌经内眦静脉到达颅内，引起海绵窦炎症，故不能做热敷。

169. 消化道出血患者腹痛时为何不能做热敷？

答：因为脏器内出血，如用热疗可使血管扩张，增加脏器血流量而加重出血。

170. 冷疗有哪些禁忌证？

答：（1）血液循环障碍：大面积受损、全身微循环障碍、休克、周围血管病变、动脉硬化、糖尿病、神经病变、水肿等患者，因循环不良，组织营养不足，如使用冷疗，将进一步使血管收缩，加重血液循环障碍，导致局部组织缺血缺氧而变性坏死。

（2）慢性炎症或深部化脓性病灶：因冷可使局部血流量减少，妨碍炎症的吸收。

（3）组织损伤、破裂：因冷使血液循环障碍加重，增加组织损伤，且影响伤口愈合。尤其是大范围组织损伤，应绝

对禁止冷疗。

（4）对冷过敏：因冷疗而出现过敏症状，如红斑、荨麻疹、关节疼痛、肌肉痉挛等。

（5）冷疗的禁忌部位：①枕后、耳郭、阴囊处：以防冻伤。②心前区：以防引起反射性心率减慢、心房或心室纤颤、房室传导阻滞。③腹部：以防腹泻。④足底：以防反射性末梢血管收缩而影响散热或引起一过性冠状动脉收缩。

（6）昏迷、感觉异常、年老体弱者慎用。

六、危重患者抢救

171. 心肺复苏初期处理的三步骤怎样操作？

答：C、A、B三步骤必须依次进行，不能颠倒或偏废。

C步骤：施行胸外心脏按压时，病人必须平卧，背部垫以木板或者平卧于地板上。术者立于或跪于病人一侧，按压部位在胸骨下1/2处或剑突以上4~5cm处，将一手的掌根部置于按压点，另一手掌根部附于前掌之上，手指向上方翘起，两臂伸直，凭自身重力通过双臂和双侧手掌垂直向胸骨加压。胸外心脏按压，应该有力而迅速，每次按压后，应使胸廓完全恢复原位。胸外按压的频率至少是100次/分，按压深度至少为胸部前后径的1/3或至少5cm。

A步骤：开放气道，猝死患者肌肉张力降低，舌肌松弛而后坠，阻塞气道，故应立即使患者仰卧，头偏向一侧，将口腔内分泌物掏出，保持呼吸道通畅。舌后坠时，可用示指（食指）和中指并拢，抬举其下颌，这样可使舌离开声门，气道即被打开。

B 步骤：人工呼吸，口对口人工呼吸或简易呼吸器人工呼气。口对口人工呼吸时，应一手抬高患者的下颌，使其张口而打开气道，另一手捏闭鼻孔，立即进行口对口连续吹四大口气。

172. 鼻导管低流量给氧，氧浓度怎样计算？

答：可按公式计算：浓度（％）＝21＋4×氧流量。

例如氧流量为 2L／min，导管给氧时，氧浓度（％）为：21＋4×2＝29%

173. 患者在坐位或卧位时测量血压，应采取何种位置？

答：测患肱动脉血压时，应先露出一臂至肘上，伸直肘部，手掌向上，使肱动脉与心脏在同一水平面上。坐位时，肱动脉应与第四肋软骨平，卧位时应与腋中线平。

174. 常用的利尿剂有哪几种？

答：

（1）排钾利尿剂　氢氯噻嗪、依他尼酸、呋塞米。

（2）保钾利尿剂　螺内酯、氨苯蝶啶。

175. 超声雾化吸入的原理是什么？

答：当超声波发生器输出高频电能时，使水槽底部的晶体换能器发生超声能，作用于雾化罐内的液体，破坏药液的表面张力和惯性，使其成为微细的雾滴，通过导管输送给患者。

176. 潮式呼吸有何特点？其机制是什么？

答：特点是呼吸逐渐减弱以至停止和呼吸逐渐增强两者交替出现。多见于中枢神经系统疾病、脑循环障碍和中毒等。

机制是当呼吸中枢兴奋性减弱时，呼吸减弱至停止，造成缺氧加重及血中二氧化碳潴留增多，此时通过颈动脉体和主动脉球的化学感受器反射性兴奋呼吸中枢，引起呼吸由弱到强，呼吸的进行使缺氧改善，血中二氧化碳分压降低，反射性地呼吸中枢兴奋作用下降，使呼吸减慢至停止，此时又造成缺氧加重，二氧化碳潴留增多，再次反射性地兴奋呼吸中枢，周而复始进行，形成潮式呼吸。

177. 成人血压计袖带的宽度和长度应是多少？袖带太宽或太窄对血压有什么影响？

答：成人血压计袖带应为宽 12cm，长 24cm，袖带太窄，测得的血压值偏高，袖带太宽，测得的血压值偏低。

根据物理学上压强与受力面积成反比的原理，袖带过窄，则需要较大的空气压力才能阻止动脉血流，故测得的动脉血压偏高。

178. 对要求密切观察血压的患者，测量血压时要做到哪"四定"？为何？

答：四定就是定时间、定部位、定体位和定血压计。做到四定就能排除以上四种客观因素对血压的影响，使测得的血压相对准确，有利于观察病情。

179. 肺纤维化患者为何禁用呼吸器？

答：肺纤维化时，肺正常组织被纤维组织所代替，失去正常气体交换功能，为无功能肺。此时使用呼吸器非但无效，反而机械地扩张肺组织，易使肺泡损伤。

180. 观察瞳孔时的注意事项是什么？

答：应注意观察两侧瞳孔是否等圆、等大，观察时将手电筒光源从侧面迅速移向瞳孔并立即移开瞳孔、避免光照强度不一、反应不准确。

181. 何谓库斯莫尔呼吸？常见于哪些疾病？

答：严重代谢性酸中毒时，患者出现节律不齐、呼吸深而大（吸气慢而深，呼气短促），不感呼吸困难，这称为库斯莫尔呼吸。常见于尿毒症、糖尿病酮症伴有代谢性酸中毒者。

182. 何谓脉率、脉律、速脉、缓脉、间歇脉、脉搏短绌？

答：

（1）脉率　每分钟脉搏搏动的次数。正常成人在安静时的脉搏每分钟为 60~100 次。

（2）脉律　脉搏的节律性。正常脉搏的节律应是跳动均匀而间隔时间相等。

（3）速脉　成人脉率每分钟超过 100 次称速脉。

（4）缓脉　成人脉率每分钟低于 60 次称缓脉。

（5）间歇脉　即在一系列正常均匀的脉搏中，出现一次提前而软弱的脉搏，其后有一较正常延长的间歇，称间歇脉或期前收缩。

（6）脉搏短绌　单位时间内脉率少于心率。其特点是心律完全不规则，心率快慢不一，心音强弱不等，这种现象称脉搏短绌或无规律的不整脉。

183. 呼吸困难分哪几种？常见于哪些疾病？

答：

（1）吸气性呼吸困难　见于上呼吸道狭窄疾病，如急性咽后壁脓肿。

（2）呼气性呼吸困难　见于肺弹性减弱、小支气管痉挛或狭窄性疾病，如支气管哮喘。

（3）混合性呼吸困难　见于广泛性肺部病变或胸痛致呼吸受限，如重症肺炎。

184. 呼吸中枢位于什么地方？

答：呼吸中枢位于延髓和脑桥。

185. 单人或双人实施心肺复苏时，人工呼吸和心脏按压的比例是多少？

答：单人法人工呼吸与胸外按压的比例是 2：30，即吹气 2 次，胸外按压 30 次，如此交替。胸外按压的频率为 80~100 次/分。

双人法人工呼吸与胸外按压的比例是 1：5，即吹气 1 次，胸外按压 5 次，如此交替。胸外按压的频率为 60~80 次/分。注意吹气应在放松按压的间歇中进行，肺部充气时，切不可按压胸部，以免损伤肺部和降低通气效果。

186. 复苏抢救工作步骤有哪些？

答：

（1）初期阶段（即现场抢救）　是复苏成败最重要的环节，通常在院外由非专业人员执行，采用心肺复苏术不间断地维持生命器官的血液灌注，直至专业人员到达。

（2）二期处理　由专业人员执行，采用急救设备，如气管插管给氧、静脉输液给药、心电图监测等，消除致命性心律失常，以保证转运途中的安全。

（3）后期处理（即心脏复跳后处理）　心脏骤停后，全身重要器官和组织，尤其是脑、心、肝、肾缺血、缺氧，发生不同程度的功能损害、代谢紊乱、酸碱平衡及水电解质失调，均需尽快纠正，原发病也需积极治疗，因此后期处理是防止心脏再度停搏和后遗症，保证患者健康成活的重要环节。

187. 昏迷患者容易发生哪些并发症？

答：压疮（褥疮），呼吸道并发症（如吸入性肺炎），角膜干燥发炎、溃疡或结膜炎、口腔炎。

188. 机体通过哪些方式散热？

答：

（1）辐射散热　将机体热量以热射线的形式散发于周围温度较低的空气中。

（2）传导散热　机体深部的热量以传导方式传至机体表层皮肤，再由皮肤传给直接接触的衣物，如临床上用冰帽、冰袋为高热患者降温。

（3）对流散热　借助空气不断流动而将体热散发到空间的散热方式，受风速大小的影响，如用电扇进行降温。

（4）蒸发散热　外界温度等于或高于体温而不能借助辐射、传导及对流方式散热时，则借助蒸发进行散热，人体每蒸发 1g 水要吸收 0.6kcal 热量，可以借助汗液蒸发带走大量体热，平时人体虽无可见汗液，但每 24 小时仍有 400~600ml 汗液（称为不显汗），若高热用药物降温时，汗液蒸发带走大量体热以达到降温的目的。

189. 急性左心衰竭患者给氧时应注意什么？

答：给氧时应在湿化瓶中加入乙醇，浓度为 30%~70%。因为乙醇可以降低肺内泡沫的表面张力，使其破裂，消除泡沫，改善通气，改善缺氧，要给予高流量吸氧（4~6L/min）。

190. 哪些患者禁用呼吸器？

答：张力性气胸、肺大疱、低血容量性休克、肺纤维化等患者禁用呼吸器。

191. 气管切开的并发症有哪些？

答：有感染、出血、窒息、气管食管瘘、皮下气肿，气胸等。

192. 使用利尿剂时护理上应注意什么？

答：

（1）开始服用利尿药时，每日需严格记录出入量及测体重。

（2）应用利尿剂最好在早晨或上午，以免用药后夜间多尿而影响患者休息。

（3）防止电解质紊乱，如失盐性低钠综合征、丢钾所致的低血钾。

（4）强利尿剂一般主张间歇使用，以保证体液和电解质的重新平衡。

（5）水肿严重的患者，在肌内注射时，应将水肿组织压瘪，再从压瘪处进行深层注射，否则药物注入水肿层组织不易产生效。

（6）用药后效果不佳，仍少尿或无尿时，提示病情危重。

193. 使用人工呼吸器的适应证有哪些？

答：人工呼吸器可用于各种原因（疾病、中毒、外伤等）所致的呼吸停止或呼吸衰竭的抢救以及麻醉期间的呼吸管理。

194. 体温调节中枢位于哪个部位？

答：位于丘脑下部，丘脑下部靠前区域为散热中枢，靠后侧区域为产热中枢。

195. 血气分析包括哪些项目？检查指标分几类？

答：血气分析是血液气体分析的简称，是测定人体内酸碱平衡的方法。

血气分析是指在当天大气压条件下，用隔绝空气的血标本与一定浓度的气体相结合，而测得人体内的 pH（酸碱度）、$PaCO_2$（二氧化碳分压）、PaO_2（氧分压）、BE（剩余碱）、SB

（标准碳酸氢盐）、HCO$_3^-$（碳酸氢根）、TCO$_2$（二氧化碳总量）、SaO$_2$（血氧饱和度）等项目的值。

检验指标有三类：酸碱度、呼吸指标、代谢指标。通过这些指标可以判断出患者酸碱失衡的情况。

196. 血气分析检查项目的正常值是多少？

答：pH（酸碱度）：7.35～7.45；PaCO$_2$（二氧化碳分压）：35～45mmHg；PaO$_2$（氧分压）：70～100mmHg；BE（剩余碱）：（0±3）mmol/L；SB（标准碳酸氢盐）：22～27mmol/L；HCO$_3^-$（碳酸氢根）：24～32mmol/L；TCO$_2$（二氧化碳总量）：22～33mmol/L；SaO$_2$（血氧饱和度）：95%～98%。

197. 影响测量体温准确性的因素有哪些？

答：

（1）生理变化　体温可随新陈代谢的上升而升高。

（2）时间　早晨3～5时体温最低，起床活动后逐渐上升，午后5～7时最高，晚上又逐渐下降。

（3）年龄　儿童比成年人略高，老年人偏低。

（4）性别　女性比男性稍高。

（5）此外，剧烈运动、情绪激动、大量食用蛋白质以及外界气温升高等，均可使体温暂时轻度上升。

198. 测量中心静脉压时的注意事项有哪些？

答：（1）判断导管插入上、下腔静脉或右房无误。

（2）测压前先调节零点：使换能器上与大气相通的三通口与患者右心房在同一水平（平卧时相当于腋中线第四肋间水平），再校正监护仪零点。采用简易法测量时，将测压管零点置于右心房水平。体位改变时应及时校正零点。

（3）保持测压管通畅。确保管道系统内无凝血和空气，管道无扭曲等。

（4）测量中心静脉压不可与使用血管活性药物在同一管路。

（5）CVP的测量应在患者平静状态下进行。机械通气应用PEEP者，病情许可应暂停使用PEEP。

（6）动态观察CVP的趋势比监测CVP的单次数值更重要。

（7）加强管理，严格遵守无菌操作。

199. 中心静脉压的正常值是多少？其增高、降低的临床意义是什么？

答：中心静脉压的正常值是8～12cmHg。

中心静脉压低于5cmHg，提示有效循环血量不足，应快速补充血容量，中心静脉压高于15cmHg，提示血容量过多或心脏排血量较明显减少，有发生肺水肿的危险，应减少输液量，酌情考虑给予快速洋地黄制剂等措施。

200. 口对口人工呼吸的原理是什么？

答：术者的口直接对准患者的口，将呼气吹入患者肺中，再利用患者胸廓及肺脏的自行回缩，将气体排出，以此反复进行。口对口人工呼吸只适用于无呼吸道阻塞的患者。

201. 血压的两种单位mmHg和kPa之间有何关系？

答：mmHg（毫米汞柱）与kPa（千帕）间的换算关系是1kPa＝7.5mmHg。

202. 脑疝、阿托品中毒、吗啡中毒、敌敌畏中毒、蛛网膜下隙出血、水合氯醛中毒时瞳孔有何变化？

答：发生脑疝时，双侧瞳孔大小不等或忽大忽小；阿托品中毒时，双侧瞳孔散大；吗啡、敌敌畏、水合氯醛中毒时，双侧瞳孔缩小；蛛网膜下隙出血时，一侧瞳孔散大，对光反射消失。

203. 热型分哪些种？特点是什么？常见于何种疾病？

答：

（1）稽留热　体温常在39℃以上，持续数日或数周，日差不超过1℃。常见于急性传染病，如伤寒、大叶性肺炎等。

（2）间歇热　体温骤然升高至39℃以上，持续数小时或更长时间，然后很快下降至正常，再经一间歇时间后，又突然升高，如此反复发作，如疟疾等。

（3）弛张热　体温高低不一，日差大于1℃，甚至可达2~3℃，但最低温度仍在正常水平以上。常见于急性血吸虫病和化脓性疾病（如败血症）等。

（4）不规则热　为常见的一种热型，体温在一日中变化不规则，持续时间不定。常见于风湿热、流行性感冒等。

204. 如何观察异常脉搏？

答：注意速率的改变、节律的改变、脉搏强弱的改变、动脉壁的弹性和动脉走行深浅的异常。

205. 什么是呼吸困难？其表现如何？

答：具有速率、深浅度和节律改变的呼吸障碍称为呼吸困难。常表现为发绀、鼻翼翕动、肋间隙凹陷、呼吸浅而急促，严重者可以出现意识障碍。

206. 什么是心肺复苏？

答：对发生急性循环、呼吸功能障碍的患者采取的急救措施，称为心肺复苏（CPR）。

207. 什么是血压、收缩压、舒张压？

答：血压：血液在血管里流动时对血管壁侧的压力为血压。一般是指动脉血压而言，如无特别注明，都是指肱动脉的血压。

收缩压：当心脏收缩时，血液流入大动脉，冲击血管壁所产生的压力。

舒张压：当心脏舒张时，动脉壁弹性回缩所产生的压力。

208. 为何低血容量性休克患者禁用呼吸器？

答：使用呼吸器后，胸腔成为正压，造成回心血量减少，使有效循环血量减少，血压下降。低血容量性休克患者有效循环血量不足、血压下降，若再应用呼吸器，使患者有效循环血量更少，休克更加严重。

209. 为何肺大疱患者禁用呼吸器？

答：慢性气管炎、肺气肿等疾病患者肺泡壁营养不良，肺泡壁破裂形成肺大疱。使用呼吸器肺内压力增高，有引起肺大疱破裂而形成气胸的危险。

210. 为何慢性肺心病患者要采用持续低流量给氧？

答：慢性肺心病患者因长期动脉二氧化碳分压增高，呼吸中枢对二氧化碳刺激的敏感性降低，主要依靠缺氧刺激主动脉体和颈动脉窦的化学感受器，通过反射维持呼吸，此时给患者大流量氧气，使血氧分压骤然增高，而缺氧解除，通过颈动脉体反射性刺激呼吸的作用减弱或消失，致使呼吸暂停或变浅，反而加重二氧化碳潴留和呼吸性酸中毒，所以要低流量持续给氧。

211. 为何要加强对高热患者体温骤降的观察？

答：高热患者体温骤降时，常伴有大量出汗，造成体液大量丢失，年老体弱及心血管病患者极易出现血压下降、脉搏细数、四肢冰冷等虚脱或休克表现，因此应注意观察。一旦出现上述情况，应立即配合医生及时处理，不恰当地使用解热剂可出现类似情况，故对高热患者应慎用解热剂。

212. 心肺复苏的有效指征是什么？

答：

（1）瞳孔缩小，表示大脑有足够氧和血液的供应。

（2）每次按压时有颈动脉搏动，上肢收缩压在 60mmHg 以上。

（3）刺激眼睑有反应。

（4）有自主呼吸出现。

（5）发绀减轻，颜面、口唇、甲床及皮肤色泽红润。

213. 心肺复苏抢救中需开放静脉，为何要选择上腔静脉？

答：上腔静脉系统的静脉瓣比较健全，在做胸外按压时，能有效促进上腔静脉血液的环流；而下腔静脉系统的静脉瓣不太完善，胸外按压时，对下腔静脉血液的驱流作用差，故在复苏抢救中一般都选择上腔静脉输液，效果比较好。

214. 心腔内注射未抽到回血的原因是什么？此时注入药物会引起什么后果？

答：心腔内注射抽不出回血的原因，一种可能是未刺到心腔，另一种可能是刺到心肌上。两者注药均无效，后者可因注入的某些药物对心肌的刺激，引起室颤及导致心肌坏死。

215. 心腔内注射的部位在哪里？

答：心腔内注射部位在胸骨左缘第四肋间旁开 1cm 处。

216. 心搏骤停的临床表现是什么？

答：

（1）心音消失。

（2）脉搏摸不到，血压测不到。

（3）意识突然丧失，或在一短阵的抽搐之后出现意识丧失，抽搐常为全身性，多发生在心脏停搏后10秒钟内。

（4）呼吸断续呈叹气样，以后呼吸停止。

（5）昏迷多发生于心脏停搏后30秒钟。

（6）瞳孔散大多在心脏停后30~60秒钟出现。

217. 胸外心脏按压的原理是什么？

答：胸外按压并不是按压心脏驱动血液循环，按压胸骨驱动血流的作用在于改变胸内压力。按压主要使胸腔内压力上升，包括心脏、胸腔内的动静脉内压力均同程度提高。动脉内压力上升，驱动血液流向全身，而静脉瓣则阻止胸腔内静脉的血液反流，因此在末梢动-静脉间形成压力差，使动脉血经毛细血管床流向静脉，故胸外按压不要求带冲击式，只要有节律、均匀进行即可。

218. 血管的外周阻力增加对血压有什么影响？

答：外周阻力增加可使血压升高，主要是影响舒张压。如果其他因素不变，而小动脉中阻力增加，使动脉血流速度减慢，心舒张末期存留在动脉中的血流量增多，致使舒张压升高，脉压减小。

219. 氧气吸入的适应证是什么？

答：

（1）因呼吸系统疾病而影响肺活量者。

（2）心脏功能不全，使肺部充血而致呼吸困难者。

（3）各种中毒引起的呼吸困难。

（4）昏迷、脑血管意外、大出血休克、产程过长等。

220. 氧气装置上的流量表有何作用？读数怎么表示？

答：流量表用以测量每分钟氧气的流出量。流量表内装有一浮标，当氧气通过流量表时，将浮标吹起，从浮标上方平面所指的刻度表示每分钟氧气的流出量，其读数以 L/min（升/分）表示。

221. 使用氧气应注意哪些事项？

答：

（1）注意用氧安全，做好防震、防火、防热、防油等工作。氧能助燃，应放在阴凉处，严禁接近烟火和易燃物；不可在氧气表螺旋口上抹油，氧气筒内压力很高，搬运时避免倾倒、撞击，防爆炸。

（2）使用氧气时，不要在患者插管的情况下调节流量表，避免氧气冲入呼吸道损伤肺部组织。

（3）用氧过程中，应经常观察缺氧情况有无改善，氧装置是否通畅，有无漏气，以保证有效吸氧。持续用氧者，每天更换鼻管或每班更换鼻管，双侧鼻孔交替插管，以防止鼻管堵塞，减少对鼻黏膜的刺激。

（4）使用筒装氧气，不要等筒内氧气用尽，应在压力降至 $5kg/cm^2$ 时及时换筒。

222. 氧气筒上的压力表读数是什么？

答：压力表上指针所示读数，指示筒内氧气的压力。以 kg/cm^2（千克/平方厘米）表示。筒内压力越大，说明氧气贮存的量越多。

223. 氧吸入插管时，应在什么时候调节流量？为何？

答：使用氧气时，应先调节流量而后插管；停用时，应先拔管，再关闭氧气开关，以免一旦拧错开关，大量氧气突然冲入呼吸道而损伤肺部组织。

224. 近年来为何主张一位患者用一套氧气装置？

答：细菌菌种不断发生突变、菌种耐药性能增强等因素，给医院内感染控制带来十分严重的问题。

以往教科书上规定，患者吸氧后应及时更换鼻导管，但目前发现在吸氧过程中，患者之间的交叉感染严重随着患者呼吸道的带菌，不仅污染鼻导管，同时上行性地污染鼻导管以上的部分，包括玻璃接头、橡皮连接管及湿化瓶，污染程度相当严重，造成医院内获得性感染率上升。为了保障住院患者的安全，在吸氧疗法时必须每人用一套系列氧装置，以控制感染的扩散。

225. 用同一血压计分别测胭动脉及肱动脉的血压，所测得数值有什么不同？

答：胭动脉测得的血压比肱动脉高 20~30mmHg。

226. 张力性气胸患者做闭式引流前为何不能使用呼吸器？

答：自发性气胸是肺泡及脏层胸膜破裂，空气经过破口进入胸腔造成的。张力性气胸时，破口呈活瓣状，空气只能随吸气进入胸腔，不能自胸腔排出而压迫肺脏，此时若使用呼吸器，会将更多的气体吹入胸腔，使气胸加剧，闭式引流术可将胸腔内的气体不断排出，保持胸腔内负压，故此时再使用呼吸器则可避免上述弊病。

227. 正常成人 24 小时最少应排出多少尿才能将体内代谢产物排出？

答：正常成人 24 小时内至少排出 500ml 尿才能将体内代谢产物排出。

七、护理医学基础知识

228. 乙酰水杨酸（阿司匹林）的不良反应有哪些？

答：（1）胃肠道反应：主要表现为上腹部不适，恶心呕吐，诱发或加重胃溃疡，有时可引起溃疡出血。

（2）凝血障碍：一般治疗量即可抑制血小板聚集而延长出血时间。

（3）过敏反应：少数患者可出现皮疹、血管神经性水肿、阿司匹林哮喘，甚至过敏性休克。所以一般哮喘、鼻息肉及慢性荨麻疹患者禁用乙酰水杨酸。

（4）水杨酸反应：长期应用或大量误服可引起头痛、眩晕、恶心、呕吐、耳鸣、视力减退等中毒症状。

（5）瑞夷综合征（Reye's syndrom）：极少数病毒感染伴发热的儿童或青年应用乙酰水杨酸后出现严重肝功能损害合并脑病，严重者可致死。

229. 何谓半衰期？

答：半衰期指血浆药物浓度下降一半所需的时间。

230. 何谓亚健康状态？

答：是指介于健康与疾病之间的生理功能低下的状态，此时机体处于非病、非健康并有可能趋向疾病的状态。

231. 糖皮质激素有哪些主要的不良反应？

答：医源性肾上腺皮质功能亢进、消化系统并发症、诱发或加重感染、心血管系统并发症、骨质疏松、肌肉萎缩、伤口愈合延迟、糖尿病。

232. 什么是男性尿道的三个狭窄、三个膨大和两个弯曲？

答：男性尿道的三个狭窄分别是尿道内口、尿道膜部和尿道外口。三个膨大分别是尿道前列腺部、尿道球部和舟状窝。两个弯曲分别是耻骨下弯和耻骨前弯。

233. 食管的三个生理性狭窄在什么位置？

答：第一个狭窄为食管的起始处，相当于第六颈椎体下缘水平，距中切牙约 15cm；第二个狭窄为食管在左主支气管的后方与其交叉处，相当于第 4、第 5 胸椎体之间水平，距中切牙约 25cm；第三狭窄为食道通过膈肌的食管裂孔处，相当于第 10 胸椎水平，距中切牙约 40cm。

234. 何谓等渗溶液、低渗溶液、高渗溶液？

答：两种相同浓度的溶液，渗透压相同，称两者为等渗溶液，如常用的 0.9% 氯化钠注射液或 5% 葡萄糖注射液，与血浆之间渗透压相等，将红细胞放入其中不会发生因渗透压不同所致的溶血，故医学上称它们为等渗溶液（即等张溶液）。

比血浆渗透液压低的叫低渗溶液，如蒸馏水等。

比血浆渗透液压高的叫高渗溶液，如浓度 0.9% 以上的氯化钠注射液。

235. 11.2% 乳酸钠溶液为几张液？怎样配成等张液？

答：11.2% 乳酸钠溶液的渗透压为 2000mmol/L，为 6 张液。在临床上往往要稀释成等张液方可使用，即 1 份 11.2%乳酸钠注射液加 5 份 5%葡萄糖注射液，稀释为 1/6mol/L 的乳酸钠溶液，此为等张液。可用于纠正代谢性酸中毒。

236. 5%葡萄糖氯化钠注射液为几张溶液?

答：将 0.9%氯化钠注射液作为溶媒，内加葡萄糖，使葡萄糖浓度达 5%，这个溶液的张力是 586mmol/L（278＋308），看起来是双张液，但经静脉注入体内后，只有氯化钠维持其张力，葡萄糖在体内不久即被氧化成二氧化碳和水，同时供给热能或以糖原的形式贮存于肝细胞内，失掉它原来的张力，所以这一溶液实际上仍然是等张液。

237. 5%碳酸氢钠溶液为几张溶液?

答：5%碳酸氢钠溶液的渗透压为 1190mmol/L，在临床上可用于纠正代谢性酸中毒，为 4 张液。

238. 正常心电图包括哪些波形? 各波的意义是什么?

答：正常心电图是由 P、Q、R、S、T 等波组成，此外尚有 U 波与 P-R 段、S-T 段等。

P 波：是反映左、右两心房除极过程中电位变化的波形。

P-R 段：由 P 波终了至 Q 波起始的一段平线。这段时间反映激动由心房传至心室的过程。

QRS 波群：是反映左、右心室除极过程中电位变化的综合波形。典型的 QRS 波群包括三个紧密相连的波：第一个向下的波叫 Q 波，第二个向上的波叫 R 波，多与 R 波相衔接的又一个向下的波叫 S 波。因这三个波紧密相连，总时间不超过 0.1 秒，故总称为 QRS 波群。

S-T 段：由 S 波终了至 T 波起始的一段平线。S-T 段代表左、右心室除极完毕之后到复极，再度在体表产生电位差之前的一段时间。

T波：是反映心室肌复极过程中电位变化的波形。T波在S-T段之后发生，波形较低而占时较长。

U波：T波之后有时可看到一个很小的与T波方向一致的波形，它可能代表心肌激动的"激后电位"。

239. 20%甘露醇静脉滴注时为何要快速滴入？

答：甘露醇作为小的晶体，只有快速进入血液循环才能在血液内造成一个高张环境，提高血浆的晶体渗透压，增加血脑之间的渗透压差，使脑组织水分移向血液循环内，从而降低颅内压，减轻脑水肿。如慢速进入血液循环则不能明显提高血液渗透压，因而无明显组织脱水作用。

240. 间羟胺有何药理作用？

答：间羟胺为拟肾上腺素药物，升压效果较去甲肾上腺素稍弱，但作用持久，有中度加强心肌收缩的作用，使休克患者的心排出量增加，但不致引起心律不齐，对肾动脉的收缩作用弱于去甲肾上腺素。由于升压作用可靠，维持时间较长，临床常用于周围循环衰竭的患者。

241. 阿托品有何药理作用？

答：抑制腺体分泌；缓解平滑肌痉挛（解痉、止疼）；扩张血管；解除迷走神经对心脏的抑制，使心率加快；散瞳；兴奋中枢神经系统。

242. 搬运内脏出血患者时的注意事项是什么？

答：内脏出血最常见的有：肺结核大出血，上消化道大出血、肝脾破裂出血等，内出血的发生多为急性，患者常处于严重休克状态，因此必须分秒必争进行就地抢救，休克好转后再行搬运。

（1）若为肺结核大出血，已知咯血病灶位于哪一侧，则应在患侧放置冰袋或沙袋压迫止血，搬运前可给少量输血或静脉注射垂体后叶素止血，采取平卧位，头偏向一侧，以防突然咯血发生吸引性窒息。

（2）若为消化道出血，应采取头高脚低位，使血液流向腹腔，稳托腰背部，避免抱胸腹部，以免加重出血。

（3）若为肝脾破裂出血，因出血量大，休克发生快，应先输血补液，休克好转后搬运。肝破裂时取左侧卧位，以减少出血。若为开放性肝脾破裂，应迅速用无菌温水棉垫或止血海绵填塞止血后再搬运。

（4）注意输液管勿折，保持输液畅通。

243. 病理情况下浆膜腔内渗出液与漏出液形成的机制有什么不同？各举一种临床常见的疾病。

答：人体的体腔（胸腔、腹腔和心包腔等）在生理状态时含有少量液体，借以润滑浆膜，减少摩擦。在病理情况下，可产生大量液体，按其性质不同，可分为渗出液和漏出液两种。

（1）渗出液　主要是由于感染或理化刺激造成浆膜组织的血管通透性增高，使血管内的液体和细胞成分等外渗而形成。例如化脓性胸膜炎的胸腔积液。

（2）漏出液　是由于浆膜组织的血管内外压力平衡失调，造成血液中水分、电解质及少量蛋白质漏入浆膜腔而形成的。例如肝硬化时门静脉压增高，腹腔脏器血液回流受阻，加之淋巴回流受阻，使水分、电解质等向腹腔内漏出，形成腹水。

244. 成人全身血液大约占体重的多少？

答：男性血液约占体重的 8%，女性血液约占体重的 7.5%。

245. 抽血查 e 抗原-抗体有何临床意义？

答：e 抗原是在表面抗原阳性者血清中发现的一种抗原。它是乙肝病毒的核心成分之一，在乙肝病毒繁殖时大量产生，是乙肝病毒感染所特有的物质，同时还有表面抗原，它们一起和核内的核心抗原装配成完整的乙肝病毒。因此 e 抗原是乙肝病毒传染性的指标。E 抗原阳性者血清中丹氏颗粒较多，感染性较大。

246. 抽血查表面抗原-抗体有何临床意义？

答：表面抗原具有抗原性，它能刺激机体产生抗乙肝表面抗原的抗体，即表面抗体。其本身不具有传染性，因此不能作为传染性的标志，可作为乙肝病毒感染的标志。

表面抗原检测，可作为对乙肝病毒感染是否有免疫力的一种标志，表面抗体主要为 IgM 和 IgG，它是中和抗体，可以在一定程度上保护机体免受乙肝病毒的感染，多数病例随表面抗体的出现，表面抗原可消失。

247. 抽血查核心抗原-抗体有何临床意义？

答：核心抗原是丹氏颗粒的核心部分，只存在于受感染的肝细胞核中，血液中无游离的核心抗原存在，故一般不能在血中析出。它具有抗原性，也有感染性，并刺激人体产生核心抗体。

核心抗体是非保护性抗体，其存在是乙肝病毒复制的标志。它多与其他乙肝病毒其他标志物同时存在，部分患者血清中也可仅有核心抗体。根据核心抗体 IgG 与 IgM 之区分，两者存在有不同的意义。IgG 单独存在，常说明为既往的感染，而核心抗体滴度高或 IgM 阳性，常说明乙肝病毒复制活跃。

248. 低钾血症有何临床表现？

答：血钾低于 3.5mmol/L 为低血钾。临床表现如下。

(1) 中枢神经系统表现　倦怠、反应迟钝、嗜睡、烦躁不安，严重者神志不清。

(2) 神经-肌肉表现　全身乏力、头抬不起、眼睑下垂、卧床不能翻身、周身肌肉酸痛、麻木感，尤以四肢肌肉最突出，若呼吸肌受累，可引起呼吸缓而浅，甚至呼吸困难或呼吸骤停。

(3) 消化道表现　食欲不振、恶心、呕吐，严重者有肠麻痹、腹胀或肠梗阻现象。

(4) 循环系统表现　心率缓慢、心音减低、心律失常，最后出现阿-斯综合征。

249. 复方氯化钠注射液包括哪些成分？为何不能用在输血前后冲洗输液器？

答：每 100ml 复方氯化钠注射液中，含氯化钠 0.85g、氯化钙 0.03g、氯化钾 0.03g。

复方氯化钠注射液内含钙剂，可致血液凝固，故输血前后不能用其冲洗输液器。

250. 腹腔穿刺的注意点是什么？

答：

(1) 穿刺中应注意患者脉搏、呼吸，如有异常情况应报告医生，必要时停止操作。如为血性腹水，应终止放液，仅够检送标本即可。

（2）放液速度不宜过快，控制放液量，肝硬化患者每次一般不超过 3000ml。

（3）如腹水流得不畅，可协助患者转换体位。

（4）腹带不宜包裹太紧，以免影响患者呼吸。

（5）注意针孔有无渗液现象，如发现渗液，应及时按无菌操作更换敷料，防止感染。

251. 腰椎穿刺时应注意什么？

答：

（1）严格无菌操作，避免感染。

（2）穿刺时要缓慢进针，不可用力过猛，以免断针及损伤马尾神经。

（3）疑有颅内压增高的患者，暂不宜腰穿。如果必须做时，在放液时不宜过快，以免形成脑疝。

（4）在穿刺过程中要注意观察呼吸、脉搏、瞳孔及神志情况，发生异常应立即停止操作，进行抢救。

（5）脑脊液标本应及时送检，以免影响结果。

（6）患者头痛时可给镇静剂、止痛药或脱水药。

252. 肝素为何有抗凝作用？

答：肝素是通过干扰凝血过程的以下几个环节发挥抗凝作用的。

（1）妨碍凝血酶原变成凝血酶。

（2）妨碍纤维蛋白原变成纤维蛋白。

（3）阻止血小板的聚集和裂解。

肝素的抗凝作用是复杂的，几乎影响了凝血过程的全部，这可能与肝素的理化性质有关，肝素分子中含有许多硫酸根，是一个高度带有负电荷的化合物，这种带电性是其抗凝作用的基础。

253. 高钾血症有何临床表现？

答：血钾超过6mmol/L为高血钾。临床表现如下。

(1) 神经-肌肉表现　早期患者手足感觉异常，四肢苍白，肢体寒冷、疼痛，有时动作迟缓，嗜睡，极度疲乏，亦可因呼吸肌麻痹而造成呼吸困难。

(2) 循环系统表现　患者心率缓慢、心音减低、心律失常，最后出现阿-斯综合征。

254. 何谓"三阳"，它说明什么？

答："三阳"即表面抗原阳性、e抗原阳性、核心抗原阳性。说明该患者被乙肝病毒感染，具有传染性且有乙肝病毒复制。

255. 何谓CT？CT与X线摄影有何不同？

答：电子计算机体层扫描简称CT。CT机主要包括扫描、信号转换与贮存、电子计算、记录与显示、控制等部分。

CT与X线摄影不同，它不是将立体器官的影像投照在一平面上，而是利用X线对检查部位进行扫描，透过人体的X线强度由检测器测量，经信号转换装置和电子计算机处理，构成被检查部位的横断面图像，可供直接阅读，也可加用照相机拍摄保留、避免了在X线摄影中影像互相重叠的缺陷。

256. 何谓pH？

答：pH是用来表示溶液酸碱度的一种指标或是指溶液氢

离子浓度的负对数。

257. 何谓阿–斯综合征？常见于哪些心脏病？

答：阿–斯综合征是严重的临床表现，发作时呈现心脏停搏、心室颤动、心室律过缓及室性阵发性心动过速四种形式。使心脏排血暂时停止或显著降低，致使脑部血运中断，脑组织极度缺氧，以致患者表现有严重发绀、短暂意识丧失、四肢抽搐等。此病又称急性心源性脑缺氧综合征。

阿–斯综合征可由许多病因引起，常见的有急性心肌梗死、心肌炎、心肌病、风湿性心脏病、先天性心脏病及洋地黄中毒等，造成严重房室传导阻滞，使心室率甚慢或因严重心律失常诱发室速、室颤、心脏停搏，左房巨大、黏液瘤、左房内球形血栓，因体位改变可突然堵塞二尖瓣口，也可发生阿–斯综合征。

258. 何谓保养液？其成分是什么？

答：保养液为抗凝剂，英文缩写 ACD，其成分为每 100ml 中含枸橼酸钠 2.2g、枸橼酸 0.8g，无水葡萄糖 2.45g。

259. 何谓变态反应？

答：变态反应就是人体受某些抗原物质刺激后引起的一种过强的免疫反应。此种反应造成组织损伤、生理功能紊乱等一系列病理生理过程。例如：注射青霉素发生哮喘反应或过敏性休克，服用某些药物后引起血细胞减少，都属变态反应。

260. 什么是刺激？什么是兴奋？

答：

（1）刺激　人体在高温环境中会出汗，组织发炎时血管扩张，出汗和血管扩张是人体组织受到环境条件的变化而发生的反应。在生理上把能使组织发生反应的环境变化叫刺激。

（2）兴奋　是组织接受刺激后，由原来的相对静止状态变为显著的活动状态，或由较弱的活动变为较强的活动。

261. 何谓氮质血症？什么叫肾性氮质血症？

答：血液中非蛋白氮含量高于正常称为氮质血症。血浆中的含氮物质大部分是蛋白质代谢的中间产物和终末期产物，这些物质中所含的氮即为非蛋白氮，其主要组成包括尿素、肌酸、肌酐、氨基酸、多肽、氨和胆红素等。在肾功能不全时，含氮的代谢产物排出障碍，在体内蓄积，血中非蛋白氮含量增高，称为肾性氮质血症。

262. 何谓二氧化碳结合力？正常值是多少？

答：在体内代谢过程中，产生的酸多于产生的碱，因此，缓冲酸的作用经常成为主要矛盾，而缓冲酸的主要物质又是碳酸氢钠。如果体内产酸过多，则碳酸氢钠的含量就会减少。所以了解血浆中碳酸氢钠的含量，便可间接知道体内酸碱的情况。而碳酸氢钠不易直接测定，在临床上通常利用二氧化碳测定仪。放进定量的血浆，并加入酸（如乳酸），使酸与血浆中的碳酸氢钠起反应，释放出二氧化碳，测定释放出的二氧化碳的量，并将其折算成 100ml 血浆中释放出的二氧化碳的数值，称此为血浆二氧化碳结合力或二氧化碳结合量。

二氧化碳结合力的正常值为成人 22～29mmol/L，儿童 18～27mmol/L。

263. 何谓反射？

答：反射是指人体内部或外部的各种感受器受到不同的内外环境变化的刺激，通过神经系统（特别是中枢神经系统）

的功能而发生的反应。反射的进行必须有五部分结构为基础，感受器、传入神经、神经中枢、传出神经和效应器，这五个部位连在一起叫反射弧。

264. 什么是感受器、效应器？

答：感受器是感觉神经元周围突起的末梢，它能接受刺激并把刺激转化为神经冲动，由感觉神经纤维传入中枢引起感觉，并进一步出现随意的或不随意的运动。

效应器是机体接受某种刺激后，能发出相应的动作或效应，动作或效应的产生要依靠另一种结构和效应器，又叫运动神经末梢。它是运动神经元轴突的末梢所形成的一种特殊结构，分布于各种肌纤维和腺体内。

265. 何谓昏迷？

答：患者意识完全丧失，运动、感觉和反射等发生功能障碍，不能被任何刺激唤醒。昏迷可分为深度、中度及轻度。深度昏迷时，许多反射活动消失，如角膜反射、瞳孔对光反射消失。中度昏迷时对各种刺激均无反应，对剧烈刺激可出现防御反射，角膜反射减弱，瞳孔对光反射迟钝。轻度昏迷时，呼唤不应，对强烈疼痛刺激可有痛觉表情，上述反射均存在。

266. 何谓血型？ABO 血型的分型依据是什么？Rh 血型的含义是什么？

答：血型就是血细胞表面特异抗原的类型。

ABO 血型系统是根据红细胞膜上抗原的种类而分型。红细胞膜上只有 A 抗原者为 A 型；只有 B 抗原者为 B 型；有 A、B 两种抗原者为 AB 型；既没有 A 抗原也没有 B 抗原者为

O 型。

Rh 血型的抗原物质最初发现于恒河猴红细胞上，并由此而得名。后发现大多数人的红细胞上亦存在此类抗原物质，并将此种血型命名为 Rh 血型。在我国各族人民中，汉族和其他大部分民族的人，属 Rh 阳性的约占 99%，Rh 阴性的占 1% 左右。但是在某些少数民族中，Rh 阴性的人较多，可达 5% 左右。

267. 何谓惊厥？

答：俗称"惊风"或"抽风"，它是由中枢神经系统运动功能紊乱而引起的全身或部分躯体的强直性和阵挛性抽搐。

惊厥的表现有两种：一种是强直性惊厥，即伸肌和屈肌都处于高度紧张的状态，但以伸肌占优势，因而出现角弓反张，它的发生主要与皮质下中枢的过度兴奋有关；另一种是阵挛性惊厥，为各肌群同时有节奏地收缩和迟缓，其发生可能与大脑皮质运动代表区的兴奋有关。

268. 何谓渗透压？

答：当两种不同浓度的液体，置于一容器内并用一个半透膜隔开时（半透膜只允许水分子通过，溶质不能通过），由于溶质微粒对水有一定的吸引力，高浓度溶液中的溶质把水分从低浓度溶液中吸过来，即水自低浓度溶液流向高浓度溶液。通常把这种促使水流动的吸引力称为渗透压。

269. 何谓晶体渗透压、胶体渗透压？

答：血浆总的渗透压由两部分组成，一部分是由低分子化合物，主要是无机盐等（如钾、钠）引起的，叫晶体渗透压，另一部分是由高分子化合物（如血浆蛋白）引起的，叫胶体渗透压。

270. 何谓抗原、抗体？

答：能够刺激机体产生免疫反应、并能受免疫反应排斥的物质叫抗原。抗原具有两种性能：一种是免疫原性，即能刺激机体产生免疫物质——特异性抗体和致敏淋巴细胞，另一种是反应原性，即能与机体内相应的抗体和致敏淋巴细胞发生反应。

机体接受抗原刺激后，在体液中出现的特异性免疫球蛋白叫抗体。抗体同样具有特异性，只能和相应的抗原发生反应。

抗原和抗体是一对矛盾，矛盾的双方是相互依存的，没有抗原的刺激，抗体就不会产生，有了抗体而没有抗原，抗体就起不了作用了。

271. 下列制剂中哪些是抗原？哪些是抗体？

答：类毒素是抗原，卡介苗是抗原，破伤风抗毒素是抗体，免疫球蛋白是抗体，胎盘球蛋白是抗体，青霉素是半抗原，免疫球蛋白（IgE）是抗体，麻疹疫苗是抗原，白喉抗毒素是抗体。

272. 何谓酶、辅酶？两者有何关系？

答：酶是一种蛋白质，是人体组织细胞制造的一种生物催化剂。有的酶除有蛋白质部分外，还有非蛋白部分，前者称为酶蛋白，后者称为辅酶。酶蛋白与辅酶单独存在时均无活性，只有当两者结合在一起构成全酶后才有催化活性。

273. 何谓酶原？

答：有些酶刚产生出来时没有活性（没有催化能力），此时称为酶原，它需要被其他物质激活，才能成为有活性的酶。如胃液中的胃蛋白酶原，没有酶的活性，当被胃酸（盐酸）激活后，则变成有活性的胃蛋白酶。

274. 何谓免疫抑制剂？

答：人的免疫反应具有两重性，免疫反应能够抵抗感染，保护人体，这是对人体有利的一面，而免疫反应能够损伤组织，引起疾病，又是对人体不利的一面。在临床上遇到对人体不利的免疫反应时，阻止和抑制免疫反应，起治疗作用的制剂称为免疫抑制剂。

275. 何谓缺氧？

答：机体组织、器官的正常生理活动，必须由氧化过程供给能力。当组织得不到充分的氧气或不能充分利用氧，以进行正常的代谢活动，称为缺氧。

276. 何谓酸中毒、碱中毒？

答：酸中毒或碱中毒是指由于某些致病因素引起体内酸碱平衡失调，此时血浆内主要缓冲剂 $NaHCO_3 : H_2CO_3 = 20 : 1$ 的比值发生变化，造成体液酸碱度（pH）的变化。体液的 pH 小于 7.35 时为酸中毒，大于 7.45 时则为碱中毒。

277. 何谓脱水？引起脱水的主要原因是什么？

答：临床上泛指失水、失盐为脱水，但严格讲，脱水应指机体水分的丢失和溶质浓度上升。

引起脱水的原因主要是体液丢失过多（由于呕吐、腹泻、大汗、利尿、胃肠减压、肠瘘、灼伤后创面渗液、腹腔漏出、腹腔渗出和肠梗阻）或摄入液体量不足。

278. 什么是高渗性脱水、等渗性脱水、低渗性脱水？

答：

（1）高渗性脱水　丢失的水多于盐，细胞外液渗透压高于细胞内液，因此细胞内液进入细胞外液而致细胞内脱水。常见于急性腹泻伴高热、多汗而饮水不足者。

（2）等渗性脱水　体液中水和电解质丢失基本平衡，细胞内、外液的渗透压无多大差异。常见于急性胃肠炎、婴幼儿腹泻、胃肠减压等大量丢失消化液的患者。

（3）低渗性脱水　丢失的盐多于水，细胞外液不仅容量减少而且渗透压也低于细胞内液，因此细胞外液的水分进入细胞内。常见于长期禁盐而又反复利尿的患者，如慢性肾炎、慢性充血性心力衰竭患者。

279. 何谓微循环？它的基本功能是什么？

答：小动脉和小静脉之间的微细血管中的血液循环称为微循环。

它的基本功能是实现物质交换，即向各组织细胞运送氧气和养料，带走组织细胞代谢所产的废物。

280. 何谓胸腔内负压？

答：胸膜腔内的压力在整个呼吸过程中都低于大气压，为负压，故称为胸腔内负压。

281. 何谓乙肝的三大抗原-抗体系统？

答：在乙肝病毒感染过程中，至少出现三种不同的抗原，而机体感染病毒后能产生相应的三种抗体，从而形成乙肝的三大抗原-抗体系统。

（1）表面抗原-抗体系统　表面抗原（HBAsg），表面抗体（抗-HBs）。

（2）核心抗原-抗体系统　核心抗原（HBcAg），核心抗体（抗-HBc）。

（3）e抗原-e抗体系统　e抗原（HBeAg），e抗体（抗-HBe）。

282. 胆汁中的主要成分有哪些？胆汁的主要作用是什么？

答：胆汁的主要成分有胆盐、胆固醇、胆色素及其他无机物等。

胆汁的作用主要是胆盐的作用：①促进脂肪的消化和脂肪酸的吸收；②促进脂溶性维生素的吸收；③在十二指肠内可中和胃酸，通过胆盐的肠-肝循环，可促进胆汁的合成和分泌。

283. 影响血-脑屏障功能的因素有哪些？

答：影响血-脑屏障功能的因素有高温、冷冻、肿瘤、年龄和高渗溶液等。

284. 人体红细胞与血清中分别含有哪些凝集原和凝集素？

答：

血型	红细胞	血清
A	A 凝集原	抗 B 凝集素
B	B 凝集原	抗 A 凝集素
AB	AB 凝集原	无凝集素
O	无凝集原	抗 A 抗 B 凝集素

285. 常用的心电图导联有哪些？

答：常用的心电图导联有三种。

（1）标准导联　Ⅰ、Ⅱ、Ⅲ导联。

（2）加压单极肢体导联　aVR、aVL、aVF。

（3）单极胸导联　$V_1 \sim V_6$导联。

286. 代谢性酸中毒的临床表现有哪些？

答：患者精神萎靡、呼吸深长而快，严重者可出现精神恍惚、烦躁，甚至昏迷。

287. 低分子右旋糖酐的药理作用是什么？分子量是多少？临床用于治疗什么疾病？

答：

（1）药理作用　在体内停留时间较短，易从尿中排出，故扩充血容量的作用较短暂。因易由肾脏排泄，有发挥渗透性利尿的作用，并有改善微循环的作用，防止弥散性血管内凝血。

（2）分子量　平均分子量40 000左右。

（3）临床应用　用于休克、脑栓塞、心肌梗死等。

288. 服用洋地黄类药物时在消化系统和神经系统可出现哪些不良反应？

答：消化系统不良反应有恶心、呕吐、腹泻和腹痛等。神经系统不良反应有头痛、头晕、色视（黄视症或绿视症）、复视、失眠等。

289. 临床上常用的成分输血包括哪些项目？

答：常用的成分输血：白蛋白、冰冻血浆、新鲜血浆、干血浆、血小板、白细胞悬液、凝血酶原复合物，浓缩血小板、压积红细胞、洗涤红细胞、少白细胞红细胞，冰冻红细胞等。

290. 去甲肾上腺素的药理作用是什么？

答：去甲肾上腺素为肾上腺素能神经末梢释放的主要介质，具有很强的血管收缩作用，使全身小动脉与小静脉收缩（冠状血管扩张）、外周阻力增高、血压上升。兴奋心脏及抑制平滑肌的作用比肾上腺素弱。临床上主要利用其升压作用，应用于各类休克，以升高血压，保证重要器官的血液供应。

291. 人体内的电解质有哪些？

答：在人体的体液中含有无机盐和一些有机物（如蛋白质），它们多以离子状态存在，带有正电荷（阳离子）或负电荷（阴离子），称这些物质为电解质。体液中的主要电解质有 Ca^{2+}、Na^+、K^+、Mg^{2+}、HCO_3^-、Cl^-、HPO_4^{2-}、SO_4^{2-}、蛋白质阴离子等。

292. 少尿常见于哪些疾病？发生的原因是什么？

答：

（1）心脏病患者少尿，因心衰引起心排血量减少。

（2）休克患者少尿，因循环障碍，肾灌注不良，滤过减少。

（3）肾病综合征患者常少尿，因肾脏本身病变造成肾脏功能障碍

（4）肝硬化腹水患者少尿，因血浆蛋白降低，血液胶体渗透压下降，水分渗入组织或体腔中使血容量减少，肾血流量亦减少。

293. 肾上腺皮质激素的药理作用是什么？

答：肾上腺皮质激素分为两类：一类称为盐皮质激素，另一类称为糖皮质激素。临床上常用的是糖皮质激素（如可的松、氢

化可的松、地塞米松），它主要影响糖和蛋白质的代谢，而对水、盐代谢影响小，有抗炎、抗休克作用与免疫抑制作用等。盐皮质激素对水盐潴留的作用明显，对糖和蛋白质代谢影响较小，制剂有去氧皮质酮（DOCA），用以治疗慢性肾上腺皮质功能不全。

294. 肾上腺皮质激素有哪些不良反应？

答：

（1）类肾上腺皮质功能亢进症，出现向心性肥胖、满月脸、痤疮、多毛、低血钾、水肿、高血压、糖尿等症状。

（2）诱发或加重感染。

（3）消化道并发症　皮质激素可使胃酸分泌增加，可导致胃、十二指肠溃疡患者病情加重，甚至出血和穿孔多。

（4）肾上腺皮质功能不全者因长期应用皮质激素，造成自身肾上腺皮质萎缩，功能减退。长期服用者突然停药时可出现全身不适，肌无力，低血糖等皮质功能不足的症状。

（5）长期用药因中枢兴奋作用而失眠、易激动。

295. 输血时发生溶血反应的原因有哪些？

答：输血前红细胞已变质溶解、输入异型血、Rh 血型不含致溶血。

296. 输血时发生溶血反应的主要症状有哪些？

答：第一阶段：由于红细胞凝集成团，阻塞部分小血管，引起四肢麻木、腰背剧痛、胸闷、发抖、发绀、心悸、血压下降。

第二阶段：由于凝集的红细胞发生溶解，大量血红蛋白散布到血浆中，出现黄疸和血红蛋白尿。

第三阶段：由于大量的血红蛋白从血浆进入肾小管，遇酸性物质而变成结晶体，临床出现急性肾功能衰竭，导致少尿甚至无尿，严重者死亡。

297. 输血中发生溶血反应时，为何出现黄疸和血红蛋白尿？

答：输血过程中出现黄疸和血红蛋白尿，是由于凝集的红细胞发生溶解，大量血红蛋白散布到血浆中，肝脏不能将大量的间接胆红素代谢掉，因而血液中间接胆红素潴留出现黄疸，同时大量血红蛋白自肾脏排出形成血红蛋白尿（尿呈酱油色）。

298. 体液包括哪些成分？

答：体液包括细胞内液、细胞间液和血浆。

299. 正常人体液总量占体重的多少？

答：正常人体液总量占体重的60%。细胞内液占体重的40%，细胞外液（包括血浆和细胞间液）占体重的20%。

300. 血钠正常值是多少？血钠小于130mmol/L、血钠大于150mmol/L、血钠为130~150mmol/L表示属于哪种脱水？

答：血钠正常值是135~145mmol/L。血钠小于135mmol/L为低钠血症，血钠大于150mmol/L为高渗性脱水，血钠为130~150mmol/L为等渗性脱水。

301. 血清与血浆的主要不同点是什么？

答：血清是血液凝固后所分离出的淡黄色透明液体，其化学成分与血浆并不完全相同，其中一个主要的差别是血清中不含有纤维蛋白原。

302. 重酒石酸间羟胺与间羟胺两者之间的剂量关系是什么？

答：重酒石酸间羟胺18.9mg，其中含重酒石酸8.9mg，间羟胺10mg，即总重量为18.9mg，故重酒石酸间羟胺18.9mg

实际上含间羟胺 10mg。

303. 重酒石酸去甲肾上腺素与去甲肾上腺素两者之间的剂量关系是什么？

答：重酒石酸去甲肾上腺素 2mg，其中含重酒石酸 1mg，去甲肾上腺素 1mg，即总重量为 2mg，故重酒石酸去甲肾上腺素 2mg 实际含去甲肾上腺素为 1mg。

304. 静脉补钾的原则有哪些？

答：静脉补钾的原则是"四不宜"。

（1）不宜过浓　一般用 0.15% ~ 0.3% 氯化钾注射液静脉输入较为适宜。

（2）不宜过快　通常以每小时不超过 1g 的速度滴入。

（3）不宜过多　一般以每日不超过 6g 为宜。

（4）不宜过早　肾功能不全未纠正时，不要过早补钾，通常原则是见尿补钾。

"四不宜"的原则是防止在纠正低血钾时引起高血钾。

305. 留取 12 ~ 24 小时尿标本时，为了避免尿标本变质，需加何种防腐剂？它们的性能和用法怎样？

答：

（1）甲醛　每 30ml 尿液中加 40% 甲醛液 1 滴，能固定尿中有机成分。

（2）浓盐酸　24 小时尿中共加 5 ~ 10ml，使尿液在酸性环境中，防止尿中激素被氧化。

（3）甲苯　可保持尿液的化学成分不变。尿液中加入数滴，使形成薄膜，覆盖于尿液表面，如测定尿蛋白定量、尿糖定量等。如测定尿中钠、钾、氯、肌酐、肌酸等，需加

10ml 防腐剂。

306. 硫酸镁不同的给药途径所致的药理作用有什么不同？

答：

（1）口服给药　有导泻、利胆作用。

（2）肌内或静脉注射　能解痉挛、抗惊厥、降血压。

（3）局部湿敷　可消肿止痛。

307. 硫酸镁快速静脉注射会产生什么后果？怎样急救？

答：硫酸镁快速静脉注射，可使血液中的镁离子浓度过高，抑制中枢神经系统和心脏，并使运动神经-肌肉接头阻断，引起血压下降、肢体瘫痪及呼吸麻痹。

发生以上情况，应立即停药，静脉注射 10% 葡萄糖酸钙或 5% 氯化钙注射液解救。

308. 吗啡有何药理作用？常用剂量为多少？

答：吗啡的药理作用基本上与哌替啶相同，但在镇痛效力、对平滑肌的兴奋作用和成瘾性等方面较哌替啶强。

吗啡中毒时，瞳孔极度缩小的体征具有重要的诊断意义。吗啡皮下注射常用量为 10mg/次，极量为 60mg/日。

309. 泌尿系统由哪几部分组成？上下泌尿道怎样划分？

答：泌尿系统是由左右两侧肾脏、输尿管、膀胱和尿道组成的。

肾脏和输尿管为上泌尿道，膀胱和尿道为下泌尿道。

310. 尼可刹米的药理作用是什么？

答：尼可刹米对呼吸中枢有直接兴奋作用，可使呼吸加深加快。此药作用温和，安全范围也较大，故常用。剂量过大可引起惊厥。

311. 尿是怎样生成的？

答：尿是通过肾小球的滤过作用、肾小管与集合管的重吸收作用、肾小管和集合管的分泌作用和排泄作用而形成的。

312. 哌替啶有何药理作用？

答：哌替啶主要作用于中枢神经系统，在治疗量（50～100mg）时，可产生明显的镇痛、镇静和呼吸抑制等作用。

哌替啶的呼吸抑制作用，对呼吸功能正常者尚无妨碍，但对颅脑损伤，脑脊液压力升高的患者以及肺功能有障碍者（如慢性阻塞性肺部疾病）则可能引起生命危险。

哌替啶能兴奋延髓脑内的催吐化学感受器并增加前庭器官的敏感性，所以用药后少数患者可出现恶心、呕吐和眩晕。本药还能使垂体抗利尿激素释放而致尿量减少。

313. 强心苷有何药理作用？

答：强心苷类药物对心脏的作用在性质上基本相似，主要都是加强心肌收缩力，但在作用上有强弱、快慢、久暂的不同，同时还有减慢心率、抑制心脏传导的作用。主要用于治疗各种原因引起的心功能不全（充血性心力衰竭）。

314. 人体缺乏维生素 B_2 时有何主要临床表现？

答：人体缺乏维生素 B_2 易发生口角炎。两侧口角对称性湿白糜烂，唇炎，唇色红、干燥、刺痛，可有垂直裂口或出血。

315. 盐酸洛贝林有何药理作用？

答：盐酸洛贝林（山梗菜碱）是反射性兴奋呼吸中枢药，它可刺激颈动脉体的化学感受器，反射性兴奋呼吸中枢。

316. 肾上腺素有何药理作用？

答：肾上腺素使心肌收缩力加强、心率加快、心率耗氧量增加，使皮肤、黏膜及内脏小血管收缩，但冠状血管和骨骼肌血管扩张。还有松弛支气管和胃肠道平滑肌的作用。

由于本品具有兴奋心肌、升高血压、松弛支气管等的作用，临床上常用于抢救过敏性休克。

317. 肾脏通过排尿完成哪些方面的功能？

答：排泄废物和有毒物质、保持酸碱平衡、保持水和电解质平衡。

318. 生物制品应怎样保存？

答：生物制品的主要成分是蛋白质，其中有一些是活的微生物，大都有怕热、怕光的特点，在保存时应做到以下几点。

（1）放在 $2 \sim 10^{\circ}C$ 的冰箱中，或放在同样温度的干燥、暗处保存。温度过低时，某些生物制品蛋白质冻结变性，融化后发生溶菌，影响效果，引起不良反应。

（2）少数生物制品（如脊髓灰质炎活疫苗）及干燥制品（如黄热病疫苗、鼠疫疫苗）可以在 $0^{\circ}C$ 以下干燥处保存。

（3）有的生物制品（如精制抗破伤风毒素、斑疹伤寒疫苗等）虽也要求在 $2 \sim 10^{\circ}C$ 范围保存，但由于它们对热比较稳定，也可在室温（ $25^{\circ}C$ ）以下暗处保存。

319. 什么是多尿、少尿、无尿？

答：多尿：24 小时尿量长期在 2500ml 以上。

少尿：24 小时尿量少于 400ml。

无尿（尿闭）：24 小时尿量少于 100ml。

320. 什么是高压氧治疗？它有何特点？

答：在 1atm（760mmHg）以上的高压环境中，吸入纯氧或氧与二氧化碳混合气体，用以治疗某些疾病，此种治病方法称为高压氧治疗。

高压氧治疗的主要特点如下。

（1）高压氧治疗必须在密闭的加压治疗装置（高压氧舱）中进行。

（2）高压氧治疗的全过程是在高气压环境中进行，舱内常用的治疗压力为 2～3atm（1520～2280mmHg），此种高气压环境对人体各系统的生理功能活动有明显影响，如高压氧治疗时，可引起呼吸频率减慢、心率变缓、血管收缩、血压升高、唾液与胃液分泌减少、肾上腺素分泌增加、血糖增高、交感神经兴奋性增加、迷走神经张力减低等。

（3）高压氧治疗时，患者要吸入高压力与高浓度的氧和氮，氧和氮大量溶解于血液与组织中，可改善机体的有氧代谢，消除缺氧现象；但如果使用不当，则可引起急性氧中毒。

（4）高压氧需通过机体的呼吸作用进入血液，再通过循环作用弥散至全身组织细胞，所以高压氧只对具有呼吸与循环功能的人方能发挥治疗作用，若患者呼吸停止、循环中断，则高压氧不能奏效。

321. 什么是弥散性血管内凝血？

答：在休克、感染、创伤、肿瘤等许多疾病发展过程中，微血管内（主要是毛细血管和小静脉内）可发生广泛的纤维蛋白沉积和血小板的聚集，即广泛地形成微血栓，此为弥散性血管内凝血（DIC）。

322. 何谓免疫？何谓免疫系统？

答：免疫是指机体免疫系统识别自身与异己物质，并通过免疫应答排除抗原性异物，以维持机体生理平衡的功能。通常免疫对机体是有利的，但在某些情况下也能对机体造成损伤，引起免疫性疾病。

免疫系统是人和高等动物识别自我和非己，引发免疫应答、执行免疫效应和维持自身稳定的组织系统。由具有免疫功能的器官、细胞和分子组成，是机体免疫机制发生的物质基础。

323. 何谓体液免疫、细胞免疫？它们各有哪些作用？

答：体液免疫是指 B 细胞介导的免疫应答。它主要通过抗体发挥以下作用：①以中和作用降低或消除外毒素的毒性和病毒的传染性；②以调理作用加强吞噬细胞对抗原的吞噬作用；③通过激活补体，发挥补体溶菌、溶解靶细胞等效应；④通过抗体依赖的细胞介导的细胞毒作用（ADCC）杀伤靶细胞；⑤某些情况下，抗体还可参与超敏反应，引起病理损伤。

细胞免疫是指 T 细胞介导的免疫应答。其生物学效应是：①抗感染作用；②抗肿瘤免疫；③免疫损伤。

324. 何谓人工自动免疫和人工被动免疫？它们各包括哪些常用制剂？

答：人工自动免疫是给机体输入疫苗或类毒素等抗原物质，刺激机体产生特异性免疫力。经人工自动免疫产生的免疫力出现较慢，但免疫力较持久，故临床上多用于预防。常用制剂有：①死疫苗，如伤寒、乙脑、百日咳、狂犬病及钩端螺旋体等疫苗；②活疫苗，如卡介苗、麻疹、风疹、脊髓灰质炎等疫苗；③类毒素，如白喉、破伤风类毒素；④新型疫苗，如亚单位疫苗、合成疫苗、基因工程疫苗等。

人工被动免疫是给机体输入抗体，使机体获得特异性免疫力。输入抗体后立即获得免疫力，但维持时间短，一般为2~3周，临床上主要用于治疗或紧急预防。常用制剂有：①抗毒素，如白喉抗毒素、破伤风抗毒素等；②人丙种球蛋白；③特异性免疫球蛋白。

325. 什么是溶血反应？

答：由于异型输血等原因，使血液中红细胞大量溶解，大量血红蛋白散布到血浆和组织中，导致机体出现一系列病理改变和临床症状，称为溶血反应。

326. 什么是水中毒？

答：体内水分潴留过多，而盐分相对较少，过多的水进入细胞内，形成细胞水肿，称为水中毒。根据体液渗透压的不同，体液过多可分为三种：一种为高渗性体液过多或盐中毒，极少见；另一种是等渗性体液过多，即通常的水肿，较常见；第三种是低渗性体液过多，即水中毒，也较少见。

327. 什么是细菌耐药性?

答：随着抗生素的广泛应用，许多病原菌逐渐对抗菌药物产生了抵抗力，使许多抗菌药的用量不断加大，但疗效却逐渐降低。细菌的这种对药物的耐受特性称为细菌的耐药性。具有耐药性的菌就是耐药菌。

328. 什么是疫苗?

答：用减低了毒性的病原体或其代谢产物接种于人体内，能刺激人体自动产生免疫力，这种物质称为疫苗，如麻疹疫苗、卡介苗等。

329. 什么是右旋糖酐?

答：右旋糖酐为许多脱水葡萄糖分子的聚合物，根据其平均分子量的不同分为高、中、低和小分子右旋糖酐。高分子右旋糖酐在体内有引起红细胞凝集倾向，不适宜临床应用。小分子右旋糖酐在体内保留的时间太短，也不适用。中、低分子右旋糖酐在临床使用较多，中分子右旋糖酐多用来扩充血容量，低分子右旋糖酐用于渗透性利尿及防止 DIC 的发生。

右旋糖酐水溶液系胶体溶液，其黏度和胶体渗透压随分子量的加大而增大，在体内的排泄速度随分子量的减小而增快。

330. 什么是发绀? 产生的原因是什么?

答：发绀又称紫绀或青紫，为缺氧的一种临床表现。发生发绀时，可在皮肤较薄、色素较少、血流较丰富的部位（如口唇、耳垂、鼻尖、指或趾的甲床）观察到紫蓝色改变。大多是由于缺氧，红细胞中还原血红蛋白浓度增高所致。少数是由于血液中含有异常血红蛋白衍化物造成。

331. 使用洋地黄类药物时为何要注意防止低钾？

答：低钾时，心肌细胞失钾，使心肌对洋地黄类药物的敏感性增加，因而易出现洋地黄对心肌的毒性作用。

332. 输血浆时是否要做交叉配血？

答：输血浆时不需要做交叉配血，因为血浆中不含血细胞，无凝集原，不会发生凝集反应。

333. 输同型血为何要做交叉配血？

答：因血液除按 A、B 凝集原划分为 ABO 血型系统外，还有其他凝集原，如 Rh 因子及亚型存在，因此输同型血仍可出现凝集反应，必须先做交叉配血方可保证输血安全，同时交叉配血还可以起到复查血型的作用。

334. 输血时血液中为何不能加入林格液？

答：因为林格液中含有钙离子，加入血液中可致血液凝固。

335. 为何大量输血后要补充钙？

答：在采血时，要加入枸橼酸钠抗凝剂，枸橼酸钠中的枸橼酸根离子能与血液中的钙离子结合形成可溶性络合物，使血中游离钙离子减少。

采血时每 100ml 血液中加入 3.8% 枸橼酸钠 10ml，每输入 1000ml 血后，应从静脉补充 10% 葡萄糖酸钙注射液 10ml 或 10% 氯化钙注射液 5ml。

336. 为何静脉注射氨茶碱必须稀释后缓慢注入？

答：静脉注射氨茶碱时，需用 50% 葡萄糖注射液 20ml 稀释后缓慢注射，一般需 5 分钟以上注射完。注射过快、浓度过高可引起头晕、心悸、血压骤降等严重反应。

337. 为何洋地黄类药物不能与钙剂同时使用？

答：洋地黄类药物使心肌收缩增强，这与增加心肌细胞内的钙离子含量有直接关系。实验证明，钙离子和洋地黄类药物有协同作用，高钙可促发洋地黄中毒，洋地黄中毒时，心肌自律性升高，也与钙离子浓度增高有关。因此应避免洋地黄与钙剂同用。

338. 为何要求在清晨留取尿标本？

答：因清晨排出的尿，尿量及各种成分的含量均比较稳定且没有受到饮食的影响，pH 最低，有利于保持有形成分（如细胞、管型等）的完整。

339. 新鲜血和库存血有什么区别？

答：

（1）从血液贮存时间上来讲　新鲜血：对血液病患者来说，24 小时内所采集的血为新鲜血；对手术患者或其他原因失血的患者来说，3 天内所采集的血为新鲜血。库存血：自采血日起，4~21 天的血为库存血。

（2）从血液的有形成分上来讲　新鲜血：血液中各种成分齐全，包括红细胞、白细胞、血小板等。库存血：随着贮存时间的延长，血液中的血小板和细胞成分随着破坏而逐渐减少。就血小板来说，一般 12 小时后逐渐减少，48 小时后几乎完全消失，存留白细胞中的粒细胞亦然。红细胞破坏后，细胞内钾离子外移，故血液中含钾量高。

340. 胸腔穿刺常用的部位是哪里？选择穿刺点有何要求？消毒范围是什么？

答：胸腔穿刺常用部位：患侧腋中线 6~17 肋间，肩胛角下 7~9 肋间。一般选叩诊浊音最明显的部位。选择穿刺点要求从肋上缘进针，以免损伤肋间血管和神经。消毒范围以穿刺点为中心，直径 10~15cm。

341. 何谓休克？

答：休克是急性循环功能不全所致的一组综合征，常是临床各种严重疾病的并发症。其发生的基本原因是有效循环血量不足引起组织器官的微循环灌注不良。临床上表现为四肢厥冷、面色苍白或发绀、血压下降（收缩压小于 80mmHg）、脉搏快而弱、尿量减少、烦躁不安、反应迟钝、神志模糊，甚至昏迷、死亡。

342. 临床上对休克患者观察的要点有哪些？

答：意识和表情，皮肤色泽、温度、湿度，周围静脉充盈度，血压及脉压，脉率，呼吸频率和深度，尿量及尿比重，中心静脉压。

343. 为何要观察休克患者尿量？

答：休克患者单位时间内尿量的多少可以直接反映休克的程度。如每小时尿量达 30ml 以上是休克缓解的可靠指标，不足这个量就要采取积极治疗措施。

344. 休克的主要临床表现有哪些？

答：休克可分为三期，三期的临床表现不尽相同。

（1）休克早期　患者神志清楚，但烦躁不安，面色苍白，四肢湿冷，伴轻微发绀，皮肤花斑，出冷汗，心率增快，血压正常或偏低，脉压缩小，尿量减少。

（2）休克中期　表情淡漠，反应迟钝，意识模糊，面色青灰，发绀加重，脉细弱，血压下降，脉压明显缩减，口渴明显，少尿或无尿。

（3）休克晚期　因弥散性血管内凝血和广泛内脏器质性损害引起出血和衰竭的临床表现，如皮肤、黏膜广泛出血，呕血，便血等，心、脑、肾上腺皮质功能衰竭，急性呼吸衰竭。

345. 休克过程中，微循环改变分为哪些阶段？

答：可分为4个阶段，即：缺血性缺氧阶段、滞留性缺氧阶段、弥散性血管内凝血阶段与器官衰竭阶段。

346. 休克如何分类？病因是什么？

答：

（1）低血容性休克（失血性休克）　因大量失血（内出血或外出血）、失水（呕吐、腹泻等）、严重创伤引起的大量血液、血浆、水分丢失，使血容量突然减少，致使回心血量减少，心排出量随之急剧下降而导致休克。常见于消化道大出血、内脏破裂，大血管破裂等。

（2）创伤性休克　创伤后大量失血及组织破坏后分解产物的释放和吸收，引起毛细血管扩张和通透性增加，有效循环血量进一步减少，导致重要脏器灌注量不足而引起休克。常见于胸腹部创伤、血气胸、骨折、颅脑损伤等。

（3）感染（中毒）性休克　由革兰阴性杆菌（大肠埃希菌、铜绿假单胞菌）感染产生的内毒素，或革兰阳性球菌（金黄色葡萄球菌、肺炎双球菌、溶血性链球菌）感染所产生的外毒素以及病毒、霉菌等都可引起感染性休克。常见于大面积烧伤、脓毒败血症等。

（4）心源性休克　由各种心脏病变，使心肌收缩功能急剧减退或舒张期充盈不足而造成心排出量减少所致。常见于急性心肌梗死、急性心肌炎、严重心律失常等。

（5）过敏性休克　患者对某些药物或生物制品产生速发型过敏反应而引起。过敏性休克是外来的抗原物质作用于人体产生相应的抗体，抗原、抗体作用后再致敏细胞释放出血清素、组胺、缓激肽等物质，使周围血管扩张，毛细血管床扩大，血容量相对不足，再加上血浆渗出，血压下降而发生休克。如青霉素过敏性休克等。

（6）神经性休克　由于神经作用，使周围血管扩张，有效血容量相对不足而引起。常见于外伤、剧痛、寒冷、恐惧、脊髓损伤或麻醉等。

347. 严重休克患者为何无尿？

答：严重休克患者可发生微循环功能严重障碍，引起组织灌流极度不足。此时肾血流量明显减少，以致造成肾缺血。肾素增多引起了肾血管进一步收缩，肾小球滤过更为减少甚至停止，造成少尿或无尿。与此同时，休克引起的肾实质损伤亦加重了少尿或无尿的程度。

348. 血液由哪些部分组成？

答：血液由细胞部分和液体部分组成。细胞部分包括红细胞、白细胞、血小板。液体部分称血浆，含有大量水分和多种化学物质，如蛋白质、葡萄糖、无机盐等。

349. 血液中的血浆蛋白包括哪些种？

答：血浆蛋白有白蛋白、球蛋白、纤维蛋白原三种。

350. 洋地黄毒苷、地高辛、毛花苷丙、毒毛花苷 K 的给药途径是什么？

答：洋地黄毒苷口服，地高辛口服，毛花苷丙静脉注射，毒毛花苷 K 静脉注射。

351. 右旋糖酐为何有扩容作用？

答：右旋糖酐是由许多葡萄糖分子脱水聚合而成的，其分子量近似血浆蛋白，故不能透过毛细血管，亦不易从肾脏排泄，在血管内停留时间较长，起到提高胶体渗透压的作用，从而增加血容量。

352. 在治疗脱水过程中为何要见尿补钾？

答：钾主要从肾脏排泄，在少尿或无尿时，钾的排泄减少甚至近乎消失，血钾会相应增高，此时不宜补钾。尿量每小时在 30ml 以上时补钾较适宜。

353. 正常人 24 小时尿量是多少？日夜尿量的比例是多少？

答：正常人 24 小时尿量 1000~2000ml，平均为 1500ml 左右，日夜尿量之比为 3 : 1。

354. 正常人体内新陈代谢活动必须保持哪四方面的动态恒定？

答：

（1）体液的总量和其分布保持恒定。

（2）体液中各种电解质的浓度及彼此间的比例保持恒定。

（3）体液的渗透压保持恒定（在 280~320mmol/L）。

（4）体液的酸碱度保持恒定（pH 7.35~7.45）。

355. 中分子右旋糖酐有什么药理作用？分子量是多少？什么情况下使用？

答：药理作用：能提高胶体渗透压，增加血浆容积，维持血压 12 小时左右。不能直接由肾脏排泄，需在体内逐渐代谢为较小分子后排出。

分子量：平均分子量为 70 000 左右。

临床应用：供出血及外伤休克时扩充血容量用。

356. 何谓嗜睡？

答：指在足够睡眠时间外仍处于睡眠状态，对环境的识别能力较差，对各种刺激的反应尚属正常，但较迟缓，能唤醒并能正确回答问话。

第二部分
专科护理

一、内科护理

357. 糖尿病的临床类型有哪几种？发病特点是什么？

答：

（1）分为胰岛素依赖型糖尿病（1型糖尿病）和非胰岛素依赖型糖尿病（2型糖尿病）。

（2）发病特点

项目	1型糖尿病	2型糖尿病
发病年龄	大多为幼年或青年	大多为成年及老年
起病	稳定，症状明显	缓慢，症状较轻
病情的稳定性	不稳定，处理不妥时易发生酮症酸中毒	病情较稳定，发生酮症酸中毒少
治疗原则	多数患者需胰岛素治疗	饮食治疗配合口服降糖药可获得良好控制
治疗效果	治疗中易出现低血糖，不易控制病情	一般病情控制良好

358. 黄疸分几种？内科黄疸与外科黄疸有何不同？

答：黄疸分为内科黄疸与外科黄疸。内科黄疸分为溶血性黄疸、肝细胞性黄疸、阻塞性黄疸等；外科黄疸分为结石性黄疸、肝内阻塞性黄疸、癌性黄疸等。内科黄疸与外科黄疸的区别如下。

项目	内科黄疸	外科黄疸
年龄和性别	肝细胞性黄疸发病青、中年均有，男女差别视疾病而异，溶血性黄疸无年龄及性别差异	结石性黄疸发病年龄多在 40 岁左右，女性肥胖者多
病史	除肝炎外，在溶血性黄疸患者中可有药物史或家族史	结石性黄疸有绞痛及黄疸史。癌性黄疸短期内体重减轻，肝内阻塞性黄疸可有病毒性肝炎接触史或药物中毒史
黄疸发生速度	可快可慢，视病因不同而异	结石性黄疸及肝内阻塞性黄疸发病快，癌性黄疸发病慢
皮肤瘙痒	罕见	多见
疼痛	除肝细胞性黄疸可有肝区疼痛外，溶血性黄疸多无肝痛	结石性黄疸常见右上腹绞痛，癌性黄疸可钝痛或无痛
皮肤感染	黄染轻到中度，多呈金黄色	黄染深
胆囊	不肿大	可肿大
腹水	肝硬化腹水可为漏出性	癌性腹水可为血性
治疗	以内科治疗为主	多需手术

359. 支气管哮喘和心源性哮喘有什么区别？

答：二者区别如下。

	支气管哮喘	心源性哮喘
病因	部分患者有过敏病史，常有反复哮喘发作史	有引起左心衰竭的原发病及高血压、冠心病、风湿性心脏病等

	支气管哮喘	心源性哮喘
症状	多见于年轻人发作，时间不定，以春秋两季多见	多见于中年以上者，常在夜间睡熟后发作，坐起或站立后症状减轻
体征	血压正常或稍高，心脏正常，肺内有哮鸣音	有高血压、心脏杂音、心脏扩大或出现奔马律，双肺底有干湿啰音
X线	心脏正常，肺野清晰	心脏增大，肺瘀血
治疗	可用肾上腺素、麻黄碱、氨茶碱、激素治疗，禁用吗啡	用洋地黄、呋塞米、吗啡等治疗有效，禁用肾上腺素、麻黄碱

360. 长期卧床的老年患者或心脏病患者为何要注意肢体活动？应采取什么措施？

答：长期卧床的患者易有一系列并发症，如下肢静脉血栓形成、肺栓塞、肩手综合征等。应鼓励患者每日做主动性或被动性下肢活动，可加速下肢循环血流，减少血栓形成的机会。肩手综合征的预防措施是每天定时指导患者做轻缓而不加重心脏负担的上肢伸展活动，亦可在患者肩关节部位做预防性的按摩及热敷等护理。

361. 常做的肾小球功能检查有哪些？

答：

（1）酚红排泄试验（PSP试验） 用于近曲小管的功能测定。

（2）莫氏试验 是测定肾小管的重吸收功能和肾小球的滤过功能的联合试验。

（3）同位素肾图 反映肾小管的浓缩、分泌和排泄功能。

362. 多发性骨髓瘤为何常有骨痛?

答:多发性骨髓瘤是一种浆细胞恶性增生性疾病,主要病理改变是骨髓瘤细胞浸润骨骼,尤易侵犯造血的红骨髓。骨皮质变薄或被侵蚀,甚至穿破。扁骨是好发部位,表面可见隆起,本病最常见症状是骨痛。疼痛部位可很广泛,多在胸骨、肋骨、锁骨、脊柱、骨盆和长骨骨骺端,病变是骨骼软而脆,很易发生病理性骨折。

363. 多发性硬化的临床特点是什么?

答:

(1)中枢神经系统病灶的多发性,常同时存在大脑、小脑、脑干、脊髓、视神经等两处以上病灶损害的症状体征。

(2)病程中有反复缓解和复发,症状与体征多变。

(3)发病年龄在 15~50 岁。

(4)临床上排除神经系统肿瘤、血管瘤、颈椎病、脑脊髓蛛网膜炎、梅毒疾病。

364. 肺气肿患者为何要进行腹式呼吸锻炼?

答:肺气肿患者由于肺泡膨胀充气、弹性减退、胸呈桶状、横膈下降平坦、功能残气量增加,加之老年人肋骨骨化增加,肋间肌萎缩,胸廓顺应性减低,难以依靠胸式呼吸,改善通气功能。而进行腹式呼吸锻炼,增加膈肌活动度即可增加通气量,改善肺功能。成年人膈肌面积平均为 $200 \sim 300 cm^2$,若膈肌向下运动增加 1cm,通气量可增加 $270 \sim 300ml$。

365. 肺心病患者发生兴奋、烦躁、躁动不安,应怎样处理?

答:躁动、抽搐可使机体耗氧量增加,二氧化碳产生加快，加重呼衰和中枢神经系统的缺氧性损害，因此在控制感染、改善通气功能、纠正电解质紊乱和酸碱失衡的同时，也可适当选用对呼吸中枢影响较小、作用较快、维持时间较短的镇静剂，以控制精神症状，如用 10% 水合氯醛 10～15ml 保留灌肠，在使用过程中要密切观察呼吸情况。如果已做气管插管或气管切开，若有躁动不安则可使用镇静剂，甚至麻醉剂。

366. 高血压患者应用降压药物应该特别注意的事项有哪些？

答：在服药过程中应密切观察：①药物对胃肠道有刺激作用，致食欲下降、恶心呕吐等症状；②引起头晕、耳鸣、鼻塞、口干、乏力、嗜睡及心跳增快或减慢等；③可产生直立性低血压，应向患者说明服药后改变体位动作尽量缓慢，夜间起床更应小心；④要经常测血压，经常询问患者服药后的变化，采取相应的措施。

367. 高血压的标准是什么？高血压分几型？

答：成人收缩压达到或超过 160mmHg 及舒张压达到或超过 95mmHg 为高血压。高血压分两型。

（1）原发性高血压又称高血压，是指病因未明，以动脉血压增高为特征，后期可伴有血管、心脏、脑和肾等脏器损害的全身性疾病。

（2）继发性高血压又称症状性高血压，是某些疾病临床表现的一部分。如：肾小球肾炎、嗜铬细胞瘤、肾动脉狭窄等。

368. 怎样指导高脂蛋白血症患者的饮食？

答：如果是 II 型高脂蛋白血症，指导患者低胆固醇饮食

（300mg/日以下），蛋白质、碳水化合物不限，以不饱和脂肪酸为主。

如果是Ⅳ型高脂蛋白血症，在食谱中以控制碳水化合物为主，控制甜食。除控制体重外，维持标准体重的热量，蛋白质和不饱和脂肪酸、胆固醇中度限制。

369. 冠心病的饮食原则是什么？

答：

（1）低脂（以不饱和脂肪酸为主）低胆固醇膳食。每日饮食总热量不宜过高，应注意控制体重，每日膳食中应有足够的蛋白质及丰富的维生素。

（2）饮食宜清淡，避免暴食和进食过量。

（3）避免大量刺激性食品，如辣椒、浓咖啡、烈酒等。

（4）多吃纤维素食物，因粗纤维可减少胆固醇在肠内的重吸收，有利于防治冠心病。

（5）适当减少食盐的摄入量。

370. 何谓低血糖？临床表现有哪些？

答：空腹血糖低于2.8mmol/L为低血糖。由于胰岛素剂量过大及饮食失调、食量减少或不按时进餐等因素可致低血糖。

临床表现为强烈的饥饿感、乏力、心悸、多汗、脉快，严重者可有视力障碍、定向力丧失、惊厥、昏迷，甚至出现呼吸循环衰竭而死亡。

371. 何谓腹膜透析？

答：腹膜透析是以脏腹膜为半透膜，将腹膜透析液由腹膜透析管注入腹腔，贮藏于腹内的透析液与血液通过腹膜完成透析作用。

372. 何谓肝性昏迷？主要临床表现有哪些？

答：肝性昏迷亦称肝性脑病，系指肝脏功能衰竭导致机体代谢紊乱，引起中枢神经系统功能障碍。临床表现为神志恍惚、躁动不安、意识丧失，直至昏迷为主的一系列精神神经症状。

373. 何谓颅内压增高？

答：正常人当颅缝闭合后，颅腔的容积是恒定的。在正常情况下颅腔容积及其所含的内容物的体积是相适应的，并在颅内保持一定的压力，这种压力称为颅内压。在侧卧位时，经腰椎穿刺所得的脑脊液的静水压高度，即代表颅内压力。

正常成人的颅内压为 70～180mmH$_2$O，脑脊液压力超过 200mmH$_2$O 时就属于颅内压增高。

374. 何谓门静脉高压？临床表现有哪些？

答：指门脉系统因多种病因血运受阻，引起血流淤滞和门静脉压力增高的一种病理状态，临床表现有脾脏肿大和脾功能亢进，食管、胃底以及腹壁静脉曲张，肝功能减退，发生呕血、便血、腹水。

375. 何谓贫血？

答：单位容积的血液循环内，血红蛋白量、红细胞数及红细胞压积低于正常称为贫血。

376. 何谓肾性高血压？引起肾性高血压的疾病有哪些？

答：肾性高血压是指一些由肾血管性病变、肾实质性病变及肾周围性病变所引起的高血压，是继发性高血压中最多见的一种，又称为症状性高血压。

引起肾性高血压的疾病有肾脏疾病，肾动脉狭窄，急、慢性肾小球肾炎，慢性肾盂肾炎及先天性肾脏畸形等。

377. 何谓肾性水肿？临床表现有哪些？

答：肾性水肿是指由肾脏疾病引起的钠、水在体内潴留，其特点为水肿常先发生于组织疏松的部位，如眼睑、面部等处，严重时可迅速遍及全身，伴有胸水、腹水，甚至可出现肺水肿、脑水肿而危及生命。

378. 何谓透析？透析疗法有几种？

答：溶质通过半透膜，从高浓度溶液向低浓度溶液运动叫透析。

透析疗法分为血液透析、腹膜透析、胃肠透析三种。

379. 何谓哮喘持续状态？

答：哮喘发作严重，持续 24 小时以上仍未能控制者称为哮喘持续状态。

380. 何谓肺性脑病？怎样早期发现？

答：当二氧化碳分压增至正常两倍以上时（80～100mmHg），患者逐渐陷入昏迷（二氧化碳麻醉）。这是由于较多二氧化碳通过血-脑屏障进入脑脊液，使脑组织中毒，脑细胞内外水肿；颅内压增高，加之缺氧，电解质紊乱等因素，出现自主呼吸减弱、呼吸性酸中毒和一系列神经、精神症状，称为肺性脑病。

要想早期发现本病要注意以下三方面。

（1）熟悉病史，了解病情多。

（2）患者早期有头痛、烦躁不安、恶心呕吐、视力减退、记忆力和判断力减退，后期可有神志恍惚、谵语、无意识动作四肢小抽动，有时出现嗜睡与高度兴奋多语相交替。

（3）根据血，$PaCO_2$ 大于 70mmHg，pH 小于 7.25 判断。

381. 黄疸患者为何出现皮肤瘙痒？

答：皮肤瘙痒多见于阻塞性黄疸，是因胆汁反流入血液循环，胆盐刺激感觉神经末梢而引起皮肤瘙痒。

382. 急性肾小球肾炎水肿与肾病综合征水肿症状有什么不同？

答：急性肾小球肾炎水肿常出现于组织疏松处，如眼睑、头皮及阴部等，严重时可波及全身，肾病综合征多为全身性水肿。

383. 急性肾炎病变在什么部位？临床特点是什么？

答：急性肾炎主要病变在肾小球。

急性肾炎临床表现：全身乏力、精神不振、腰酸、头痛、畏食，恶心等；少尿（每日尿量少于 400ml）、蛋白尿、血尿、管型尿、水肿（晨起眼睑、面部水肿，严重者全身水肿），血压轻度升高或中度升高。

384. 急性胰腺炎的炎症性质是什么？

答：急性胰腺炎系由胰腺酶消化胰腺组织，即胰酶原在胰腺内被激活后，对胰腺组织进行消化形成的一种化学性炎症。

385. 急性胰腺炎腹痛的特点是什么？

答：

（1）腹痛为首发症状者约占90%。

（2）常在饱餐或饮酒过多时突然发病。

（3）疼痛部位与病变部位有关，多在上腹部，胰头炎疼痛在右上腹部，胰体炎疼痛在中上腹部，胰尾炎疼痛在左上腹部，也可在脐周围或全腹部发生疼痛。

（4）疼痛性质为持续性疼痛，阵发性加重，多为剧烈疼痛（如刀割样）。

（5）疼痛可放射到左侧腰部、背部和肩胛部等处，少数患者的疼痛可放射至胸骨后、左胸部和下腹痛。

（6）疼痛与体位有关，仰卧时疼痛加重，坐位或前弯时可以缓解。

（7）其他症状尚有恶心、呕吐，呕吐后疼痛可减轻，有时可发生休克。

（8）少数患者可无明显腹痛，但可能并发其他疾病，甚至死亡。

386. 急性中毒一般处理原则是什么？

答：

（1）立即终止接触毒物，阻止毒物继续侵害人体。

（2）尽快使毒物排出或分解。

（3）针对毒物性质应用解毒剂和拮抗剂。

（4）对毒物造成的危害进行对症治疗和护理。

387. 甲状腺危象的临床表现是什么？抢救原则是什么？

答：

（1）临床表现　①危象前期：体温在39℃以下，脉搏120~150次/分，症状有多汗、烦躁、嗜睡、食欲减退、恶心、体重明显减轻；②危象期：体温在39℃以上，脉搏大于160次/分，症状有大汗淋漓、谵妄、呕吐、腹泻、脱水、昏迷。

（2）抢救原则　①立即给抗甲状腺药物，如甲硫氧嘧啶、丙硫氧嘧啶、甲巯咪唑等；②给予碘剂以抑制甲状腺素进入血液；③迅速控制高热症状；④控制心动过速；⑤对症治疗：呼吸困难者吸氧，烦躁不安者给镇静剂，适当输入葡萄糖氯化钠注射液，纠正脱水，补充热能，同时补给大量维生素B、维生素C，休克时按休克治疗。

388. 呕血与咯血的区别是什么？

答：两者的主要区别如下。

项目	呕血	咯血
病因	消化性溃疡、肝硬化食管胃底静脉破裂、急性胃黏膜损伤、胃癌、食管癌	肺结核、支气管扩张、支气管肺癌、二尖瓣狭窄
出血方式	呕出	咳出
出血先兆	恶心、上腹部不适、呕吐	咳嗽、胸闷、喉痒
出血物性状	暗红色、咖啡样、可伴食物	鲜红色、伴有气泡痰液
pH	酸性	碱性
出血后情况	伴黑便、无痰	有血丝痰、无黑便

389. 心绞痛与心肌梗死如何鉴别?

答:

临床表现	心绞痛	心肌梗死
疼痛性质	紧闷或压迫感	更剧烈、压榨性
诱发因素	劳动、激动、饱餐	常不明显
时限	几分钟	几小时至几天
硝酸甘油效果	显著	不明显
休克	无	较常见
气急或肺水肿	无	较常见
血压	无改变或略升高	常降低
心肌坏死表现	心绞痛	心肌梗死
体温升高	无	常见
白细胞升高	无	常见
血沉加快	无	常见
血清酶升高	无	明显
心包摩擦音	无	可有
心电图	短暂 S-T 压低, S-T 改变为主, QRS 改变不明显	较持久而进行性改变, 除心内膜下梗死外常显著

390. 患者头痛时应观察哪些内容?

答:观察三方面。

(1) 头痛的性质及强度　偏头痛、高血压及发热性头痛为搏动性跳痛。肌肉收缩性头痛为持续性钝痛或胀痛、紧缩痛。脑膜炎、蛛网膜下隙出血产生急性剧烈的头痛,伴有频繁呕吐。颅内压增高产生持续性头痛伴有呕吐。

（2）头痛的时间　高血压头痛晨起重。偏头痛发作早晨可有预感。午后减轻的定时性头痛多为额窦炎。眼病性头痛一般午后加重。颅内压增高的头痛多夜间加重。

（3）体位影响　特殊强迫头位性头痛，可能是脑室系统（特别是第四脑室内）脑瘤所致。偏头痛卧位反比立位重。体位变动加重的头痛有外伤性头痛、腰椎穿刺术后头痛和颅内压增高性头痛。

391. 常见癫痫发作有哪些形式？

答：临床常见为大发作、小发作、局限性发作与精神运动性发作四种。

392. 成人呼吸窘迫综合征有哪些临床变现？

答：临床表现可分为四个阶段。

（1）第一阶段　表现为原发病症状，如外伤、失血、感染或复苏期间。

（2）第二阶段　多于原发病起病 24～48 小时后，出现神情紧张，胸闷气急，呼吸浅快而费力，呼吸带鼾音，吸气时肋间隙与胸骨上窝下陷，发绀逐渐加重。

（3）第三阶段　病变迅速进展，呼吸困难及发绀呈进行性加重，呼吸频率最初增快、增大，晚期变慢，节律不整。肺泡动脉氧压差明显增大。乳酸血症进一步加重，此期死亡率极高。

（4）临终阶段　患者多在数小时内死亡，血乳酸急剧升高，pH 迅速下降，低氧血症持续恶化，最终导致周围循环衰竭死亡。

393. 出现偏瘫时，病变可能在哪些神经部位？

答：

（1）在脑干　脑干有局限性病变时产生交叉性瘫痪，即病变同侧脑神经瘫痪，病变对侧肢体瘫痪。

（2）在内囊　内囊有病变时产生对侧面下部表情肌、舌肌瘫痪及对侧肢体瘫痪。

（3）在皮质及皮质下　此处病变产生的瘫痪多为单瘫，常表现上、下肢运动障碍程度不等，或者上肢重下肢轻，甚至下肢无瘫，仅有腱反射亢进及病理反射；或者相反，下肢重上肢轻，甚至上肢无瘫痪，仅有腱反射亢进及病理反射。

394. 肝硬化患者食管胃底静脉破裂出血的先兆及出血特点是什么？

答：在呕血前一般无特殊症状，可有轻度上腹不适、恶心。出血特点是大量呕血，大多不含有食物残渣，色泽较鲜红，有时可出现血凝块，多在数小时后或次日出现黑便。大量出血可导致周围循环衰竭。

395. 白血病的主要治疗手段是什么？

答：（1）一般治疗：防止感染，纠正贫血，控制出血，防治高尿酸血症肾病，维持营养。

（2）化学治疗：目前采用联合化学治疗。分为诱导缓解治疗阶段、巩固强化治疗阶段、维持治疗阶段。

（3）造血干细胞移植：将造血干细胞移植入受者体内，以替代原有的病理性造血干细胞，从而使正常的造血与免疫功能得以重建。

（4）免疫辅助治疗：利用生物反应调节剂，提高机体的免疫功能，治疗白血病。

396. 甲状腺功能亢进症的临床特点是什么？如何分类？

答：

（1）是甲状腺功能亢进（甲亢）分泌激素增多所致的一组常见的内分泌病。临床表现为高代谢综合征，神经、心血管系统兴奋性亢进，甲状腺肿大等特征。甲状腺弥散性肿大者大多伴有不同程度的突眼症。

（2）分类　①甲状腺性亢进；②垂体性甲亢；③异源性TSH综合征；④卵巢甲状腺肿；⑤仅有血循环中甲状腺激素增多引起甲亢症状而甲状腺功能不高者；⑥多发性骨纤维性异常增生症伴甲亢非常罕见。

397. 肌肉萎缩是由哪些疾病引起的？

答：引起肌肉萎缩的疾病主要为三类。

（1）肌病　系肌肉本身的疾病。引起肌肉萎缩的疾病有进行性肌营养不良症、肌强直性肌营养不良症及肌炎。

（2）周围神经病　包括神经根、神经丛、神经干、神经末梢的损害。

（3）前角细胞疾病　包括婴儿瘫、进行性脊肌萎缩、肌萎缩侧索硬化。

398. 正常心律是如何产生及传导的？

答：窦房结是正常心律的起搏点，位于右心房上部心前壁，其中有许多起搏细胞（自动节律性细胞）在整个传导系统中，窦房结的部位最高而且自律性也最强，正常心脏收缩舒张的节律受它控制，因此由窦房结发出的自律性兴奋而出现的心脏搏动称为窦性心律即正常心律。

399. 什么是心律失常？心律失常分几种？

答：由任何原因引起心脏激动形成或激动传导发生异常并使心搏的速率或节律出现紊乱现象者统称为心律失常。按其发病原理可分为以下三种。

（1）激动起源异常　如窦性心动过速、过缓，窦性心律不齐，窦性停搏，期前收缩，异位性心动过速，扑动及颤动等。

（2）激动传导异常　如窦房阻滞、房内阻滞、房室阻滞、束支阻滞、预激综合征。

（3）激动起源及传导均为异常。

400. 临床上常见的心律失常和严重心律失常各有哪些？

答：常见的心律失常有期前收缩、心房颤动、房室传导阻滞、阵发性心动过速、逸搏及逸搏性心律。

严重的心律失常包括多源、成对或出现过早的室性期前收缩、室性及室上性阵发性心动过速、心室扑动及颤动、心房扑动及颤动、二度以上的房室阻滞及心动过速-心动过缓综合征等。其中以心室扑动、心室颤动、室性阵发性心动过速及完全性房室传导阻滞最为严重，常造成致命性后果。

401. 引起心律失常的主要原因是什么？心律失常分哪三类？

答：

（1）心脏本身的因素　如风湿性心脏病、冠心病、高血压性心脏病、心肌炎、心肌病、肺心病及先天性心脏病，这些患者都伴有充血性心衰，尤易出现心律失常。

（2）全身性因素　各种感染、中毒、电解质紊乱、酸碱中毒及药物影响，尤其是洋地黄类强心苷、氢氯噻嗪、呋塞米及抗心律失常药（如奎尼丁、普萘洛尔等）用量过大或使用不当时。

（3）其他器官障碍因素　心脏以外的其他器官在发生功能性或器质性改变时也可诱发各类心律失常，如：情绪激动，焦虑，脑部疾病，甲状腺功能亢进，肾性高血压，严重的腹泻、呕吐等。

402. 何谓Ⅰ、Ⅱ、Ⅲ度房室传导阻滞？临床意义是什么？

答：房室传导阻滞是常见的一类心律失常。按照心电图描记结果分为Ⅰ、Ⅱ、Ⅲ度，Ⅲ度亦称为完全性房室传导阻滞。

临床意义：

Ⅰ度房室传导阻滞患者无任何症状也无明显体征，仅在听诊时心尖第一心音有明显减弱，可作为辅助诊断活动性风湿或间隔缺损先心病的条件，治疗药物所致者应作为停药的指征。

Ⅱ度房室传导阻滞患者活动后感心悸。

Ⅲ度房室传导阻滞患者活动时心悸及气短明显并伴眩晕。

Ⅱ、Ⅲ度房室传导阻滞在临床上常提示病情较为严重，需针对原发病积极治疗。

403. 何谓电复律？电复律的方式有几种？

答：心脏电复律是利用电能治疗异位快速心律失常的一种方法，亦称心脏电除颤。

电复位的方式有 4 种：同步电复律、非同步电复律、体外电复律、体内电复律。

404. 什么是早搏（期前收缩)？

答：早搏是过早搏动的简称，又称期前收缩，是指异位起搏点发出的冲动在时间上较基本心律的冲动提前出发。

405. 临床上常做的血脂化验一般有几项？其正常值是多少？有什么临床意义？

答：常做的血脂检查项目一般有血总胆固醇、低密度脂蛋白胆固醇、高密度脂蛋白胆固醇、三酰甘油（甘油三酯）。正常值，成年人总胆固醇 5.2mmol/L 以下，低密度脂蛋白胆固醇 3.12mmol/L 以下，高密度脂蛋白胆固醇大于 1.04mmol/L，三酰甘油 1.7mmol/L 以下。血浆脂质中一种或多种成分的浓度超过正常高限时称高脂血症，由于血浆脂质为脂溶性，必须与蛋白质结合为水溶性复合物而运转至全身，故高脂血症常表现为高脂蛋白血症。

406. 内分泌腺功能紊乱的常见原因是什么？

答：

（1）神经系统的调节功能障碍，如强烈的精神刺激，可诱发甲亢危象。甲状旁腺功能低下可引起钙性手足抽搐或惊厥。

（2）内分泌腺之间的相互关系失调。

（3）内分泌腺本身的病变和损伤　先天性发育异常，如甲状腺或垂体先天性发育不全引起的呆小病和垂体性侏儒症。后天性病变和损伤包括肿瘤、增生、炎症、外伤或手术损伤、局部血液循环障碍、药物、放射治疗。

（4）激素代谢调节。

（5）免疫反应。

（6）遗传缺陷。

407. 内分泌腺功能紊乱有哪些类型？

答：根据临床表现分为以下三种类型。

（1）功能亢进型　如甲状腺功能亢进。

（2）功能减退型　如黏液性水肿。

（3）功能紊乱型　如肾源性尿崩症。

408. 何谓血友病？血友病的护理要点是什么？

答：血友病是一组最常见的先天性或遗传性凝血因子缺乏引起的出血性疾病。血友病 A 最常见，是由于凝血因子Ⅷ缺乏所致。

护理要点

（1）心理支持与疏导：鼓励患者积极治疗，预防复发，树立生活信心。

（2）出血观察：皮肤黏膜瘀点、瘀斑，伤口渗血；关节肿胀、活动受限；肢体有疼痛、麻痹、感觉障碍等表现。

（3）出血护理：局部冷敷；固定出血关节，禁止受压，出血停止、肿胀消退后，指导功能锻炼，防止关节变形致永久性残废；加压包扎；无菌技术处理出血伤口。

（4）健康指导：限制活动范围及强度，禁止从事危险作业及重体力劳动；避免外伤；保持口腔清洁，避免拔牙；营养均衡，控制体重，减轻关节负荷；教会处理出血的方法。

409. 缺铁性贫血用铁剂治疗时要注意什么？

答：

（1）要先从小剂量开始逐渐达到足量。

（2）同时口服维生素 C 可促进铁的吸收，在服铁剂时用玻璃吸管或塑料吸管吸入，勿与牙齿接触以防止破坏牙釉质。

（3）饭后服用可减少恶心及上腹不适等胃肠道不良反应。

（4）服药前后 1 小时左右禁止喝茶、咖啡等。

（5）如因并发症需服四环素时，应暂时停服铁剂，因两者同用影响吸收。

（6）如有溃疡并用抗酸剂时，需与铁剂错开服用。

（7）服用铁剂可出现黑便，应事先向患者说明。

（8）血红蛋白正常后，继续服用铁剂 3 个月，补充贮存铁。

（9）肌内注射铁剂部位要深。静脉注射铁剂，注意勿漏出血管而致局部坏死。

410. 糖尿病患者留取四段尿的意义是什么？

答：四段尿即在 24 小时内分四段收集尿液，早饭后至午饭前为第一段，午饭后至晚饭前为第二段，晚饭后至睡前为第三段，睡后至早饭前为第四段，每一段尿不管小便几次，全放在一起，到时间后收集此段时间内的尿，记录尿量，做糖尿定性，通过化验可推测每段时间血糖高低程度及持续时间长短。

在分析尿糖时，段尿与次尿、段尿与尿量都要结合起来分析，根据尿糖情况来调整餐前的胰岛素用量。

一般估计尿糖为（＋）时约含糖 0.5g%，可给胰岛素 4U。

411. 糖尿病的基本病理生理及典型症状是什么？

答：糖尿病是一种常见内分泌代谢疾病。病因未明，有遗传倾向。其病理生理改变是由于胰岛素绝对或相对不足引起糖、脂肪、蛋白质、水及电解质等代谢紊乱，出现高血糖和尿糖。

其典型症状有多尿、多饮、多食和消瘦（三多一少）。重症常并发酮症酸中毒、高渗性昏迷等。

412. 体位引流的目的是什么？应注意哪些事项？

答：目的：按病灶部位采用适当体位，使支气管内痰液流入气管而咳出，常用于支气管扩张及肺脓肿的患者或用于支气管碘油造影检查前后。

注意事项：①引流应在饭前进行，一般为早晚，因饭后易致呕吐；②说服患者配合引流治疗，引流时鼓励适当咳嗽；③引流过程中注意观察患者有无咯血、发绀、头晕、出汗、疲劳等情况，如发现应随时终止体位引流；④引流体位不宜刻板规定，必须采用患者能接受而易于排痰的体位。

413. 心脏传导系统的功能是什么？心脏传导系统包括哪些部分？

答：心脏传导系统是由特殊分化的心肌细胞构成，其主要功能是产生并传导激动，也就是产生并维持心脏正常节律，保证心房心室收缩舒张的固有协调。

心脏传导系统包括窦房结、房室结、房室束及左右束支、浦肯野纤维。

414. 心脏传导系统是受什么神经调节的？

答：

（1）交感神经分布至窦房结、房室结和左右冠状动脉的主干并随动脉分支至心肌。

交感神经兴奋使窦房结发放激动的频率增加，房室传导加快，心房心室收缩力增加以及冠状动脉扩张。

（2）副交感神经分布至窦房结、房壁肌、房室结和冠状动脉。当副交感神经兴奋，抑制房室传导，使心跳变慢，降低心房和心室的收缩力，冠状动脉收缩。

415. 有哪些因素促成老年人易产生洋地黄中毒？

答：

（1）老年人多有动脉硬化、冠状动脉硬化，心肌有不同程度的缺血缺氧。

（2）心肌细胞内 ATP 酶的活性有自然减退倾向，使心肌兴奋与传导功能下降。

（3）肾动脉硬化致肾功能减退、排泄功能减弱。

（4）代谢率降低，排泄慢。

416. 诱发肝性脑病的常见因素有哪些？

答：

（1）消化道出血。

（2）镇静剂。

（3）利尿剂。

（4）高氮质血症。

（5）感染。

（6）外科手术。

（7）外因性高氮质负荷 如高蛋白饮食、磺胺药物、氨基酸及尿素的应用，均可诱发肝性昏迷。

（8）便秘。

417．心衰患者病情加重的诱发因素有哪些？

答：

（1）感染。

（2）体力劳动。

（3）情绪激动。

（4）心律失常。

（5）妊娠与分娩。

（6）输液过量或过快。

（7）钠盐摄入量过多。

（8）洋地黄类药物应用不当。

418．在做腹式呼吸锻炼时应注意哪些问题？

答：

（1）呼吸方法 吸气用鼻，呼气用口，呼气时口唇应并拢成"鱼口式"，以增加气道阻力，防止过急深呼气，造成肺泡萎缩。同时呼气时可用双手按压腹部帮助呼气。每天锻炼3~4次，每次深呼吸 10~15 次，原则是开始少，慢慢增加。

（2）坚持锻炼，持之以恒。

（3）为了防止枯燥感，可结合呼吸操进行腹式呼吸锻炼。

（4）春季、冬季及坏天气可在室内锻炼，夏季、秋季可在室外进行。

419. 重症肌无力的主要临床表现是什么？

答：重症肌无力的主要临床表现为：受累肌肉呈现病态疲劳，连续收缩后发生严重无力甚至瘫痪。短期休息后好转，症状于下午或傍晚劳累后加重，早晨或休息后减轻，呈规律性晨轻暮重波动性变化。多数患者眼外肌最先受累，表现为斜视、眼睑下垂或复视、双侧常不对称。一般上肢重于下肢，近端重于远端。呼吸肌、膈肌受累可出现咳嗽无力、呼吸困难。重症可因呼吸肌麻痹而死亡。平滑肌和膀胱括约肌常不受累。

420. 支气管扩张典型痰液有哪些特点？

答：痰液放置在玻璃容器内可分三层，上层为泡沫黏液，中层为较清黏液，下层为脓液及细胞、碎屑。如伴有厌氧菌感染则痰液有恶臭。

421. 自发性气胸有哪些类型？

答：根据肺至胸膜裂口的大小、状态及气胸腔内压力的大小，通常将自发性气胸分为三种类型：①闭合性或单纯性自发性气胸；②开放性或交通性自发性气胸；③张力性或高压性自发性气胸。

422. 溃疡病治疗饮食原则有哪些？

答：

（1）定时进食，少量多餐。

（2）食物温软易消化，较少对溃疡的物理性刺激。

（3）富余营养，保障热量。

（4）避免刺激性饮食，减少胃液分泌。

423. 老年人的心脏病有什么特点？

答：

（1）心脏代偿功能明显降低，患者出现活动或劳动后心慌、气短胸闷、头晕等心功能不全的症状。

（2）心率和心律的特点　心率多偏慢，窦性心动过缓最常见。心率的增快多同心衰的程度不相称，常出现Ⅲ度房室传导阻滞左束支阻滞及右前分支阻滞。心肌缺血或纤维化形成的瘢痕导致局部心肌的应激性增高，可产生房性或室性心律失常。

（3）急性左心功能不全　老年人以左心功能受损为主，只在病的晚期方合并右心功能不全。

（4）心绞痛　因情绪激动、劳累或饱餐等原因引起冠状动脉痉挛、心率增快而诱发心绞痛。

（5）脑并发症　多有不同程度的脑动脉硬化致脑组织功能减退，严重者可致脑软化。

（6）对药物的敏感性增高　老年心脏病患者的心肌对强心剂、抗心律失常药、降压药、镇静剂等较敏感，用量宜小，以免中毒。

424. 临床常用的肾小球功能检查项目是什么？

答：

（1）尿常规检查　蛋白尿、尿沉渣、尿比重检查从一定意义上讲是一种肾功能检查。

（2）尿素氮（BUN）的测定　了解血中氮质的潴留情况，可判断肾小球的滤过功能。正常成人空腹尿素氮 $3.2 \sim 7.1mmol/L$。

（3）血浆肌酐浓度的测定　可反映肾小球滤过功能的损害程度。

（4）内生肌酐清除率　肾脏在单位时间内把若干容积血浆中的内生肌酐全部清除出去，以每分钟清除的量表示，单位为 ml/min。

425. 临床上慢性胃炎分几型？各有何临床特点？

答：

（1）浅表性胃炎　表现上腹部疼痛，胃灼热与反酸等。

（2）肥厚性胃炎　症状更明显，甚至有规律性疼痛。

（3）萎缩性胃炎　常有上腹部胀闷不适，嗳气与消化不良。

426. 脑神经有几对？各有何功能？

答：脑神经共有 12 对。

第Ⅰ对是嗅神经，管嗅感觉。

第Ⅱ对是视神经，管视感觉。

第Ⅲ对是动眼神经，为运动性脑神经，支配大部分眼外肌，使眼球向上内、上外、下内、下外运动，支配眼内肌使瞳孔收缩。

第Ⅳ是滑车神经，为运动性脑神经，支配上斜肌，使眼球向下外运动。

第Ⅴ对是三叉神经，为混合性脑神经，其运动纤维支配咀嚼肌。管张口、咀嚼动作，其感觉纤维分布于面部皮肤、眼结膜、鼻腔及口腔黏膜。

第Ⅵ对是外展神经，为运动性脑神经，支配外直肌，使眼球向外侧运动。

第Ⅶ对是面神经，支配面部的表情肌（眼轮匝肌、口轮匝肌、颊肌等），管表情动作。

第Ⅷ对是听神经，为感觉性脑神经，有耳蜗神经和前庭神经。

第Ⅸ对是舌咽神经，为混合脑神经，运动支配咽部肌肉及悬雍垂，管吞咽动作、舌后 1/3 的味觉及咽、舌的感觉。

第Ⅹ对是迷走神经，为混合脑神经，运动支配咽、喉部肌肉，管吞咽及发言动作；副交感纤维管内脏功能调节，感觉纤维管外耳道感觉。

第Ⅺ对是副神经，为运动性脑神经，支配斜方肌及胸锁乳突肌，管耸肩及转头动作。

第Ⅻ对是舌下神经，为运动性脑神经，支配舌肌，管伸舌运动。

427. 慢性便秘可分为哪几类？

答：慢性便秘分为慢传输型、出口梗阻型和混合型。按发病部位又可分为结肠性便秘和直肠性便秘。

428. 弥散性血管内凝血（DIC）的早期临床表现是什么？

答：

（1）发绀、四肢厥冷、呼吸困难、脉细快、脉压小。

（2）尿量减少，甚至无尿，肉眼或显微镜血尿。

（3）烦躁或神志恍惚，少数患者突然抽搐。

（4）静脉采血时血液迅速凝固。

以上表现属于 DIC 的血管内凝血阶段，即高凝血期。主要因为皮肤、黏膜、肺、肾、脑的弥散性微血管栓塞所致的临床表现。

429. 如何正确使用制酸剂？

答：在临床工作中为了达到正确使用的目的应掌握下述用药原则。

（1）使用制酸剂可以有效中和胃酸，减轻胃液对溃疡内神经末梢的刺激，降低胃蛋白酶的活性，有利于病情的改善，故可达到迅速止痛、缓解症状的目的。

（2）制酸剂的疗效与胃酸分泌量的多少、胃排空时间的长短、药物溶解度的大小和作用速度的快慢都有密切的关系。

（3）制酸剂与抗胆碱能药可酌情配合使用，相互作用，增强疗效。

（4）制酸剂的用量与用法应根据不同患者不同病情而定。制酸剂一般应在两餐之间、胃酸分泌高峰时及睡前服用，以液体（凝胶、溶液）的效果最好，其次为粉剂，再次为片剂，片剂应嚼碎服用，可酌情增加服药次数，而不增加每次药量。

430. 三腔两囊管应用于什么疾病？其作用机制是什么？胃囊内注气多少？压力是多少？

答：三腔两囊管应用于门静脉高压引起的食管下段及胃底静脉曲张破裂出血，压迫止血，其止血机制是采用三腔管填塞胃底部黏膜下静脉，使血液不流向曲张的食管静脉而达到止血的目的。

一般胃囊注气 200～300ml，其压力维持在 40～50mmHg（正常门静脉压力为 5～10mmHg）。

431. 肾功能衰竭患者应如何选择饮食?

答:

(1) 饮食治疗是肾功能衰竭综合治疗中的一个重要环节。适宜的饮食应能达到两个主要目的:一是减少蛋白质分解产物的产生,二是防止体内蛋白质的消耗。

(2) 饮食原则 ①热量:应选择糖为热量的主要来源,并给予适当的脂肪、优质蛋白以及矿物质维生素。②蛋白质:选用优质蛋白,根据肾功能的情况及在治疗过程中酌情增减。如急性肾功能不全,一般每日不超过 30g。③电解质和维生素:钠的摄入量应按患者肾脏对钠保留和排出能力以及是否伴有高血压、心功能不全、水肿等而定,并应增加维生素的摄入。

432. 肾性水肿常用利尿剂有哪些种类?

答:肾性水肿常用利尿剂有三种。

(1) 噻嗪类 如氢氯噻嗪,作用部位主要在肾单位的髓袢升支粗段的皮质部分,通过在该部位抑制氯化钠的重吸收而利尿。

(2) 保钾利尿剂 如螺内酯、氨苯蝶啶,作用部位主要在近曲小管及集合管。

(3) 袢性利尿剂 呋塞米和依他尼酸。作用部位在髓袢升支,肾功能衰竭伴低钠症者以选用呋塞米为好,而伴有代谢性酸中毒者用依他尼酸。

433. 什么是Ⅱ型呼吸衰竭? 血气指标是多少?

答:Ⅱ型呼吸衰竭以通气功能障碍为主,表现为低氧血症伴高碳酸血症。血气指标 PaO_2 小于 60mmHg, $PaCO_2$ 大于

50mmHg，pH 降低。

434. 什么是Ⅰ型呼吸衰竭？血气指标是多少？

答：Ⅰ型呼吸衰竭以换气障碍为主，表现为低氧血症。血气指标为 PaO_2 小于 60mmHg，$PaCO_2$ 正常或降低，pH 正常或增高。

435. 什么是膀胱刺激征？常见于何种疾病？

答：尿频、尿急、尿痛、膀胱区压痛为膀胱刺激征，常见于肾盂肾炎、泌尿系统感染。

436. 什么是成人呼吸窘迫综合征？病因是什么？

答：呼吸窘迫综合征又名休克肺、湿肺综合征、呼吸困难综合征，多指成年人于创伤或休克后并发急性呼吸功能衰竭的一组病症。病理变化主要为肺充血、间质和肺泡出血及水肿、肺泡内有透明膜形成。

病因：主要有严重创伤、休克、多发性骨折后脂肪栓塞，严重感染、败血症、重症病毒性肺炎、输液或输血过量、弥散性血管内凝血、急性氧中毒、重症心力衰竭等。

437. 什么是低氧血症？

答：因各种原因引起的动脉血氧分压小于 90mmHg（老年人小于 80mmHg）称为低氧血症。

438. 什么是高碳酸血症？对机体主要的危害有哪些？

答：高碳酸血症是体内二氧化碳潴留，$PaCO_2$ 大于 45mmHg 所引起的综合征。高碳酸血症对机体主要有以下危害。

（1）是脑血管扩张。晚期血管壁通透性增加，出现脑水肿。

（2）$PaCO_2$ 大于 60~70mmHg，可抑制呼吸中枢，使通气进一步减少，加重缺氧和二氧化碳潴留。当 $PaCO_2$ 大于 90mmHg 时可引起肺性脑病。

（3）可引起呼吸性酸中毒，加重组织与器官的功能障碍。

439. 什么是高血压危象？怎样采取急救措施？

答：由于脑血管强烈痉挛引起血压急剧升高，出现剧烈头痛、恶心、呕吐、心绞痛、心动过速、视力模糊、面色潮红或苍白等现象称高血压危象。

急救措施：①立即半卧位、吸氧、密切观察血压、神志、心率的动态变化；②建立静脉通道，选用速效降压药物尽快降低血压；③有抽搐、躁动不安者可用地西泮、巴比妥钠，也可用水合氯醛保留灌肠；④减轻或减少脑水肿的发生，用脱水剂和利尿剂以达到脱水、排钠、降低颅内压的目的。

440. 什么是急性中毒？一般常见毒物的分类有几种？

答：

（1）剧毒物质或大量毒物突然进入人体，迅速出现中毒症状，甚至危及生命，称急性中毒。引起中毒的化学物质称毒物。

（2）毒物分类　①化学性毒物：如一氧化碳、有机磷、杀鼠剂、磷化锌等；②植物性毒物：如曼陀罗类、含亚硝酸盐植物等；③动物性毒物：如蛇毒等；④药物：如巴比妥类、乙醇、阿托品类等。

441. 什么是甲状腺危象？诱因是什么？

答：甲状腺危象是甲状腺功能亢进症的致命并发症，是由于大量的甲状腺素进入血液，机体处于应激状态，使组织对甲状腺素的反应增强，代谢率极度增高所致。

诱发原因：①甲状腺功能亢进症患者未经治疗或症状未获得控制而进行手术治疗；②合并感染、精神创伤；③手术或^{131}I 治疗后。

442. 什么是结缔组织疾病？特点是什么？发病部位在哪？临床特点是什么？

答：疏松结缔组织和血管有黏液样水肿和纤维蛋白样变性、坏死时统称为结缔组织疾病。

其临床共同特点：①多器官受累，而以某些器官受累较重；②大多有长期不规则发热、关节痛、慢性病程、发作和缓解相交替；③各病可互相转变或呈重叠现象相互并存；④常有免疫球蛋白增高或其他血清学异常，血沉加快。

是一组自身免疫性疾病。免疫反应部位主要是疏松结缔组织。疏松结缔组织广泛分布于身体各处，特别是皮肤、血管壁、心内膜、浆膜、滑膜等部位。故一旦发病就可在同时或不同时期产生皮肤、肾脏、心脏、胸膜、关节及其他脏器病变。

443. 什么是上消化道出血及下消化道出血？

答：上消化道出血是指屈氏韧带以上的消化道，包括食管、胃、十二指肠和胆道疾病引起的出血，多有呕血及黑便。下消化道出血是指屈氏韧带以下的消化道出血，多无呕血仅有黑便。

444. 什么是肾病综合征？病因有哪些？临床表现有何特点？

答：

（1）是由各种不同病因引起的一组临床综合征，表现为大量蛋白尿、低蛋白血症、高度水肿、高脂血症。

（2）病因 ①原发于肾小球的疾病。②继发于全身性疾病的肾脏病变：结缔组织疾病（如系统性红斑狼疮）；代谢性疾病（如糖尿病）；过敏性疾病；循环系统疾病（如充血性心力衰竭、肾动脉硬化）；中毒性肾病（如铅、磷化锌、蛇毒等中毒）；恶性肿瘤（如多发性骨髓瘤、肾癌）。③其他疾病（如妊娠中毒症、移植肾排异、家族遗传性疾病）。

（3）临床表现特点 ①大量蛋白尿（24小时超过3.5g）；②低蛋白血症；③水肿；④高脂血症。

445. 什么是系统性红斑狼疮？

答：系统性红斑狼疮（SLE）是一种全身性自身免疫性疾病，除皮肤和肾脏外常累及全身多个器官，血清中有多种自身抗体，特别是抗核抗体，是本病的特征性标志。

446. 什么是眩晕？

答：眩晕是一种运动幻觉或错觉。根据眩晕的程度可分为真性眩晕和假性眩晕。真性眩晕是患者本身或外界环境呈静止状态或仅有轻度的运动，但患者有自身或外界环境旋转、翻转、倾倒和乘船样感觉。假性眩晕是仅感外界环境呈轻微晃动。上述两种眩晕是患者本身或外界环境呈静止状态时而获得的运动感觉，实质上是幻觉；或者患者本身或外界环境仅有轻度的运动却有剧烈的运动感觉，实质上是错觉。

447. 什么是血液透析？

答：血液透析是将患者的血液引入体外半透膜一侧，而半透膜另一侧充满了透析液，通过透析清除代谢产物和纠正电解质平衡失调。由于血液透析能代替肾脏部分功能，故血液透析装置被称为人工肾。

448. 什么是氧中毒？如何预防？

答：氧中毒是指长时间持续高浓度吸氧，患者表现为吸氧后呼吸困难进一步加重，发绀显著，导致心肺功能衰竭。

氧中毒一旦发生，后果严重，危害极大，必须注意预防，应做到以下几点。

（1）对慢性呼吸衰竭或肺性脑病患者，应给予持续低浓度吸氧。当严重缺氧而危及生命时，可用呼吸器短期高浓度吸氧并进行血气分析。

（2）对急性呼吸衰竭的患者，如呼吸、心搏骤停，急性呼吸窘迫综合征患者，必须高浓度吸氧，以迅速纠正缺氧状态时可短期使用，一般吸氧浓度为30%～60%，持续时间不超过24小时，如氧浓度超过60%持续时间不能超过12小时。

（3）高浓度吸氧24小时以上，可引起黏膜干燥，痰液黏稠，形成干痂，不易咳出，加重感染机会，故应采取加温湿化措施。

449. 什么是应激性溃疡？常发生于哪些疾病？

答：应激性溃疡指机体在某些严重紧急病态下发生胃及十二指肠急性溃疡，应激性溃疡常见于颅脑外伤、各种大手术后、大面积烧伤、休克、败血症、尿毒症、肺心病、心肌梗死等患者，也与某些药物（如肾上腺皮质激素、阿司匹林）的应用有关。

450. 什么是运动性、感觉性、命名性失语？

答：

（1）运动性失语　主要病变在额下回后部，临床表现为能理解别人的语言，但不能用语言回答别人的问话。

（2）感觉性失语　病变在颞上回后部，表现为对语言理解的能力发生困难，患者听不懂别人说话和自己说话的意思。虽然听觉正常，讲话也较流利，但语言错乱而割裂，常常答非所问。

（3）命名性失语　病变在颞叶后部和顶叶下部，特点是对认识和熟悉的人和物品说不出名字，但知道其人是谁，也知道物品的用途。

451. 什么是中心性发绀？常见于哪些病？

答：由于心、肺疾病所致的动脉血氧饱和度降低所致。见于肺炎、急性肺水肿、慢性阻塞性肺气肿、气胸、发绀型先天性心脏病等，发绀为全身性且皮肤温暖。

452. 什么是周围性发绀？常见于哪些疾病？

答：由于周围循环血流障碍所引起，见于右心衰、缩窄性心包炎、休克或局部血流障碍。发绀出现于肢体的末梢部位或病变局部，该部皮肤冰凉，加温后发绀减轻或消失。

453. 糖尿病患者应如何留取四次尿？留尿有什么临床意义？

答：四次尿即早、中、晚饭前和晚上睡觉前的尿液。留尿前30分钟先小便一次，让膀胱排空，然后于餐前及睡前留尿检查尿糖。由每次尿糖加号的多少推测每次留尿前30分钟内的血糖水平。

454. 透析疗法的原理是什么？

答：血液与透析液之间被半透膜隔开，能够通过半透膜的中、小分子物质由高浓度向低浓度一方移动，直到平衡为止。而水分则从渗透浓度低的一侧向渗透浓度高的一侧移动，一般用相当于正常体液电解质含量的等渗透析液，若兼水肿、高血压等可使用高渗的透析液以移除体内过多水分。

455. 为何肺心病患者禁用吗啡类药物？

答：肺心病患者因气道阻塞，肺泡通气不足，长期存在高碳酸血症，呼吸中枢兴奋性降低，此时若给予麻醉药（如吗啡、哌替啶及巴比妥类镇静剂），可使呼吸中枢抑制进一步加重并可抑制咳嗽反射，使痰液引流不畅，通气功能进一步减退，使二氧化碳进一步潴留，使呼酸加重，甚至诱发肺性脑病而死亡。

456. 为何肝硬化并发上消化道出血患者在出血停止后一定要做清洁肠道处理？

答：出血后肠内积血，被产道细菌分泌的氨基酸氧化酶分解而产生氨，吸收后血氨升高而致昏迷，同时肠内积血助长肠道细菌繁殖，肠道产氨能力大增。为了预防因出血而诱发肝性昏迷，应在积极治疗肝病、输血供氧、使用新霉素抑制肠道细菌的同时，采取清肠治疗措施，尽快排出肠内积血。

457. 为何慢性肺心病患者要采用持续低流量给氧？

答：慢性肺心病患者因长期二氧化碳分压增高，呼吸中枢对二氧化碳刺激的敏感性降低，主要依靠缺氧刺激主动脉体和颈动脉窦的化学感受器，通过反射维持呼吸，此时如给患者大流量氧气使血氧分压骤然升高而缺氧解除，通过颈动脉体反射性刺激呼吸的作用减弱或消失，致使呼吸暂停或变浅反而加重二氧化碳潴留和积酸，所以要低流量给氧。持续给氧流量 1~2L/min，浓度 25%~30% 为宜。

458. 为何脑出血患者经常发热？

答：引起发热的原因：①中枢性高热，发病后即出现高热，是因为病变损害了丘脑下部的体温调节中枢；②合并感染，如肺炎或膀胱炎病初体温正常，以后体温逐渐升高，呈弛张热；③吸收热，因出血后血液被机体吸收所引起，多为低热。

459. 为何糖尿病患者易发生酮症酸中毒？诱因是什么？

答：糖尿病患者由于某些诱因使体内胰岛素缺乏进一步加重，血中葡萄糖不能被组织利用，脂肪和蛋白质加速分解而产生大量酮体。由于酮体是强酸，当酮体在体内大量积蓄时，就产生代谢性酸中毒，称为酮症酸中毒。

诱因：可因感染、外伤、手术、妊娠、分娩、饮食不当、胰岛素治疗中断或剂量不足以及产生抗药性等情况引起。

460. 消化系统疾病的防治原则是什么？护士为何必须了解这些原则？

答：

（1）强调预防为主的原则，强调饮食规律和节制烟酒的重要性，要宣传饮食卫生对预防疾病、保障健康的重要作用，指导患者掌握发病的规律性，以防止复发和出现并发症或后遗症。

（2）强调整体观念，调动患者的主观能动性。

（3）明确病因，熟悉各种药物的性能，掌握有效的治疗方法。

护士了解这些原则，即可以结合临床护理进行以预防为主、防病治病的宣传教育，指导患者养成良好的饮食卫生习惯，掌握发病的规律，最大限度防止复发和并发症的发生。

461. 心肌梗死患者为何不宜饮酒？

答：酒中含有乙醇，过度饮酒，酒中乙醇可使外周血管收缩，促使高血压病的形或与血管硬化，由于血管收缩，外周阻力增加，心脏负荷严重，久而久之可导致心肌功能减退，心脏扩大，所以心梗患者不宜饮酒。

462. 心肌细胞由哪两种细胞构成？有什么特殊性？

答：心肌细胞一种是收缩功能的细胞，另一种是心脏传导系统的细胞，具有自律性、兴奋性、不应性及传导性。

463. 心脏病患者为何要禁烟？

答：吸烟后吸收烟碱可刺激心肌组织释放儿茶酚胺，使血压升高、心率加快、心肌应激性增高。再则吸烟时一氧化碳吸入，使血液内碳氧血红蛋白浓度增加，妨碍心肌的氧输送，使肌耗氧量增加，心肌供氧更为缺乏，所以吸烟对心脏病患者是极为不利的，应绝对禁忌。

464. 心脏病患者为何要严格避免精神刺激？

答：精神紧张、情绪过度激动时，可影响大脑皮质，兴奋延髓的心血管中枢和缩血管中枢，使交感-肾上腺素能的活动明显增强。使心排出量增多和外周阻力加大，血压升高，心脏负荷增加，心肌耗氧量增加，加重心肌的缺血、缺氧，诱发心绞痛。

465. 心脏病患者为何要注意保持大便通畅？

答：因便秘，排便用力而诱发心律失常（有时甚至因此发生猝死）、心源性休克、心衰。其机制如下所述。

（1）用力大便对血压、心率及心脏负荷的影响较正常排便大 5 倍多。

（2）出于用力排便，屏气过度，而使右房压力增高，造成舒张期血流速度下降，病情突变，易导致严重的心律失常、阵发性呼吸困难，甚至突然死亡。

（3）大便时用力，对周围静脉血栓具有抽吸作用，可引起肺栓塞。

（4）便秘所致腹胀及直肠充气，可使膈肌抬高，反射性影响心率及冠状动脉血流量，进一步加重病情。

466. 严重贫血的患者为何会出现心悸、气短？

答：由于血红蛋白量和红细胞数减少，携氧能力降低，导致全身组织、器官缺氧。机体对这种缺氧状态有代偿作用，就产生了贫血时各器官、系统的一系列临床表现，如心跳增快、呼吸加速，因此感到心悸、气短，随贫血程度加重而症状逐渐明显。

467. 胰岛素有几种？两种胰岛素合用时应怎样抽吸？

答：按作用时间，胰岛素分为短效、中效、长效和预混胰岛素。

两种胰岛素合用时，应先抽吸短效胰岛素。

468. 在化疗期间应怎样保护血管？

答：由于联合化疗药物品种多、刺激性强、疗程长，必须注意保护患者的血管。

（1）一般从离心脏远端血管开始，选用两臂静脉，轮换注射，不宜选择最细的静脉，以防药液外渗造成静脉炎、静脉周围炎或局部组织坏死。

（2）穿刺成功后，应先用0.9%氯化钠注射液冲洗血管后注射化疗药，注射完药物后再用0.9%氯化钠注射液冲洗血管内腔，以减少药物对血管的刺激。

（3）如有外渗，应立即拔出针头，更换注射部位。药物外渗的局部可进行湿敷、药物封闭或中药外敷。

469. 怎样减轻心脏的前后负荷？

答：所谓前负荷又称容量负荷，重度心衰患者需加用利尿剂，以增加钠和水的排出，降低血容量，从而减轻心脏的前负荷。

所谓后负荷又称压力负荷，血管扩张剂作用于小动脉及小静脉，动脉扩张使周围血管阻力下降，心搏出量增加，心室扩张末期容量减少，心室壁张力也就下降，因而心肌耗氧量也下降。

470. 蛛网膜下隙出血患者为何头痛剧烈？

答：

（1）血液进入蛛网膜下隙，红细胞及其破坏产物刺激脑膜，引起脑膜刺激性头痛。

（2）大量红细胞进入后，释放出含氧血红蛋白，进一步形成胆红素。红细胞及胆红素刺激脑膜及三叉神经根、脊神经后跟，产生脑膜及神经根激惹性疼痛。

（3）出血在100ml以上立即可游离出大量活性肽和5-羟色胺，引起血管性头痛。

（4）由于颅内出血可产生脑水肿、颅内压增高、脑组织移位，引起颅压变动性头痛或牵引性头痛。

471. 发绀是怎样形成的？常表现在哪些部位？

答：发绀又称紫绀，一般是指血液中还原血红蛋白增多，致皮肤与黏膜呈现青紫的现象。广义的发绀也包括少数由于异常血红蛋白衍生物（高铁血红蛋白、硫化血红蛋白）所致的皮肤发青现象。发绀在皮肤较薄、色素较少和毛细血管丰富的血循环末梢，如唇、鼻尖、颊部和甲床等处较易观察到且较为明显。

472. 左心衰和右心衰的临床表现有什么不同？

答：

（1）左心衰时肺循环瘀血。临床表现：①呼吸困难，呈端坐呼吸及阵发性夜间呼吸困难；②咳嗽、咳粉红色泡沫痰；③口唇及甲床明显发绀；④烦躁不安，出冷汗，因脑缺氧出现精神症状。

（2）右心衰时体循环瘀血。临床表现为：①由于各脏器慢性持续瘀血而发生的功能改变，有上腹部胀满感，食欲不振，恶心呕吐；②肝脏肿大，有压痛或出现黄疸；③颈静脉怒张，肝-颈静脉回流征阳性；④下垂性凹陷性水肿，严重时全身水肿；⑤心功能不全严重者，可出现胸水或腹水；⑥发绀。

二、外科护理

473. 出血患者现场抢救时常用哪几种止血方法？怎样选择和处理？

答：

（1）加压包扎止血　适用于静脉或毛细血管出血。将无菌纱布（或干净毛巾等）填盖于创口处，再用绷带或布条加压包扎以止血。

（2）指压止血　适用于动脉出血。在出血部位的近心端摸到搏动的浅静脉，用手指、手掌或拳把血管压向下面的骨头，以阻断血流，达到临时止血的目的。

（3）止血带止血　适用于四肢大动脉出血，用胶皮管在出血部位的近心端将整个肢体用力绑扎，以完全阻断肢体血流，达到止血的目的。

（4）绞带止血　没有胶皮管时可用布带代替。因布带无弹性，用一般方法绑扎难以止血，故强调要"绞绑"，即将布带绕肢体一圈，两头交叉打一活结，使一头留成一小套，取一小木棒穿进活结下，绞紧，再将小木棒一头插入小套内，拉紧小套，把木棒固定住。

474. 出血有哪几类？怎样判断？

答：

（1）动脉出血　血色鲜红，血流急，呈喷射状。

（2）静脉出血　血色暗红，流出缓慢，量较多。

（3）毛细血管出血　血色鲜红，从伤口渗出，常找不到明显的出血点，量少，能自行凝结。

475. 什么是骨折？

答：骨的完整性或连续性中断称为骨折。

476. 什么是青枝骨折？

答：发生在骨质较软韧的儿童，与青嫩的树枝被折时的情况相似。

477. 创伤后怎样判断肢体有无骨折？

答：

（1）伤肢畸形　骨折段移位后，受伤肢体发生成角、短缩、旋转等畸形。

（2）反常活动　在没有关节的部位出现反常活动，即假关节。

（3）骨擦音和骨擦感　肢体活动时，骨折断端相互摩擦，可听到骨擦音或触摸到局部骨擦感。

（4）间接叩击痛　沿力线在骨折肢体远端用轻力叩击或扭转，即引起骨折部位的剧烈疼痛。

（5）肿胀　骨折部位肿胀、青紫或瘀斑，肢体肿胀呈环形。

（6）功能障碍　骨折后肢体丧失部分或全部活动功能。

478. 骨折发生的原因有哪些？

答：

（1）直接暴力　骨折发生在暴力直接作用的部位，如车轮撞击小腿发生胫腓骨骨折。

（2）间接暴力　暴力通过传导、杠杆或旋转作用，使远处发生骨折。如走路滑倒手掌撑地，发生桡骨远端骨折。

（3）肌肉拉力　肌肉突然猛然收缩，可拉断肌肉附着处的骨质。如骤然跪倒股四头肌猛然收缩，发生髌骨横断骨折。

（4）积累劳损　长期反复轻微直接或间接伤力，可集中在骨骼的某一点上发生骨折。如远距离行军发生跖骨及腓骨骨干疲劳性骨折。

（5）骨骼疾病　如骨髓炎、骨肿瘤、遭受轻微外力后即可发生骨折。

（6）老年骨质缺钙，一旦滑倒即引起骨折。

479. 骨折如何分类？

答：

（1）根据骨折处是否与外界相通，骨折可分为：①闭合性骨折，骨折处皮肤或黏膜完整，不与外界想通；②开放性骨折，骨折附近的皮肤或黏膜破裂，骨折处与外界想通。

（2）根据骨折的程度及形态可分为：①不完全骨折，骨的完整性或连续性仅有部分中断，如裂缝骨折、青枝骨折；②完全骨折，骨的完整性或连续性全部中断，如横骨折、斜骨折、螺旋骨折、粉碎骨折、嵌插骨折、压缩骨折、骨骺分离等。

480. 骨折如何治疗？

答：

（1）复位　将移位的骨折段恢复正常或接近正常的解剖位置，重建骨骼的支架作用。

（2）固定　骨折复位后，愈合需要一定的时间，用固定的方法将骨折维持于复位后的位置，待其坚固愈合。

（3）功能锻炼　在不影响固定的前提下，尽快恢复患肢肌肉、肌腱、韧带、关节囊等软组织的舒缩活动，防止发生肌肉萎缩、骨质疏松、肌腱痉挛、关节僵硬等并发症。

（4）内外用药　全身性和局部药物治疗。

481. 不同部位指压法止血怎样选择压迫点？

答：头顶前部止血：压颈根部气管外侧的颈动脉（不能同时压两侧，避免阻断全部脑血流）。

上臂出血：在锁骨上摸到血管搏动处，向后下方压锁骨下动脉。

前臂出血：在上臂中段内侧凹陷处压肱动脉。

手部出血：在手腕两侧压桡动脉及尺动脉。

大腿出血：在腘窝中部压腘动脉。

足部出血：踝关节前后方压胫前动脉和胫后动脉。

整个下肢大出血：可在腹正中用力压腹主动脉。

482. 何谓丹毒？丹毒是怎样发生的？

答：丹毒是β-溶血性链球菌感染的皮肤及其网状淋巴管的急性炎症病变。

丹毒好发于面部、四肢等部位。病人常先有皮肤或黏膜的某种病损，如皮肤损伤、口腔溃疡等，细菌经由皮肤或黏膜的细微伤口处侵入，迅速繁殖、扩散，引起局部皮肤及其淋巴引流区的淋巴结的炎症，感染加重可导致全身脓毒血症，而很少有组织坏死或局部化脓破溃。足癣或血丝虫可引起下肢丹毒的反复发作，引起淋巴水肿，甚至发展为象皮肿。

483. 何谓毒血症、败血症和脓毒血症？其血培养结果有何不同？

答：毒血症是细菌局限于局部感染病灶而产生的大量毒素进入血液循环产生临床症状，或由多个疖融合而成。

败血症为细菌进入血液循环并迅速繁殖产生临床症状，血培养为阳性。

脓毒血症为化脓菌栓子，自感染病灶间歇地进入血液中，随血流运行，并在全身其他器官发生栓塞而引起转移性脓肿产生临床症状，血培养有时呈阳性。

484. 下肢浅静脉曲张的临床表现是什么？

答：主要临床表现为下肢浅静脉扩张、伸长、迂曲，其次为患肢肿胀、胀痛、酸胀或沉重感，小腿下段和踝部皮肤营养障碍性病变，包括皮肤萎缩、脱屑抓痒、湿疹、皮炎、色素沉着和溃疡形成等。

485. 何谓溃疡？

答：皮肤或黏膜组织坏死、脱落所形成的局限性缺损，深度超过表皮，称为溃疡。如口腔溃疡，胃和十二指肠溃疡、皮肤溃疡等。

486. 何谓连续硬膜外麻醉？其优点是什么？

答：连续硬膜外麻醉是将特制的塑料管经穿刺针插入硬

脊膜外腔，经此导管将麻醉药物按需分次注入，达到控制时间长、安全、有效的目的。

其优点是麻醉剂注入硬脊膜外腔，未进入蛛网膜下隙，药量又是分次投入，每次进入药量小，故不良反应少，是目前临床上应用最广泛的一种麻醉方法。

487. 何谓瘘管？

答：由于感染、外伤或肿瘤破溃等，造成体表与体腔之间一种病理性管道，这种管道具有两个或两个以上的开口叫瘘管。

488. 何谓糜烂？

答：皮肤或黏膜上皮细胞坏死、脱落，造成表浅上皮缺损，其缺损深度局限在表皮上称为糜烂，如口腔糜烂、宫颈糜烂。

489. 何谓脑疝？

答：颅内压力增高到一定程度时，颅腔内某一分腔的局部压力比邻近分腔内的压力高，使部分脑组织从高压的颅分腔通过颅内空隙被挤向低压的颅分腔内，这种局灶性颅内压增高所造成的脑组织移位称为脑疝。

490. 何谓牵引？

答：牵引就是以牵引力和反牵引力两个相反方向的力作用于某些骨折患处，在牵引的同时有一个能与牵引力平衡的、与作用力相反的反牵引力，以此达到治疗的目的。

491. 何谓疝？

答：任何脏器或组织离开了原来的部位，通过先天性或后天性的缺陷、间隙或薄弱点，进入另一部位，称为疝。

492. 何谓损伤？

答：外界刺激作用于人体，造成组织或器官在解剖上的破坏和生理上的紊乱，称为损伤。

493. 何谓硬脊膜外腔阻滞麻醉？

答：硬脊膜外腔阻滞麻醉简称硬膜外麻醉，是将麻醉剂（如利多卡因）注入硬脊膜外腔，使某一部分脊神经暂时麻痹，痛觉、触觉及温觉消失。

494. 何谓蛛网膜下隙阻滞麻醉？

答：蛛网膜下隙阻滞麻醉简称腰麻，是将麻醉剂（如普鲁卡因）注入蛛网膜下隙，使部分脊神经根产生暂时性麻醉，麻醉平面以下部位的感觉神经和运动神经被麻痹，痛觉、触觉及温度觉消失。

495. 何谓面部三角区？该部位有疖肿时为何不能挤压？

答：两侧嘴角到鼻根部（内眦）之间的区域为面部三角区。此处静脉网的血液经内眦静脉、眼静脉流到颅内海绵窦。挤压三角区的炎性疖肿时，可使感染沿静脉扩散到颅内，发生海绵窦炎和颅内脓肿。

496. 化脓性感染的一般临床表现有哪些？

答：

（1）局部红、肿、热　由于组织内充血和渗血，局部表现出红、肿、热。

（2）疼痛　主要是炎症反应，使组织内压力增高，刺激痛觉神经末梢。

（3）功能障碍　其原因一方面是由于疼痛，局部肢体活动后疼痛加剧而引起，另一方面是局部器官受感染的影响，不能正常进行生理活动，如脓胸影响呼吸，腹膜炎引起肠麻痹等。

（4）体温增高　感染后产生大量致热源，进入血液循环，引起寒战。通过寒战肌肉不自主收缩产生大量的热，随即高热。

（5）脉搏加快　是交感神经兴奋所致。为适应发热代谢增高所需的氧消耗而使呼吸加快。

（6）血液中白细胞增多。

497. 换药的基本原则有哪些？

答：

（1）换药前要仔细了解病情和伤口情况，充分备好必要的物品，并向患者说明换药的必要性，争取患者配合。

（2）掌握无菌原则，严格区分无菌和有菌，防止交叉感染。

（3）保障充分引流，分泌物的积聚不利于伤口愈合，一般感染伤口应放凡士林纱条或盐水纱条引流，深部伤口渗出液多的可放引流管，保障引流通畅，促进伤口愈合。

（4）排除各种对伤口愈合不利因素，尽量建立有利于组织修复的条件，促进伤口愈合。

498. 急性肠梗阻的临床特点和发病原因是什么？

答：

（1）临床特点　腹痛、呕吐、腹胀、排气排便终止。

（2）发病原因　腹外疝、粘连性肠梗阻、肠套叠、肠扭转、蛔虫性肠梗阻、先天畸形、肿瘤、结核、狭窄、内疝等。

499. 急性阑尾炎的临床表现是什么?

答:

(1) 腹痛 为转移性右下腹痛,单纯性阑尾炎为较轻的隐痛和钝痛,梗阻、化脓性阑尾炎呈阵发性剧痛、胀痛,坏疽性阑尾炎有较重的持续性跳痛,腹痛的同时,右下腹麦氏点有固定而明显的压痛。

(2) 胃肠道症状 早期有恶心、呕吐、食欲减退、便秘,盆腔位的阑尾炎可引起里急后重感。

(3) 全身反应 可有头痛、乏力、咽痛等。

500. 急性乳腺炎的病因是什么?

答:

(1) 乳汁淤积 ①乳头发育不良,过小或内陷,妨碍哺乳;②乳汁过多或婴儿吸乳太少,致乳汁不能完全排空;③乳管不通,影响排乳。

(2) 细菌侵入 ①由于乳头破裂,细菌沿淋巴管入侵;②婴儿口含乳头而睡,或婴儿有口腔炎吸乳,使细菌直接侵入乳管。

(3) 产妇分娩后全身抗病能力低下。

501. 如何预防急性乳腺炎?

答:关键在于避免乳汁淤积,同时防止乳头损伤,保持局部清洁。妊娠期应经常用温水清洗两侧乳头,如乳头内陷,可经常挤捏,提拉以矫正。要养成定时哺乳,婴儿不含乳头睡觉等良好哺乳习惯。每次哺乳要将乳汁吸空,如有淤积,可用吸乳器或按摩法以排空乳汁。哺乳后要清洁乳头,有破损或皲裂要及时治疗,注意婴儿口腔卫生。

502. 腹壁切口裂开从病理角度如何分类？

答：完全性切口裂开是腹壁各层组织（包括表皮、皮下组织、肌层、腹膜）完全裂开，肠袢或其他脏器自裂口处脱出，患者可出现不同程度的休克。

不完全性切口裂开，仅腹壁的一层或数层裂开，多数是腹膜裂开，仍有一部分组织（大多是皮肤）保持完整，腹内脏器可部分脱出于腹壁组织之间，称为切口疝。

503. 腹壁切口全层裂开的临床表现是什么？怎样紧急处理？

答：

（1）临床表现　患者腹部切口处突然流出大量粉红色血性液体，检查伤口可从裂开的切口处见到肠管、网膜等内腔外露。

（2）紧急处理　一旦发生切口裂开，要沉着冷静加以处理。首先去除各种继续增加患者腹压的因素，如立即放平，告诉患者暂时不要做咳嗽、用力等增加腹压的动作。其次移去覆盖在腹部的被褥衣物，已经流出腹腔的内脏切勿推回腹腔，可用多层无菌纱布覆盖，尽量减少污染的机会。及时与医生和手术室联系，用平车护送患者进手术室缝合处理。

504. 手术后切口裂开的原因有哪些？

答：

（1）全身性原因　①慢性营养不良；②维生素缺乏；③老年人切口愈合能力差；④全身性疾病（如糖尿病、贫血、恶性肿瘤等）；⑤长期激素治疗、抗癌化疗、放疗的患者。

（2）局部原因　①切口血肿、感染；②皮肤切除过多，切口张力大；③躯体某些部位（如下肢）血液循环较差；④切口缝合技术不当，皮肤对位不佳，缝线过松或过紧；⑤缝线拆除过早；⑥腹部压力突然增高（如咳嗽、打喷嚏、呕吐、呃逆、大声哭闹、用力排便等）引起切口裂开。

505. 骨折后功能锻炼应注意哪些事项？

答：

（1）鼓励患者积极活动，要循序渐进，活动范围由小到大，次数由少到多。

（2）严格控制不利于骨折端稳定的活动，如前臂骨折不应做前臂旋转活动等。

（3）功能锻炼以恢复肢体的生理功能为主，如上肢各种活动以增强手的功能为主。

（4）锻炼时不应急于施行手法牵拉和对骨折部位的被动按摩。锻炼不应让患者感到疲劳，也不应使骨折部位疼痛。

（5）把功能锻炼的原则、方法、注意事项、重要性等向患者讲清楚，使之有信心，主动、积极进行功能锻炼。

506. 甲状腺大部切除术后出现呼吸困难的临床表现是什么？怎样处理？

答：

（1）临床表现　进行性呼吸困难、烦躁、发绀，甚至窒息。如切口出血，还可有颈部肿胀、切口渗血等。

（2）处理　术后床旁常规备无菌手套及气管切开包。发生上述情况，应及时剪开缝线，去除血肿，恢复呼吸后送手术室处理，若呼吸仍未改善，应立即行气管切开术。

507. 甲状腺大部切除手术后的主要并发症及其原因有哪些？

答：

（1）术后呼吸困难和窒息，发生在术后 48 小时内。原因：①切口内出血压迫气管；②喉头水肿及痉挛；③气管软化发生塌陷；④痰液血块等异物堵塞。

（2）喉返神经损伤。

（3）喉上神经损伤。

（4）手足抽搐　原因是术中甲状旁腺被损伤或误切，致血钙降低。

（5）甲状腺危象　原因是手术前准备不够，甲状腺功能亢进症状未很好控制。

508. 甲状腺大部切除术后发生甲状腺危象的临床表现是什么？如何处理？

答：

（1）临床表现　术后 36 小时内，出现高热、脉快弱、烦躁、谵语，甚至昏迷，常伴有呕吐和腹泻。

（2）处理　及时给碘剂、镇静剂、氢化可的松，降温，吸氧，输液。

509. 甲状腺大部切除术后合并喉返神经损伤、喉上神经损伤的临床表现有哪些？

答：

（1）喉返神经一侧损伤，可因声带麻痹而引起声音嘶哑；双侧损伤可引起失音或呼吸困难。

（2）喉上神经外支损伤，可使环甲肌瘫痪、声带松弛而音调降低；喉上神经内肢损伤，可使喉部黏膜感觉丧失，进食、饮水时发生误吸而呛咳。

510. 排尿紊乱常见的症状有哪些？

答：

（1）尿频　正常人排尿次数，一般白天为 4～5 次，夜间 0～1 次，尿量每次 200～400ml。次数明显增多者为尿频。

（2）尿急　一有尿意即迫不及待要排尿。

（3）排尿困难　尿不易排出，排尿开始迟缓，排时费力，尿线变细，射程短，尿线中断或不成线，点滴不出。

（4）尿潴留　尿液潴留在膀胱内不能排出，为膀胱下尿路梗阻或膀胱失去收缩力所致。

（5）尿失禁　膀胱内尿不能控制而自行流出。

511. 破伤风的发病原因是什么？临床表现有哪些？

答：破伤风是一种外伤或产科接生后发生的特异性感染，由破伤风杆菌感染所致。此种杆菌广泛存在于泥土和人畜粪便中，是革兰阳性厌氧性芽孢杆菌。破伤风的发病，除了细菌毒力强、数量多、人体缺乏免疫力等因素外，局部伤口的缺氧是发病的最主要因素。

破伤风杆菌产生的痉挛毒素作用于脊髓前角细胞或神经肌肉终板，引起有特征性的全身横纹肌紧张性收缩或阵发性痉挛。临床表现为咀嚼不便，张口困难，牙关紧闭，颈项强直，头略向后仰，面部表情肌群呈阵发性痉挛，使患者出现"哭笑脸"、背肌、腹肌、四肢肌僵硬，出现角弓反张，四肢屈曲等。在持续紧张收缩的基础上，任何轻微的刺激（如声、光、震动、触摸等），均能诱发全身肌群痉挛和抽搐，患者表现面色发绀、呼吸急促，口吐白沫，流涎、磨牙、全身大汗淋漓等。

512. 全麻术后患者的主要护理有哪些？

答：

（1）全麻未清醒时，患者处于意识丧失阶段，为防止各种并发症或意外发生，必须有专人守护，直至清醒为止。

（2）保持呼吸道通畅。全麻清醒前，下颌关节部位的肌肉松弛，舌根易后坠而阻塞咽喉通道，一般在咽喉部置通气导管，可通过导管吸出呼吸道分泌物，以保证呼吸道通畅。待患者逐渐清醒，自己用舌将通气导管推出时，可将导管取出。

（3）乙醚全麻后常出现恶心呕吐等胃肠道反应，故麻醉未清醒时，患者应平卧头侧向一边，防止唾液和呕吐物吸入呼吸道。一旦发生误吸，应立即采取头低位，使声门裂高于食管入口，呕吐物流向鼻咽腔然后从口角流出，此时可用吸引器清除口鼻腔的残余呕吐物，保持呼吸道通畅。

（4）认真观察血压、脉搏、呼吸，每 15~30 分钟测一次。发现异常体征，采取紧急措施，排除险情。

（5）麻醉清醒前，患者可出现躁动不安，如拔管、坠床等危险，守护者必须注意安全，可按医嘱给镇静止痛剂，必要时采用约束带，保护患者安全。

513. 三腔二囊管的护理要点是什么？

答：

（1）三腔管双腔内充气量一般胃囊内为 150~200ml，食管囊内为 100~150ml。

（2）三腔管插入后，尾端应加反牵引力，以加强胃囊压迫胃底出血静脉的压力，一般采用滑轮牵引装置，避免用胶布固定，以免鼻翼部发生压迫疮。

（3）严密观察用三腔管后的效果。患者有无恶心，胃管内是否吸出大量鲜血等，以了解压迫止血效果。

（4）为避免食管胃底部黏膜长时间受压、组织发生溃烂坏死，应每隔12小时，气囊放气10~20分钟，放气时要严密注意大出血的发生。

（5）严密注意因胃内气囊过小或气囊破露后上滑的情况发生。此时三腔管受反牵引力的牵拉，极容易将三腔管拔出而使食管气囊堵塞于咽喉部而引起患者窒息。发生此种险情时，应及时抽出食管气囊内的气体，立即将三腔管拔出。

（6）根据上述情况，插入三腔管前，必须详细检查两个气囊的质量，检查有无漏气，插入三腔管后必须设专人守护，保障患者安全。

（7）病情稳定，出血已止，拔出三腔管前，应先放出气囊内的气体，观察一天，确定无出血情况时，先让患者经口腔喝30ml液状石蜡（石蜡油），以润滑食管、胃底部黏膜与气囊的间隙，避免由于拔管而再度损伤引起出血。

（8）保持减压管的通畅，保持呼吸道通畅，做好鼻腔、口腔护理。

514. 烧伤的深度分几度？各度烧伤的组织损伤程度及临床表现是什么？

答：烧伤分为Ⅰ度、浅Ⅱ度、深Ⅱ度及Ⅲ度。

Ⅰ度烧伤（红斑）：损伤程度达表皮角质层，生发层健在。临床表现为轻度红、肿、热、痛，感觉过敏，表面干燥无水泡。

浅Ⅱ度烧伤（水泡）：损伤达真皮浅层，部分生发层健在。临床表现剧痛，感觉过敏，有水泡，泡皮剥落后可见创面均匀发红、潮湿、水肿明显。

深Ⅱ度烧伤（水泡）：损伤达真皮深层，有皮肤附件残留。临床表现痛觉较迟钝、有水泡或无水泡、基底苍白、间有红色斑点、创面潮湿。

Ⅲ度烧伤（焦痂）：损伤达皮肤全层，有时可深达皮下组织、肌肉、骨骼，临床表现为皮肤痛觉消失、无弹性、干燥、无水泡、如皮革状、苍白、焦黄或炭化。

515. 烧伤面积的计算法是什么？

答：

（1）新九分法　①成人：头颈部占9%，其中发部3%、面部3%、颈部3%；双上肢占18%，其中双上臂7%、双前臂6%、双手5%；躯干占27%，其中躯干前面13%、躯干后面13%、会阴1%；双下肢占46%，其中双臀5%、双大腿21%、双小腿13%、双足7%。②小儿：头颈部［9+（12-年龄）］%，双上肢18%，躯干27%，双下肢［46-（12-年龄）］%。

（2）手掌法　患者自己的一侧手掌（五指并拢）的面积占体表面积的1%。

516. 使用止血带时应注意哪些事项？

答：

（1）扎止血带的部位应在伤口的近心端，尽量靠近伤口。前臂和小腿不适于扎止血带，因此处有两根骨头并列，骨间隙可通过血流，止血效果不佳。上臂止血带不可扎在中 1/3 处，以防勒伤桡神经。

（2）扎止血带前，应先垫上三角巾和毛巾，避免止血带直接接触皮肤而损伤皮肤。

（3）扎止血带时，应将胶皮管适当拉长，绕肢体 2~3 圈后再固定，借胶皮的弹力回缩压迫动、静脉，绑扎不要过紧或过松，以远端动脉搏动消失为合适。

（4）尽量缩短扎止血带的时间，以 1 小时左右为宜，最长不超过 4 小时。

（5）使用止血带期间，每隔半小时至 1 小时应放松止血带一次，放松时可用指压法临时止血，以缓解局部肢体的缺血。松解 1~2 分钟后，立即在稍高的平面上扎止血带，不要在同一部位反复绑扎。

（6）放松止血带时动作应缓慢，防止患肢血流突然增高，使末梢血管受损、影响全身血液的重新分布、血压下降。

（7）扎了止血带的患者在护送过程中，对伤情应有明显标记，写明血流阻断的具体时间，以便他人按时放松止血，防止肢体长时间阻断血流，造成组织严重缺血坏死。

（8）使用止血带时要注意肢体的保温，因伤肢血液循环被阻断，抗寒能力低下，容易发生冻伤。

517. 外科急腹症有哪些共同表现？

答：

（1）腹痛　病变刺激支配腹膜和腹内脏器的神经所致。

（2）胃肠道症状　如恶心，呕吐，腹胀，排便、排气停止。

（3）腹膜刺激征 腹部有压痛、反跳痛、肌紧张。

（4）肠鸣音改变：肠蠕动增强则肠鸣音亢进，肠蠕动减弱则肠鸣音减弱，肠麻痹时肠鸣音消失。

（5）白细胞总数和中性白细胞百分比增高。

518. 胃、十二指肠溃疡的外科治疗适应证是什么？

答：

（1）胃溃疡恶变。

（2）幽门梗阻。

（3）胃、十二指肠溃疡穿孔。

（4）胃、十二指肠溃疡大出血。

（5）内科系统治疗无效，症状严重，影响身体营养和正常生活。

519. 简述胸部损伤的常见症状有哪些？

答：

（1）胸痛 伤处出现疼痛和压痛。伴有肋骨骨折，呼吸时疼痛明显加重。

（2）呼吸困难 表现为烦躁不安、鼻翼翕动，呼吸急促、发绀。说明有肋骨骨折、血气胸、气管、支气管堵塞、肺膨胀不全，导致缺氧和二氧化碳滞留的情况。

（3）咯血 伤后咯血或血中带血，说明有肺实质损伤或支气管损伤。

（4）休克 表现为烦躁、面色苍白、脉快而细弱，血压下降等。说明全身有大出血或中枢调节作用失常等严重情况发生。

（5）皮下气肿 胸壁皮肤肿胀，触之如海绵状，有捻发感，称为皮下气肿，一般为肺、支气管、气管有裂伤，空气进入皮下组织所致。

520. 胸腹部手术后发生肺不张的原因是什么？

答：胸腹部手术后，因手术切口疼痛、仰卧体位，患者活动受限，妨碍吸气和咳嗽、咳痰，支气管内被黏稠的痰堵塞；亦可因麻醉和术后误吸口腔、胃肠道的内容物直接堵塞支气管。支气管被堵塞后，受阻下段肺叶或肺段萎缩，即形成肺不张。

521. 胸廓的解剖和生理特点是什么？

答：

（1）胸廓由胸椎、胸骨、肋骨及肋间组织组成，外有胸壁和肩部肌肉，内有胸膜。

（2）肋骨共12对，第1~7肋为真肋，第8~10肋为假肋，第11、第12肋为浮肋。

（3）胸膜有脏层和壁层，脏层包裹肺叶，壁层覆盖于胸廓的内面、膈和纵隔，两层之间的密闭间隙为胸膜腔。

（4）胸膜腔内压力随呼吸运动而变化，正常情况下，吸气时压力为$-10 \sim -8cmH_2O$，呼气时约$-5 \sim -3cmH_2O$，胸膜腔内负压的存在对保持肺扩张和通气功能有着十分重要的作用。

522. 胸腔闭式引流的护理有哪些？

答：

（1）保持引流管通畅。

（2）保持水封瓶和引流管无菌。

（3）保持水封瓶的密闭状态

（4）鼓励患者经常做咳嗽及深呼吸动作，利于胸腔内气体、液体迅速排出，使肺早期扩张。

（5）引流管的长玻管下端应在水平面下 2~5cm，使胸腔保持一定负压，避免因长管在水面下太浅引起张力性气胸，或太深不利于气液体的排出。

（6）水封管必须低于患者胸腔，搬动患者时不可高举瓶子，避免瓶内液体倒流入胸腔。

（7）注意引流液的性质和量并做好记录。

523. 影响伤口愈合的因素有哪些？

答：

（1）全身性因素　①全身性疾病（如休克、恶心肿瘤等）影响伤口愈合；②年龄，老年人血管硬化，局部血液供应减少，对组织修复不利；③蛋白质缺乏，可引起血浆蛋白降低和伤口水肿；④维生素缺乏，可直接或间接影响伤口愈合。

（2）局部因素　①伤口内血肿，可使创缘分离，影响伤口愈合，而且肿物压迫血管，血液循环障碍，导致继发感染；②坏死组织和异物，可引起炎性反应，诱致继发感染；③伤口感染，细菌毒素溶解蛋白质和胶原纤维，引起出血或血栓形成，不利于伤口愈合；④术中广泛剥离或过密缝合，术后包扎过紧、局部血流障碍均不利愈合。

524. 硬膜外麻醉术后护理的注意事项是什么？

答：硬膜外麻醉在给麻药后，可因麻醉区血管扩张而出现一时性血压下降及呼吸抑制，在补充血容量及给氧辅助治疗后，很快能得到纠正，因利多卡因药物作用消失时间较短，一般术毕回病房后病情已稳定，故护理上只需测 3~4 小时血压、脉搏就可以了，患者可以自由卧位，护理方便简单。

525. 直肠癌的临床表现有哪些？

答：

（1）排便习惯改变　最初多为排便次数增多，大便稀烂、混有黏液。有时出现便秘或便意频繁，有肛门不适或下坠感，伴腹部隐痛。

（2）便血　为较早期症状，血鲜红或较暗红色、量少，往往被认为是痔、结肠炎或慢性痢疾而被忽视。

（3）慢性肠梗阻表现　先有腹胀或腹部不适，后出现阵发性腹痛，便秘，大便变细、有压迹。

526. 疖和痈的区别是什么？

答：疖是一个毛囊及其所属皮脂腺的急性化脓性感染，可扩展到皮下组织。痈是多个相邻的毛囊及其所属皮脂腺或汗腺的急性化脓性感染或由多个疖融合而成。

527. 麻醉前用药有何目的？

答：

（1）术前晚服镇静安定药，减轻患者紧张情绪，消除对手术的恐惧心理，保证术前有良好的睡眠和充分的休息。

（2）术前注射哌替啶、吗啡等镇痛药，以增强麻醉作用，提高患者的痛阈；注射地西泮、巴比妥类镇静药，起镇静催眠作用。

（3）术前注射阿托品、山莨菪碱，减少术中呼吸道黏膜和唾液的分泌，保持术中呼吸道通畅。

528. 门脉高压症、食管胃底静脉曲张破裂出血的病因是什么？

答：正常门静脉血流是经胃冠状动脉、胃短静脉，通过食管、胃底静脉与奇静脉等分支吻合，流入上腔静脉。

门静脉高压时，门静脉通路受阻，静脉内压力可由原来的 $13 \sim 24cmH_2O$ 升高至 $30 \sim 50cmH_2O$，压力的突然升高，使位于食管下段的胃底的静脉发生曲张，覆盖的黏膜变薄，易为粗糙食物或胃酸反流腐蚀损伤，特别是在呕吐、负重等腹压升高的情况下，导致静脉曲张破裂而引起大出血。

529. 门脉高压症常用外科手术方式的目的是什么？

答：门脉高压症外科治疗常采用的手术方式为脾切除和分流手术。其目的如下。

（1）脾切除可以减少门脉血流量 $20\% \sim 40\%$，从而降低门静脉压力；同时还可以纠正脾功能亢进，促进腹水消退。

（2）分流术是用手术吻合血管的方法，将门静脉系和腔静脉系连通起来，使压力较高的门静脉系血液直接分流到腔静脉去，从而降低门静脉压力。

530. 脑疝形成的原因是什么？

答：任何能引起颅腔内压力分布不均的因素都可引起脑疝。常见的病因有颅脑损伤引起的颅内血肿、脑水肿，先天性脑积水、脑脊膜膨出症，颅内脓肿，颅内肿瘤颅内寄生虫病等。

531. 脑疝如何分类？小脑幕裂空疝的临床表现有哪些？

答：

（1）脑疝有小脑幕裂孔疝和枕大孔疝两种。

（2）小脑幕裂孔疝的临床表现　①头痛、剧烈恶心、喷射性呕吐。②进行性意识障碍，患者从清醒逐渐转为嗜睡、昏沉以至昏迷。③两侧瞳孔不等大。患侧瞳孔由缩小逐渐扩大，呈不规则，光反应由迟钝至消失，但健侧瞳孔仍正常，晚期可双侧瞳孔散大，光反应消失。④运动感觉障碍。运动障碍发生在瞳孔散大侧的对侧，表现为肢体自主活动减少、瘫痪、肌紧张增加、腱反射亢进、椎体束征阳性、对疼痛刺激反应减弱或消失。⑤生命体征紊乱。血压忽高忽低，呼吸忽快忽慢，脉搏快慢不均，面色绯红或苍白，体温高至41℃或低至35℃。最后血压下降，呼吸心跳停止。

532. 病理变化中的尿液常见有哪些种类？

答：

（1）血尿　在一般生活和活动的情况下，未经离心沉淀的尿，每高倍视野内可见1~3个红细胞，称为血尿。常见于尿路结石、尿路结核、泌尿系肿瘤等。

（2）脓尿　尿液沉淀物行显微镜检查，每高倍视野中可见脓细胞5个以上者为脓尿。多见于泌尿系结核、非特异性感染等。

（3）乳糜尿　尿液浑浊如牛奶，显微镜检查有油点，放置后凝冻，常为丝虫病后遗症。

（4）晶体尿　尿中含较多磷酸盐时，尿液呈石灰水样，静置后有白色沉淀物，偶见于正常人。

533. 什么是体外循环？

答：体外循环是将回流至心脏的静脉血引至体外，经人工心肺机完成血液的氧合，再将血液重新泵入体内，完成人体的血液循环。

534. 什么是正常颅内压？

答：成人的头颅是一个半封闭的腔体，颅腔容积是恒定的，其中有脑组织、脑脊液、血液三种不能被压缩的内容物。正常时，颅腔容积和其内容物的体积是相适应的，颅内保持一定的压力，称为颅内压。正常成人的颅内压为 70~180mmH$_2$O（相当于 5~13.5mmHg），以平卧位时侧脑室内液体的压力为代表，可在侧卧位时经腰穿测得，亦可直接从侧脑室通过电测压表测定。

535. 术后发生肺不张应怎样治疗？

答：

（1）预防　①胸部手术患者术前练习腹式呼吸，腹部手术患者练习胸式呼吸，使术后能维持正常呼吸；②吸烟的患者，术前一周应停止吸烟，减少上呼吸道分泌物；③有呼吸道感染的患者，应控制感染后再接受手术治疗；④避免术中或术后发生呕吐和误吸，术前常规禁食，麻醉期间应平卧侧头位，尽量吸出气管内分泌物；⑤术后鼓励和协助患者深呼吸、咳痰，适当变换体位，定时做雾化吸入等。

（2）治疗　一旦发生肺不张，首先要帮助患者咳出堵在气管内的痰液，可用双手按住切口两侧，患者深吸气后用力咳痰，要说明咳痰的重要性，取得患者合作。年老体弱无力咳嗽者，可用吸痰法刺激咽喉部诱发咳嗽。严重呼吸困难者，做气管切开。

536. 损伤分为哪些类？

答：

（1）闭合性损伤　受伤部位的皮肤完整，而深部组织断裂或受损伤，如挫伤、震荡伤、挤压伤等。

（2）开放性损伤：受伤部位皮肤或黏膜的完整性受到破坏，形成开放性的伤口或创面，使皮下组织与外界相通，如擦伤、刺伤、切割伤、撕脱伤、枪伤、炸伤、化学性灼伤、各种动物咬伤及虫类蜇伤。

537. 外科手术前为何需要进行麻醉？

答：

（1）消除手术引起的疼痛，使患者能在无痛的条件下接受手术治疗。

（2）防止手术操作引起的不良神经反射，如术中牵拉胃肠、刺激支气管、盆腔脏器等，引起迷走神经反射性兴奋而产生心动过缓和血压下降，必须阻断这种神经反射，使手术顺利进行。

（3）减轻患者对手术的恐惧感，使手术顺利进行。

538. 为何麻醉前需禁食？何如掌握禁食的时间？

答：除了在局麻下行小手术外，通常麻醉前均按常规禁食禁水。

（1）防止术中和术后呕吐引起误吸而发生吸入性肺炎或呼吸道梗阻而窒息。

（2）胃肠手术要保持胃肠道内腔空虚，避免胃肠内容物污染手术视野或使术后胃肠道膨胀。

（3）某些手术在操作时可能刺激腹膜或内脏，而使术后出现腹胀及呕吐。

（4）有些局麻或神经阻滞麻醉，由于术中需改换术式而进行全麻，因此术前需按全麻要求做好禁食准备。

术前禁食时间一般为 8 ~ 12 小时，禁水 4 ~ 6 小时。禁食同时应禁服药及水。急症手术例外。

539. 胃肠减压如何护理？

答：

（1）胃管插入长度要合适，一般成人为 55 ~ 60cm，即胃管头端插至胃幽门窦前区，因插入过深，管在胃内盘绕折断，过浅胃管头端接触不到胃液，均会影响减压的效果。

（2）胃管固定要牢固，尤其是外科胃手术后的胃肠减压，胃管一般放置于胃肠吻合的远端，如固定不牢固，一旦胃管脱出，再下管时可能损伤吻合口而引起吻合口瘘，故切勿再次下管，应及时报告医生。

（3）保持胃管的通畅，可连续腹压吸引以减压。腹压吸引力不宜过大，避免胃管头端小孔被吸附于胃黏膜上而使引流不畅，可定时用生理盐水冲洗，冲去堵在小孔口的胃内容物，以保持官腔通畅。

（4）观察吸出物的性质和量，如观察胃液颜色，判断胃内有无出血情况；观察胃液的量以判断是否吸出来过多，影响水电解质平衡。

（5）观察肠功能恢复情况，如外科术后的肠麻痹，观察肠鸣音是否恢复，肛门是否开始排气，排气表明肠功能逐渐恢复，即可考虑拔管。

（6）鼻腔、咽喉部及呼吸道护理。定时清洁鼻腔与口腔，经常协助患者捶背、咳痰。让患者深呼吸，排出呼吸道分泌物，定时做雾化吸入，保持呼吸道的湿润与通畅。

（7）如需由胃管内灌药（饮食）时，灌后应用温开水冲净管腔，并夹管 1~2 小时，使灌入的药物充分消化吸收，然后再接吸引。

540. 蛛网膜下隙阻滞麻醉术后发生尿潴留的原因是什么？应怎样处理？

答：蛛网膜下隙阻滞麻醉（腰麻）术后，骶前神经受阻滞，逼尿肌松弛，不能自主排尿而引起尿潴留，亦可因会阴部伤口疼痛或不习惯于卧床排尿引起，故术后护理要观察患者是否已排尿，术后 6 小时尚未排尿，要检查膀胱充盈情况。如发生尿潴留，则应协助患者改变体位以适应排尿习惯，可用下腹部热敷、听流水声或冲洗会阴等方法诱导排尿，必要时行导尿术。切忌用暴力压迫膀胱，以免发生意外。

541. 蛛网膜下隙阻滞麻醉术后头痛的原因是什么？应怎样处理？

答：蛛网膜下隙阻滞麻醉（腰麻）术后常发生头痛，伴恶心，有些患者坐起时加剧，平卧后减轻，主要是由于脑脊液外漏引起颅内压降低所致，亦有人认为是麻醉药物不纯、穿刺时出血或穿刺时将皮肤上的碘酊带入脑脊液等原因造成对脑膜的刺激，使脑脊液分泌增多、颅内压升高引起。

处理方法如下。

（1）低颅压性头痛　一般腰麻术后常规去枕平卧 6 小时，以防止低颅压性头痛的发生。如发生头痛，可让患者安静卧床，可取头低脚高位，按医嘱静脉注射注射用水 10ml，利用渗透压的关系，使低渗的注射用水向高渗的脑脊液方向流去，增加脑脊液容量，解除头痛，或口服烟酰胺以扩张脉络膜丛，增加脑脊液的产生，亦可用针刺太阳、印堂、风池、合谷等穴位止痛。

（2）高颅压性头痛　可用安钠咖（苯甲酸钠咖啡因）0.5g 加入 50% 葡萄糖注射液 20ml 静脉注射，安钠咖能使脑小动脉收缩，血流量降低，脑脊液生成减少，颅压降低以减轻头痛。

542. 蛛网膜下隙阻滞麻醉术后血压下降的原因是什么？应怎样处理？

答：蛛网膜下隙阻滞麻醉（腰麻）术后常发生血压下降的临床征象，其主要原因是麻醉平面以下区域的交感神经被阻滞，副交感神经的作用相对增强，出现血管扩张，局部的有效循环血量相对减少，靠平面以上未麻醉区域的血管收缩来代偿，致使回心血量减少，心排出量降低，而血压呈下降趋势。

一般术后回病房，应平卧、观察血压、脉搏 6 小时。如发现患者血压下降、脉搏增快、面色苍白，应及时报告医生，同时进行静脉输液扩充血容量，亦可静脉注射麻黄碱促进血管收缩，血压回升。

543. 怎样保持胸腔闭式引流的水封瓶和引流管的无菌？

答：

（1）每晚倒液计量后，应更换灭菌的引流装置一次。

（2）水封瓶必须有足够大小。瓶子太小，患者如病情不稳定，胸腔内负压变化大，则长管水柱随着负压的变化而忽高忽低，有时水柱可高达水封瓶盖以上的皮管部分，瓶内液体有可能被吸入胸腔，给胸膜腔带来污染的危险。除保持水封瓶的无菌外，还要保障瓶子有足够容量，以避免瓶内液体逆流入胸腔。

544. 怎样保持胸腔闭式引流的通畅?

答:

(1) 引流管勿受压、扭曲、打折。

(2) 引流管长度要适宜。太短易受牵拉而脱落, 过长易使管弯曲、下垂而影响排气排液。

(3) 观察长管水柱的波动。正常情况下水柱高于水平面 8~10cm。

(4) 引流管有血块堵塞时, 长管水柱的波动消失, 应及时用手挤压皮管使之通畅, 但禁止用生理盐水冲洗。

545. 怎样保持胸腔闭式引流水封瓶的密闭状态?

答:

(1) 瓶口和瓶塞要安装合适, 严密盖紧, 不漏气, 皮管各连接处要按紧, 严防脱开。

(2) 拔开瓶塞或皮管接头处, 事先必须用两把止血钳将皮管上端夹紧, 避免空气进入胸腔。

(3) 患者外出做各种检查、治疗时, 不得将皮管与水封瓶分开, 必须随身携带水封瓶。气胸患者不得长时间夹管, 以免引起张力性气胸。

(4) 水封瓶不得倾斜, 避免长玻璃管漏出水面使空气进入胸腔。

546. 怎样观察胸腔闭式引流液的性质和量?

答:

(1) 每一水封瓶内固定倒入一定量的无菌生理盐水以便准确计算流出量。

（2）血性液流出多的情况下，倾倒引流液后，瓶底残留血性液，应用无菌生理盐水将瓶冲洗干净，以便继续观察出血情况。

（3）当血性引流量每小时超过100ml，应考虑胸腔内有活动出血，应及时报告并采取必要的紧急措施。

547. 牵引有何目的？

答：

（1）牵引关节或骨骼，使脱位的关节或错位的骨折复位，并维持复位后的位置。

（2）牵拉及固定关节，以减轻关节面所承受的压力，缓解疼痛，使局部休息。

（3）矫正畸形。

548. 伤口是如何愈合的？

答：伤口是通过结缔组织修复、伤口收缩以及上皮再生而到达愈合的。

549. 颅底骨折合并脑脊液漏病人的护理要点是什么？

答：

（1）密切观察生命体征及漏出脑脊液的量、颜色及性状，及时发现病情变化。

（2）卧床休息，维持特定体位：取床头抬高、半坐卧位或患侧卧位，促进漏道尽早闭合。

（3）防止颅内感染：保持外耳道、鼻腔和口腔清洁，禁忌填充、冲洗或滴入药物，禁止鼻饲及鼻腔内吸痰，尽量避免擤鼻涕、打喷嚏、剧烈咳嗽以及用力排便。

550. 医用石膏的特性有哪些？

答：生石膏的化学成分是含水硫酸钙，有两个分子的结晶水，呈硬块状。将生石膏打碎，加热至100℃以上，生石膏失去一个分子的结晶水而成为不透明的白色粉末，称为熟石膏，即医用石膏。当熟石膏遇水时，可重新结晶而硬化，医学上利用石膏的这个特性，做成石膏托或石膏管型，对骨折肢体起有效的固定作用。

三、妇产科护理

551. 第一产程为何鼓励产妇排尿？为何要给产妇灌肠？

答：因为充盈的膀胱影响宫缩及胎头下降，因此临产后鼓励产妇每2~4小时排尿一次，必要时导尿。

初产妇宫口开大不足4cm、经产妇宫口开大不足2cm、无灌肠禁忌证者应用温肥皂水灌肠。因为这既清除了粪便，避免在分娩时排便污染，又能通过反射作用刺激宫缩，加速产程进展。

552. 发生急性胎儿宫内窘迫时为什么要间歇吸氧？

答：因为持续吸氧后，产妇血氧张力增加，在高氧分压、低二氧化碳分压的情况下，胎儿脐血管明显收缩，胎盘血循环反而受到抑制，使胎儿更加缺氧，因此应使产妇侧卧吸氧，每次10分钟，隔5分钟再重复1次，直至胎心率正常。

553. 分娩先兆有哪些？什么是"见红"？

答：分娩发动前往往出现一些预示孕妇不久将临产的症状，称为分娩先兆。常见的分娩先兆有假阵缩、腹部轻松及"见红"。"见红"是指子宫颈口内附近的胎膜与该处的子宫壁分离，毛细血管破裂出血，并与子宫颈管内原有的黏液栓相混而排出。通常发生在分娩开始前24~48小时。

554. 根据孕妇腹痛和出血症状，怎样鉴别前置胎盘和胎盘早期剥离？

答：前置胎盘者无腹痛，只有外出血，阴道出血反复出现，色较红，失血症状与阴道流血呈正比；胎盘早剥者腹痛剧烈，先有内出血，后有外出血，阴道流血出现后持续不止，色暗红，失血症状与阴道流血量不呈正比。

555. 光照疗法治疗新生儿黄疸的原理是什么？

答：光照疗法可以使皮下组织内的间接胆红素在光的作用下氧化分解为无毒的水溶性化合物，能迅速从胆汁或尿中排到体外，从而降低新生儿血清中间接胆红素的浓度。光照以波长 $425 \sim 475nm$ 的蓝光最有效，普通日光灯、日光也有效。

556. 何谓月经？为何月经是不凝状态？

答：伴随卵巢内有卵泡成熟、排卵和黄体形成，子宫内膜发生从增生到分泌的变化，若排出的卵未受精，卵巢黄体萎缩，导致出现有规律的、周期性的子宫出血称为月经。

月经血在刚离开血液循环时是凝固的，但剥离的子宫内膜中含有一种激活因子，能使月经血中的纤溶酶原变成纤溶酶，纤溶酶作用于已凝固的纤维蛋白，使其裂解，导致月经血变成液体状态。

557. 何谓痛经？

答：凡在行经前后或月经期出现下腹疼痛、坠胀、腰酸或其他不适，影响生活或工作质量者称为痛经。痛经分为原发性和继发性两类，前者指生殖器官无器质性病变的痛经，后者指由于盆腔器质性疾病如子宫内膜异位症、盆腔炎或宫颈狭窄等引起的痛经。

558. 临产开始的主要标志是什么？

答：主要标志是有规则且逐渐增强的子宫收缩，伴随进行性子宫颈管展平、子宫颈口扩张和胎先露部下降，确定临产时，宫缩持续时间必须在 30 秒以上，间歇时间必须 5 ~ 6 分钟。

559. 哪些药物乳母要禁用？

答：氢氯噻嗪、氯霉素、四环素、甲硝唑、碘制剂、硫氧嘧啶、甲丙氨酯、吗啡、口服避孕药在乳汁中含量高，对新生儿能产生不良后果，因此乳母使用上述药物时要禁止哺乳。

560. 女性生殖器在解剖和生理方面具有哪些防御功能？

答：平时阴道前壁紧贴后壁，子宫颈内口紧闭，子宫颈管内堵塞有黏液栓，可阻挡病原体侵入。阴道上皮细胞中含有丰富的糖原，糖原在阴道杆菌作用下能分解为乳酸，维持阴道的酸性环境，而子宫颈管的黏液又呈碱性，故可使大多数病原体的活动和繁殖受到抑制。此外，子宫内膜的周期性剥落也利于清除子宫腔内的病原体。

561. 妊娠合并心脏病患者最危险的时期是何时？

答：妊娠 32 ~ 34 周、分娩期以及产后最初 72 小时以内心脏负担最重，因此要加强护理，及早发现心力衰竭的先兆，防止心衰的发生。

562. 妊娠全过程大约有多长时间？

答：妊娠全过程约为 266 日，鉴于确切的受精日期无法获得，一般均以末次月经第一日作为妊娠开始来计算，这种妊娠全过程的期限约为 280 日（10 个妊娠月）。

563. 妊娠晚期出血对母儿影响最大而又常见的原因是什么？

答：是前置胎盘和胎盘早期剥离，两者约占妊娠晚期出血的1/3，均威胁母儿生命。

564. 胎儿电子监护做 NST、OCT 的意义？

答：无刺激试验（NST）是以胎动引起胎心率加快现象为基础，在产前没有宫缩的情况下，监测胎动时胎心率的变化，借以了解胎盘功能的试验。NST 有反应为正常。

缩宫素激活试验（OCT）是用缩宫素诱发宫缩，观察宫缩与胎心率变化的关系，借以了解胎儿胎盘贮备能力的试验，又称收缩激素试验（CST）。OCT 无反应为正常。

565. 胎儿身长的简易计算公式是什么？

答：4周为一个孕月。在5个孕月以前，胎儿身长等于孕月的平方。胎儿5个孕月之后，胎儿身长等于孕月数乘以5。

566. 胎盘的主要功能有哪些？

答：胎盘是胚胎与母体组织的结合体，是胎儿与母体间进行物质交换的重要场所，也是重要的内分泌器官。它可以进行气体交换，供给胎儿生长发育的营养物质，排泄胎儿体内的代谢产物；母血的免疫抗体可通过胎盘，使胎儿获得一定的免疫力，但细菌或更大的病原体不能通过完整的绒毛，故胎盘有防御功能，另外，胎盘还有免疫功能，可合成各种激素和酶。

567. 何谓原发性闭经、继发性闭经？

答：年满18岁仍无月经来潮者称为原发性闭经；以往曾

建立正常月经，但以后因某种病理性原因而月经停止6个月以上者称为继发性闭经。

568. 新生儿惊厥最常见的形式有哪些？

答：新生儿若发生惊厥，提示病情严重，但新生儿惊厥症状往往是局灶性的，而且和正常活动不易区分，临床护士必须提高观察能力。临床上最常见的类型是轻微形式，表现为呼吸暂停、两眼强直性凝视、眼睑反复抽搐、眨眼、流涎、吸吮和咀嚼动作，有时伴有类似游泳和踩踏板样的肢体动作。

569. 何谓产后出血？主要原因有哪些？对最常见的产后出血原因如何进行护理？

答：胎儿娩出后24小时内出血量超过500ml者称产后出血。引起产后出血的原因主要有子宫收缩乏力、胎盘因素（如剥离不全、剥离后滞留、嵌顿、粘连、植入等）、软产道裂伤和凝血功能障碍。其中以子宫收缩乏力所致者最常见，占产后出血总数的70%~80%。

护理措施

（1）预防措施：第一产程密切观察产妇宫缩情况；第二产程胎肩娩出后及时使用催产素；第三产程正确处理胎盘娩出和测量出血。

（2）病情观察：产后24小时后，密切观察生命体征及阴道出血量。

（3）促进宫缩：注意观察宫缩情况，如有异常可按摩子宫、应用宫缩剂、填塞宫腔、结扎盆腔血管。

（4）生活护理：做好饮食宣教。协助病人保持会阴清洁。

（5）心理护理：避免产妇因婴儿性别而引起情绪波动。

（6）早期哺乳：可促进子宫收缩。

570. 孕妇心力衰竭先兆有哪些表现？

答：心脏病孕妇轻微活动后即有胸闷、心慌、气急；休息时，每分钟心率超过110次，呼吸超过20次，夜间常因胸闷而稍坐片刻或呼吸新鲜空气才能入睡，只要有上述一个症状就应该报告医生，给予处理。

571. 绝经后的老年妇女为何容易发生阴道炎症？

答：因为卵巢功能衰退、体内雌激素水平降低、阴道上皮变薄、糖原缺乏、阴道 pH 升高，使阴道抵抗力低下，细菌易侵入并繁殖，引起阴道炎症。

572. 口服避孕药为何应放在瓶内保存？

答：有些避孕药片的主要药物成分在糖衣上，若保存不好，糖衣溶化或脱落就会影响避孕效果，还会引起阴道出血，因此避孕药要放在瓶内保存，防止潮湿。

573. 卵巢的外观怎样？有什么功能？

答：卵巢为一对扁椭圆形的性腺，青春期前，卵巢表面光滑，青春期开始排卵后，表面逐渐凹凸不平，成年女子卵巢约 4cm×3cm×1cm 大小，重 5~6g，呈灰白色，绝经后卵巢逐渐萎缩变小、变硬，卵巢产生卵子和激素。

574. 母亲患糖尿病的新生儿为何容易发生呼吸困难综合征？

答：母亲患糖尿病，胎儿长期处于高血糖状态中，刺激胎儿胰腺，分泌多量的胰岛素，但胰岛素有拮抗肾上腺皮质激素的促肺成熟作用，所以在高胰岛素的影响下，胎儿肺部所产生的表面活性物质少，生后易发生呼吸困难综合征。

575. 妊娠期母体血液有何变化?

答:血容量于孕早期开始增多,孕中期增速快,以后减速,至 32~34 周达高峰,平均增加 1500ml,维持此水平至分娩。血浆增量多于红细胞增量而出现血液稀释,故血红蛋白和红细胞压积降低、白细胞略增多。孕期血液处于高凝状态,血浆纤维蛋白原增加 50%,凝血因子 Ⅶ、Ⅷ、Ⅳ、Ⅹ 增加,Ⅵ、Ⅶ 降低。孕期纤维蛋白酶原增多,优球蛋白溶解时间延长。孕期血浆蛋白减少,为 60~65g/L,主要是白蛋白减少。血沉增快。

576. 什么是前置胎盘?

答:胎盘的正常部位应在子宫体后壁、前壁和侧壁。若胎盘部分或全部附着在子宫下段或直接附着在子宫颈内口上,位于胎儿先露部,称为前置胎盘。

577. 什么是受精和妊娠?

答:精子与卵子结合的过程称为受精。妊娠是胎儿在母体内发育成长的过程。卵子受精是妊娠的开始,胎儿及其附属物的排出是妊娠的结束。

578. 什么是新生儿生理性体重下降?

答:新生儿出生后 2~4 日由于摄入量不足,胎粪和小便的排出、肺及皮肤水分的蒸发、羊水的呕出,可出现体重下降。体重下降占原有体重的 6%~9%,生后第 5 天开始回升,7~10 天恢复到出生的体重。因并非疾病所致,属于新生儿特殊生理状态,故称新生儿生理性体重下降。

579. 什么是羊水栓塞?

答:羊水栓塞是指羊水及其有形成分进入母体血液循环,

引起肺栓塞、休克、弥散性血管内凝血等一系列严重症状的综合征。死亡率高达80%。

580. 什么是仰卧位低血压综合征?

答: 妊娠末期孕妇较长时间取仰卧位时, 巨大的子宫压迫下腔静脉, 使回心血量及心搏出量减少, 出现低血压, 改为侧卧位后, 使下腔静脉的血流通畅, 血压随之恢复正常。

581. 为何产妇在产后易发生尿潴留?

答: 因为产时膀胱受先露部压迫, 造成充血、水肿, 致使膀胱肌肉收缩功能发生障碍, 产后腹壁松弛, 膀胱肌张力差, 对内部张力增加不敏感, 外阴创伤疼痛, 反射性引起膀胱括约肌痉挛等, 均导致排尿困难, 不能自解小便, 发生尿潴留。

582. 为何新生儿缺氧症状好转时应立即停止吸氧?

答: 因为持续高浓度给氧会造成肺充血、肺水肿以至肺不张。尤其是早产儿持续用氧会产生晶状体后纤维组织增生, 导致视网膜脱落而失明。供氧过多, 使红细胞易破坏, 加上生理性的黄疸和贫血, 所以, 缺氧症状好转就应立即停止吸氧。

583. 为何新生儿容易发生溢乳?

答: 因为新生儿的食管上部括约肌在食物通过后不关闭, 食管无蠕动, 食管下部括约肌也不关闭, 胃又呈水平位, 贲门括约肌发育也较弱, 加上哺乳方法不当, 食乳过急、乳量过大、哭闹时哺乳均可发生溢乳。

584. 为何新生儿体温不稳定?

答: 因为新生儿体温调节中枢发育不完善, 皮下脂肪薄,保温能力差，体表面积相对大，散热快，所以新生儿体温不稳定，应注意保温。

585. 为什么要教会孕妇自数胎动？

答：胎动是胎儿在子宫内活动冲击子宫壁的动作，是胎儿情况良好的表现。自觉胎动和仪器测定胎动符合率几乎达100%。胎动消失后，胎心音还能继续存在12~24小时，若尽快施行剖宫产可挽救胎儿。因此要教会孕妇自数胎动，发现胎动次数过少、躁动、胎动持续时间短，孕妇要随时报告医护人员进行检测和处理。

586. 围生期的定义是什么？我国对围生期是怎样规定的？

答：围生期是指产前、产时和产后的一段时期，国际上对围生期的规定有四种，我国选用围生期Ⅰ，即：从妊娠满28周（即胎儿体重达到或超过1000g，身长35cm）至产后1周，数据首先采用孕周（胎龄）计算，孕周不清的采用刚出生新生儿的体重，其次采用身长。

587. 新生儿脐带脱落后，脐窝部仍有分泌物时为何禁用粉剂和甲紫？

答：因为粉剂药物撒在局部后与分泌物粘连成痂，影响伤口愈合，增加感染的机会。甲紫只能起到表皮干燥的作用。可每日1.5%的碘酒涂擦两次，脐窝周围皮肤被碘酒染着处，用75%乙醇脱净。

588. 新生儿溶血症多见于哪种血型？

答：多见于母亲O型、胎儿为A型者。

589. 新生儿锁骨骨折的临床表现是什么？

答：护理时可发现患侧上肢运动略受限制，骨折处有凹陷感，移动时有骨摩擦音，拥抱反射消失，轻压患处新生儿因疼痛啼哭。有时局部表现不明显，活动也不受限，只在 X 线摄片时发现。

590. 新生儿为何呈腹式呼吸？

答：新生儿因呼吸肌发育不全，肋骨呈水平位，膈肌高位，胸廓活动小，呼吸时肺向膈肌方向移动而呈腹式呼吸。

591. 新生儿为何会出现生理性黄疸？

答：因为新生儿出生时红细胞较成人数量多，寿命相对短，生后 7 天内红细胞破坏较多，所以胆红素产生的量多，新生儿肝脏系统发育尚不成熟，处理胆红素能力较弱，再又由于新生儿肠肝系统的特点，肠壁吸收胆红素也较多，因而胆红素积存于血液中而引起黄疸，一般经 10 日能自然消退。

592. 新生儿为何容易发生臀红？

答：因为新生儿皮肤娇嫩，表皮角质层很薄，细胞间相互联系不紧，角化层容易脱落，皮肤防御功能低下，各种对臀部皮肤的不良刺激均能引起臀红。

593. 羊水的功能是什么？

答：羊水可以保护胎儿防止直接受损伤，有利于胎儿活动，防止胎体粘连，保持宫腔的恒定与恒温，保护母体避免由胎动引起的不适和胎儿组织间的直接压迫，羊水于破膜后冲洗软产道能减少感染的机会。可在孕期抽取羊水监测胎儿的成熟度，预测胎儿性别，预测胎儿畸形和某些遗传性疾病等。

594. 有心脏病的产妇胎儿娩出后为何要在腹部放置沙袋？

答：胎儿娩出后，子宫迅速缩小，腹腔压力骤减，血液淤滞内脏血管床，回心血量急骤减少，而胎盘血循环消失，排空的子宫收缩时，大量血液从子宫突然进入血循环，使回心血量急剧增加。两者引起的血流动力学改变使心脏负担加重，若心功能不全则引起心衰。在腹部放置沙袋加压，可防止腹压突然下降引起心力衰竭。

595. 孕妇在妊娠晚期出现踝部水肿都是病理性的吗？为何孕妇在休息和睡眠时要取左侧卧位？

答：如果孕妇卧床休息 12 小时后水肿消失，系静脉受压，血液回流受阻所引起的水肿，属生理现象。若休息后水肿不消失，则属病理现象。

孕妇妊娠，子宫多右旋转，左侧卧位后可使右旋子宫向左移位，解除对下肢静脉的压迫，有利于改善胎盘血液循环。

596. 孕期用药为何要慎重？

答：因为药物能通过胎盘到达胎儿体内，有的药物能使胎儿和新生儿致畸、致癌、发育缺陷、呼吸抑制、溶血，所以孕期用药要全面衡量，慎重考虑。

597. 怎样防止硫酸镁中毒？

答：由于硫酸镁过量时会依次引起膝反射消失、呼吸抑制、心跳停止，为防止中毒，注射前必须注意，膝反射必须存在。呼吸每分钟不少于 16 次，尿量每小时不少于 25ml 或 24 小时不少于 600ml。还要备好 10% 葡萄糖酸钙或氯化钙注射液 10ml，发现镁中毒时，立即静脉慢注。

598. 怎样观察新生儿的呼吸？

答：主要观察频率和节律。正常新生儿呼吸频率一般为

40 次/分。由于呼吸中枢发育尚不成熟，可有短暂的呼吸增快或呼吸暂停。如果持续呼吸频率大于每分钟 60 次，呼吸暂停大于 15～20 秒/分，则应注意病理情况。

599. 怎样进行胎动计数？临床意义是什么？

答：20 周后孕妇每日早、中、晚固定时间各测 1 小时胎动数，将 3 小时胎动数乘以 4 即是 12 小时胎动数。12 小时胎动数大于 30 次为正常，小于 12 次为胎动过少，小于 10 次提示胎儿已缺氧。如遇每小时胎动少于 3 次应连续测 6 小时以上。另外数胎动时还应注意胎动持续的时间，一次胎动持续 3 秒钟以上为正常。

600. 怎样判断孕妇体重增加是否异常？

答：体重增加个体差异很大，一般情况下妊娠早期增加不明显，妊娠 16 周后逐渐明显，整个妊娠期增加 10～12kg。妊娠最后 4 周，每周体重增加不应超过 0.5kg。

601. 怎样推算预产期？

答：推算预产期（EDC）的方法为末次月经（LMP）的月份减 3 或加 9、日数加 7，孕妇若以农历计算预产期，则日数需加 15，若记不清末次月经，可依据早孕反应出现的日期、胎动开始出现的日期和手测子宫底高度或尺测耻上子宫长度加以估计。

602. 正常妊娠时羊水量是多少？

答：羊水量随妊娠的进展而增减。妊娠 34～38 周时最多，可达 1000ml，此后有所下降，妊娠 42 周后，羊水量锐减会威胁胎儿生命。产前用 B 超测羊水最大暗区直径小于 2cm 时，可诊断为羊水过少，易发生胎儿急性功能窘迫。

四、儿科护理

603. 新生儿疾病筛查的意义是什么？

答：新生儿疾病筛查是利用先进的实验手段对新生儿进行普查，以期尽早发现可能患有的先天性代谢异常性疾病，做到早诊断、早治疗，有效地避免痴呆儿、缺陷儿的发生，从而使下一代健康幸福地成长。其方法是在新生儿足跟部用采血针取血，然后滴在滤纸上，并保存在冰箱中，定期送往新生儿疾病筛查中心进行检验，过程简单且快速。目前，筛检的疾病有3种，即苯丙酮尿症、先天性甲状腺功能低下症、先天性肾上腺皮质增生症。

604. 急性肾小球肾炎的三大并发症是什么？

答：

（1）心力衰竭　小儿突然出现烦躁不安、呼吸困难、不能平卧、胸闷不适、心界扩大、心率增快。

（2）高血压脑病　血压升高、头痛、眩晕、恶心呕吐、视力模糊、烦躁、嗜睡、昏迷、惊厥。

（3）急性肾功能衰竭　尿少或无尿、头晕、头痛、恶心呕吐、乏力、嗜睡、昏迷、非蛋白氮上升、二氧化碳结合力下降。

605. 早产儿暖箱的温度是多少？

答：

体重（g）	箱温（℃）
<1000	34～36
1000～1500	32～34
1500～2000	30～32
>2000	28～30

606. 常用结核菌剂量有哪些？

答：

（1）1∶10 000 稀释液，0.1ml＝0.01mg（为 1 个结合菌素单位）。

（2）1∶1000 稀释液，0.1ml＝0.1mg（为 10 个结核菌素单位）。

（3）1∶100 稀释液，0.1ml＝1mg（为 100 个结核菌素单位）。

607. 肾病综合征的临床特点是什么？

答：高度水肿、大量蛋白尿、高胆固醇血症、低蛋白血症。

608. 先天性胆总管扩张的主要症状有哪些？

答：主要临床表现为：腹痛、腹部肿块、黄疸三者间歇发作，伴有发热，严重者可出现肝功能损害，个别病例可发生胆管扩张部穿孔，引起急性腹膜炎。

609. 先天性肛门直肠畸形可分几类？

答：

（1）肛门或直肠下端狭窄。

（2）肛门闭锁。

（3）肛门闭锁合并直肠、膀胱、尿道、阴道瘘形成。

（4）肛门正常，直肠下端和肛门上端各成盲端。

610. 小儿急性心肌炎如何护理？

答：

（1）卧床休息，烦躁易哭的小儿适当给予镇静剂，以免增加心脏负担。

（2）心动过速或有频繁的心律不齐者，应给氧气吸入。

（3）注意营养，给以高蛋白、高热量、多维生素及易消化的食物。

（4）保持大便通畅。

（5）有心力衰竭者，静脉滴注或注射药物时应严格控制剂量及速度。注意保护血管便于给药。

611. 小儿急性中毒消除毒物的常用急救措施是什么？

答：催吐法、洗胃法、导泻法、洗肠法。

612. 小儿嵌顿疝还纳成功的指征有哪些？什么情况下考虑手术复位？

答：

（1）成功的指征　①疝内容物入腹腔时有滑落感；②肿块消失；③腹痛、呕吐、腹胀减轻、甚至消失；④能排出正常大便。

（2）手术的指征　如手法复位失败或嵌顿超过12小时，则应做急诊手术进行复位。

613. 小儿嵌顿疝怎样进行手法复位？

答：

（1）先给小儿口服苯巴比妥或水合氯醛等镇静剂，使小儿入睡或肌肉松弛。

（2）术者站在小儿右侧，轻柔按推部位。

（3）左手拇指、示指（食指）把持皮下环，右手拇指示指合拢将内容物向腹壁还纳，两手相互配合，至全部送入为止。

614. 小儿缺氧时用氧浓度多少为宜？

答：30%～40%（2～4L/min）为宜。严重缺氧时可达

50%（6~8L/min）。

615. 小儿术后高热的原因有哪些?

答:

（1）术前有感染性疾病或术后感染。

（2）术前大量失液、失血，使有效循环血量减少，引起散热障碍。

（3）婴幼儿体温调节中枢发育不完善，体内产热和散热失衡，热蓄积使体温升高。

（4）体内毒素产物增加，如肠套叠手术复位后发热。

（5）外界气温过高或麻醉前应用阿托品等药物均可引起发热。

（6）伤面坏死组织或术中出血存积的吸收。

616. 小儿脱水体液丢失比例是多少?

答:

（1）轻度脱水　体液丢失为体重的 5% 以下，量约 50ml/kg。

（2）中度脱水　体液丢失为体重的 5% ~ 10%，量约 100ml/kg。

（3）重度脱水　体液丢失为体重的 10% 以上，量约 100~120ml/kg。

617. 预防接种的注意事项是什么?

答:

（1）认真做好准备和查对工作：①备好清洁明亮、温度适宜的环境。②备齐接种用品和急救用品并摆放有序。③检查并登记生物制品的标签、包装和药液质量是否符合要求。

④做好注射部位皮肤的清洁。⑤仔细询问病史和传染病接触史，严格掌握禁忌证。

（2）严格执行操作规程和要点：①严格查对并按规定接种。②严格无菌操作，接种活疫苗、菌苗时的皮肤只能用75%乙醇而不能用碘酊消毒，以免碘酊杀死活疫苗、菌苗影响效果。③剩余药液在空气中放置不能超过2小时，否则要及时废弃，活疫苗应烧毁。④严格执行一人一针一管制。

（3）严密观察接种后的反应并及时处理：①局部反应：注射部位于接种后24小时左右出现红、肿、热、痛。轻者不必处理，重者可予局部热敷。②全身反应：接种后5~6小时体温升高，持续1~2天。可对症处理，多饮水和休息。③过敏性休克：于接种后数分钟或0.5~2小时出现。应立即平卧、保暖、吸氧，皮下或静脉注射1∶1000肾上腺素0.5~1ml，必要时重复注射，平稳后尽快转医院抢救。④晕针：在接种时或几分钟内出现，常由于空腹、紧张引起，经平卧休息、饮少量开水或糖水，在短时间内即可恢复；如数分钟未恢复可针刺人中或皮下注射1∶1000肾上腺素0.01~0.03ml/kg。⑤过敏性皮疹：一般于接种后几小时至几天出现，可遵医嘱服用抗组胺药物。

618. 幼儿急诊的临床特点是什么？

答：起病急，高热，体温可达39~41℃，持续3~5天可骤降，体温降至正常后，周身皮肤即出现密集、细小、淡红色斑丘疹。1~2天后自行消退。无脱屑及色素沉着。大多数小儿发病时一般情况良好。

619. 麻疹的隔离期是多少天？

答：麻疹的隔离期为发疹后5天，有并发症者需延长至发疹后第 10 天。

620. 麻疹的皮疹特点是什么?

答:

(1) 口腔黏膜出现麻疹黏膜斑。

(2) 皮肤之皮疹为淡红色斑丘疹,高出皮肤,大都融合成片,疹间有正常皮肤。

(3) 发疹顺序 先见于耳后、颈部,渐延及面部,然后散布到躯干和四肢。

(4) 皮疹消退按出疹顺序,留有褐色素沉着及脱屑。

621. 母乳喂养有何优点?

答:母乳热量高,所含蛋白质、脂肪、碳水化合物都适合小儿的消化能力及需要。母乳内还有维生素、酶及抗体。直接哺乳可减少细菌感染的机会,并可促进母亲子宫早日恢复。

622. 伤寒应在什么时候留血、留便培养标本?

答:

(1) 在起病第 1 周内留血培养标本,阳性率可达 80%,故此时留为宜。

(2) 在起病 3 周内留便培养标本,阳性率可达 80%,故此时留为宜。

623. 什么是脐疝?

答:脐带脱落后,由于脐轮内部圆韧带和脐带静脉周围的结缔组织形成不牢固,或者脐部腹膜与瘢痕组织粘连,两侧腹直肌鞘的整个交叉纤维尚未形成,造成一个薄弱的环口。此时如遇哭闹、便秘等腹内压增加的因素,腹腔内脏即可由薄弱环口向外突出而形成脐疝。以未成熟儿发病率较高，随着年龄的增长，腹肌逐渐发育而很少发病。

624. 什么是新生儿高胆红素血症？

答：新生儿血清胆红素超过 205μmol/L（未成熟儿超过 256μmol/L）时为高胆红素血症。

625. 什么是新生儿湿肺？

答：正常胎儿肺内有液体（肺液）约 30mg/kg，分娩时 1/3～1/2 肺液从口中排出，其他则由肺毛细血管及淋巴管吸收。当新生儿肺液吸收延迟而出现呼吸困难症状，即为新生儿湿肺。

626. 什么是氧中毒？小儿氧中毒可引起哪些病症？

答：由于氧浓度过高，二氧化碳相应过度减少，从而造成呼吸异常就是氧中毒。

氧中毒主要可引起肺损伤、眼晶体后纤维增生，中枢神经系统损伤。

627. 水痘的皮疹特点是什么？

答：皮疹先从颜面发际开始，逐渐延及躯干而后达四肢，出现部位无一定顺序。躯干多，四肢少，初为大小不等的鲜红色丘疹，24 小时内形成疱疹，周围有红晕，形态为椭圆形，2～5mm 大小，壁薄。

628. 为何急性肠套叠多发生在婴幼儿？

答：

（1）小儿生活中，如喂养不慎引起腹泻、消化不良、高热、肠道感染时，可使肠蠕动节律紊乱，同时局部有器质性病变，由于不规则的蠕动而使上段肠管套入下段肠管而发生肠套叠。

（2）小儿的小肠肠系膜相对较长，盲肠游动，回肠末段淋巴组织增生等均可构成局部诱因而发生。

（3）近年来发现腺病毒感染可引起回盲部肠壁淋巴组织炎症，邻近肠系膜淋巴肿大，亦可引起肠功能紊乱而发生肠套叠。

629. 先天性巨结肠病儿洗肠的目的是什么？

答：促进肠管蠕动，扩张狭窄段，清除粪便，以减轻腹胀、增进食欲、改善全身营养。

术前准备，则可通过清洁洗肠，减轻炎症刺激及水肿，防止术中粪便污染，减少术后并发症。

630. 先天性巨结肠有何临床表现？

答：

（1）出生后胎便排出缓慢，约 1/3 的患儿需经处理后才能排出胎便。

（2）出生后腹部膨隆，皮肤发亮，叩诊空响音，肠蠕动音存在，可见肠型及肠蠕动波。

（3）呕吐物为胃内容物，混有胆汁，严重者可混有大便。

（4）直肠指诊，壶腹部有空虚感，手指伸入刺激后，可有"爆破式"排便排气，量多恶臭，腹胀缓解，有时可触及粪石。

631. 小儿肠套叠的临床表现是什么？

答：

（1）突然发病，哭闹与安静阵发出现。

（2）呕吐　最初为乳块或食物，以后可为胆汁，甚至粪便。

（3）便血　多在发病后 6~12 小时排出果酱样黏液便，直肠指诊时可发现血便。

（4）腹部包块　早期可在右上腹触及腊肠样肿物，后期可沿结肠移至左腹部，严重者可达直肠。

（5）常并发严重脱水和休克。

632. 小儿出牙年龄及顺序是什么？

答：自 6 岁至 7 岁乳牙开始脱落，代之以恒牙，换牙顺序大致相同。恒牙共 28~32 颗，性成熟以后出第三磨牙，又名智齿。

633. 小儿的高位肠梗阻与低位肠梗阻临床表现有什么不同？

答：高位肠梗阻：腹胀不明显、呕吐频繁、呕吐物以绿色胃液或胆汁为主。

低位肠梗阻：腹胀、肠型明显、呕吐次数不多，但呕吐物量大，混有粪便。

634. 小儿二氧化碳结合力正常值是多少？

答：二氧化碳结合力（CO_2CP）为 22~29mmol/L。

635. 小儿股静脉穿刺成功的要点有哪些？

答：首先要根据小儿股静脉的解剖位置确定体表定位点，要注意取血时小儿的卧位、操作方法及手法。

636. 小儿急性阑尾炎为何容易发生穿孔？

答：小儿阑尾炎主要病因以阑尾腔内梗阻多见，小儿阑尾相对较长、壁薄，腔内堵塞后内压上升，阑尾壁水肿缺血，易穿孔。

637. 小儿术中出现呼吸停止时，应怎样进行复苏？

答：

（1）如因麻醉引起的，应立即停用麻醉剂及镇静剂，必要时给兴奋剂。

（2）吸痰、清除分泌物，必要时行气管插管，保持呼吸道通畅。

（3）来不及插管时，应先做人工呼吸，挤压胸部，必要时做口对口呼吸。

（4）根据需要准备气管切开包、呼吸机及一切对症治疗法所用药品（输液、强心剂等）。

638. 小儿心内注射的部位在哪里？

答：婴儿为第四肋骨间隙、胸骨左缘外 1~2cm 处。较大儿童为第五肋间隙、胸骨左缘外。

639. 小儿血钾、钠、氯、钙、磷的正常值是多少？

答：血钾：3.5~5.6mmol/L。

血钠：137~148mmol/L。

血氯：98~110mmol/L。

血钙：2.10~2.55mmol/L。

血磷：1.45~1.78mmol/L。

640. 新生儿鼻饲插管的深度是多少？

答：从鼻根到剑突的距离。

641. 新生儿皮下坏疽有什么临床特点？

答：

（1）起病急、发展快、受压部位易发病。

（2）多见于腰部、臀部。也可在头枕部、肩、腿、会阴部。

（3）冬季多见。

（4）常以发热、哭闹、拒食为主要表现，严重者昏迷、体温不升、腹胀，可合并肺炎、败血症。

（5）局部皮肤红硬、肿胀、指压变白、边缘不清、易蔓延，硬肿软化后变暗红色、有漂浮感，少数积脓较多且局限，易穿孔。

642. 新生儿破伤风怎样使用马血清破伤风抗毒素？

答：

（1）马血清破伤风抗毒素（TAT）用于新生儿破伤风者，使用前必须先做皮试。

（2）用量　可使用1万~2万立即肌内注射一次。重症者可用半量，稀释后自静脉缓慢注入，但必须使用精制血清。

（3）脐部感染严重者，可做脐周封闭，用量为1000U。

643. 新生儿脐炎应怎样处理？

答：

（1）局部用过氧化氢冲洗，周围皮肤用乙醇消毒，再以1%甲紫涂创面。

（2）如有肉芽组织增生，可用硝酸银棒或10%硝酸银棉棍烧灼（注意勿损伤周围正常皮肤），然后用生理氯化钠溶液冲洗，再涂以1%甲紫，或用电烙切除，但要注意出血。

（3）局部发生蜂窝织炎时，可用呋喃西林湿敷，也可用如意金黄散调敷。化脓者应行切开引流。

（4）全身症状时，应给予抗生素。

644. 小儿体液平衡特点是什么？

答：

（1）年龄越小，体液总量相对愈多，间质液量所占的比例也愈大。

（2）体液电解质成分与成人相似，但出生后数日的新生儿血钾、氯、磷和乳酸偏高，血钠、钙和碳酸氢盐偏低。

（3）年龄越小，需水量相对越多；水的交换率显著高于成人，对缺水的耐受力差；不显性失水量易增加，易出现脱水。

（4）体液调节功能差，易出现水和电解质代谢紊乱。

645. 蛛网膜下隙阻滞麻醉及硬膜外麻醉时，为何要常规静脉滴注？

答：蛛网膜下隙阻滞麻醉及硬膜外麻醉为区域性阻断麻醉，麻醉后血管扩张，相对血容量减少，故回心血量亦减少，为预防因麻醉引起的血容量降低导致血压下降，保持静脉开放，则可根据血压的情况，及时补液。

646. 婴儿为何容易出现体温不升现象？

答：

（1）低温环境中，如机体散热过多过快，产热不能相应增加时，容易出现体温不升。新生儿在室温低的环境中，保温不及时会出现体温不升。

（2）婴儿体温中枢发育尚未成熟，对外界温度变化不能及时进行调整以维持体温恒定。当外界温度过低时可引起体温不升，特别是低体重新生儿，新陈代谢低，血循环慢，产热不足，体表面积相对较大，皮肤毛细血管丰富而散热多，易出现体温不升现象。

647. 怎样计算婴儿奶量?

答:按体重计算,每日需总热量为每千克体重110kcal。

每100ml牛奶加5%糖所得热量为66+(5×4)=86kcal。婴儿体重为 X (kg),每日需要牛奶总量为 Y (ml)。100:68=Y:110X。

648. 小儿高热惊厥的特点是什么?如何紧急处理?

答:高热惊厥是指小儿发育的某一时期,单纯由发热诱发的惊厥。

有显著的遗传倾向,惊厥发作前后小儿情况良好。是婴幼儿惊厥最常见的原因。多由急性病毒性上呼吸道感染引起。当体温骤升至38.5~40℃或更高时,突然发生惊厥。其特点为:

(1)主要发生在6个月~3岁小儿,偶发生于4~5岁,5岁以后较少见。

(2)惊厥大多发生于急骤高热开始后12~24小时之内。

(3)呈全身性发作,伴意识丧失,持续数分钟,发作后意识很快恢复,没有神经系统异常体征;在一次发热性疾病中,很少连续发作多次。

(4)已排除了其他各种小儿惊厥的病因(尤其是颅内病变),热退后1周做脑电图检查正常。

(5)如果一次发热过程中惊厥发作1次以上,发作后昏睡,有锥体束征,38℃以下即可引起惊厥,脑电图持续异常,有癫痫家族史者则日后可能转为癫痫。

紧急处理

(1)防止窒息和受伤:①惊厥发作时不要搬运,应就地抢救。②立即让患儿去枕平卧，吸氧，松解衣扣，头偏向一侧，头下放置柔软的物品。③将舌轻轻向外牵拉，防止舌后坠阻塞呼吸道引起呼吸不畅，已出牙的患儿在上下齿之间放置牙垫，防止舌咬伤；牙关紧闭时，不要强力撬开，以免损伤牙齿。④及时清除口鼻咽分泌物及呕吐物，保持呼吸道通畅。⑤专人守护，防止坠床和碰伤，对有可能发生皮肤损伤的患儿应将纱布放在患儿的手中或腋下，防止皮肤摩擦受损。⑥备齐急救药品和器械。

（2）控制惊厥和高热：①针刺人中、合谷、百会、涌泉等。②按医嘱应用止痉药物，并观察记录用药后的反应。③高热时及时采取正确、合理的降温措施，如头部冷湿敷、冷盐水灌肠、药物降温等。及时更换汗湿的衣服，保持口腔及皮肤清洁。

（3）密切观察病情变化：①密切观察体温、脉搏、呼吸、血压、瞳孔及神志改变。②密切观察惊厥情况，如发现异常，及时通报医生，以便采取紧急抢救措施。

（4）健康指导：根据患儿及家长的接受能力选择适当的方式讲解有关知识，指导家长掌握止痉的紧急措施和物理降温方法。

649. 怎样掌握小儿吸痰指征？

答：

（1）凡呼吸道的分泌物由于某种原因而不能排出，以致呼吸道不畅者。

（2）持续性咳嗽有痰鸣音者。

（3）痰液外溢者。

（4）肺炎小儿，如需要时在喂奶、喂药前吸痰。

五、传染病护理

650. 儿童基础免疫包括哪些内容？

答：儿童基础免疫是计划免疫的重要环节，要求适龄儿童完成百白破、卡介苗、脊髓灰质炎、麻疹四种生物制品的预防接种，预防相应的 6 种传染病，此外还增加了乙肝疫苗。

651. 何谓传染病暴发？何谓流行性？

答：传染病暴发是指在一定时间内（通常为较短时间内），某地区或单位有较多（或大量）相同疾病患者出现。如果发生的疾病为传染病即为传染病暴发。

流行性：是指传染病在一定条件下，能在人群中广泛传播蔓延的特性。

652. 何谓传染性？

答：传染性指病原体从一个宿主向另一个宿主转移的特征。传染患者排出病原体的整个时期称为传染期。是制定隔离期的依据。

653. 何谓传染源？

答：传染源是指病原体已在体内生长繁殖并能将其排出体外的人或动物。传染源包括患者、隐性感染者、病原携带者和受感染的动物四个方面。

654. 何谓复发？

答：复发是指疾病进入恢复期，已稳定一段时间，潜伏于组织内原有病原体再次发生作用，症状再次出现。

655. 何谓感染？

答：感染指病原体侵入人体后，人体与病原体相互作用的过程。其三要素是病原体、人体（免疫力）和环境。

656. 何谓潜伏期？

答：潜伏期是指从病原体侵入人体至开始出现临床症状为止的时期。

657. 何谓隐性感染？

答：隐性感染指病原体侵入人体后，仅引起机体产生特异性的免疫应答，不引起或只引起轻微组织损伤，临床上不显出任何症状、体征，通过免疫学检验发现有免疫应答（或已被感染）。

658. 何谓再燃？

答：再燃是指疾病缓解期（如体温未降至正常），体内病原体再次发生作用，症状加重。

659. 人禽流感的传播途径是什么？

答：人禽流感的传播途径是通过直接或间接接触被病禽的分泌物或排泄物污染的饲料、水、鸡胚而感染；经呼吸道和消化道传播。

660. 人禽流感的传染源主要是什么？

答：人禽流感的传染源主要是带有禽流感病毒的禽类。

661. 手足口病的易感人群是什么？

答：手足口病的易感人群主要为学龄前儿童，尤其以 3 岁年龄组发病率最高。

662. SARS 的临床表现有哪些？

答：

（1）症状：急性起病，自发病之日起 2~3 周内病情都可处于进展状态。主要有以下三类症状：①发热及相关症状：常以发热为首发和主要症状，体温一般高于 38℃，常呈持续性高热，可伴有畏寒、肌肉酸痛、关节酸痛、头痛、乏力。②呼吸系统症状：可有咳嗽，多为干咳，少痰，少部分病人出现咽痛。可有胸闷，严重者出现呼吸加速、气促，甚至呼吸窘迫。常无上呼吸道卡他症状。呼吸困难和低氧血症多见于发病 6~12 天以后。③其他方面症状：部分病人出现腹泻、恶心、呕吐等消化道症状。

（2）体征：SARS 病人的肺部体征常不明显，部分病人可闻及少许湿啰音或有肺实变体征。偶有局部叩诊浊音、呼吸音减低等少量胸腔积液的体征。

（3）肺部影像学检查：肺部有不同程度的片状、斑片状浸润性阴影或呈网状样改变。

663. 白喉并发症有哪些？哪种是引起死亡的主要并发症？

答：白喉并发症有中毒性心肌炎、神经麻痹、支气管肺炎和其他细菌感染。引起死亡的主要是中毒性心肌炎。

664. 被传染病病原体污染的水、粪便、物品怎样处理？

答：水、粪便应进行严密消毒后再处理排放，物品严密消毒后才能使用。

665. 被犬咬伤后的处理原则是什么？

答：

（1）局部伤口应及时、彻底清创消毒。

（2）常规全程注射狂犬疫苗。

（3）重者局部注射抗毒血清。

666. 传染源的基本特征及治疗原则是什么？

答：

（1）基本特征：①有病原体；②有传染性；③有流行性、地方性、季节性；④有免疫性。

（2）治疗原则是早期治疗，防治结合。

667. 中毒性菌痢的护理要点有哪些？

答：

（1）严密观察病人的生命体征：包括血压、脉搏、呼吸、体温和意识状态，记录每小时尿量，定期采血做电解质、动脉血气分析，注意有无代谢性酸中毒和电解质紊乱。

（2）降温止痉：可综合使用物理降温、安乃近或亚冬眠治疗。惊厥不止者可用安定或异戊巴比妥钠肌注或稀释后缓慢静脉注射，也可用水合氯醛灌肠。

（3）防止循环衰竭：早期即给予血管扩张药物（阿托品、山莨菪碱）以解除血管痉挛；同时扩充血容量、纠正酸中毒、维持水与电解质平衡，补液时应参考病情、血压、尿量等以调整输液量及速度。必要时可应用多巴胺等血管活性药物和西地兰或毒毛旋花子苷 K 等强心药物，中毒症状重者宜用氢化可的松或地塞米松。

（4）防止脑水肿和呼吸衰竭：出现脑水肿征象时应限制输入含钠液体，快速输入 20% 甘露醇或 25% 山梨醇，并用山梗菜碱、利他灵、回苏灵等呼吸中枢兴奋剂，注意给氧、吸痰，以保持呼吸道畅通。

668. 给阿米巴痢疾患者留取大便标本应注意事项？

答：

（1）便盆用温水加热，以免阿米巴滋养体死亡。

（2）标本应新鲜，挑取脓血部分立即送检。

（3）粪便检验阴性者应重复多次以提高阳性率。

669. 何谓肝掌？

答：慢性肝病患者手掌呈鲜红色，以大鱼际、小鱼际处和指端的掌面最为明显，加压后褪色，称为肝掌，也称肝性手掌红斑。

670. 何谓蜘蛛痣？其主要原因是什么？

答：蜘蛛痣实为血管痣，系皮肤动脉末梢端分支性扩张所形成，因为形似蜘蛛，故称蜘蛛痣。出现蜘蛛痣的原因是雌激素过多。

671. 患哪些传染病死亡后尸体必须立即消毒，就近火化？

答：鼠疫、霍乱和炭疽患者死亡后尸体必须立即消毒就近火化。

672. 黄疸型肝炎为何出现皮肤瘙痒？

答：黄疸型肝炎出现皮肤瘙痒是因为胆盐及胆汁成分反流血液循环内刺激皮肤周围神经末梢所致。

673. 《中华人民共和国传染病防治法》中规定的法定传染病有几类几种？各类传染病包括哪些疾病？

答：

（1）甲类传染病有鼠疫、霍乱两种。

（2）乙类传染病有病毒性肝炎、细菌性和阿米巴痢疾、伤寒和副伤寒、艾滋病、淋病、梅毒、脊髓灰质炎、麻疹、百日咳、白喉、流行性和地方性斑疹伤寒、流行性乙型脑炎、黑热病、疟疾、登革热、流行性脑脊髓膜炎、猩红热、流行性出血热、狂犬病、钩端螺旋体病、布鲁菌病，炭疽。

（3）丙种传染病有肺结核、血吸虫病、丝虫病、包虫病、麻风病、流行性感冒、流行性腮腺炎、风疹、新生儿破伤风、急性出血性结膜炎，除霍乱、伤寒、副伤寒以外的感染性腹泻。

674. 病毒性肝炎分几型？各型的传播途径是什么？

答：目前已知病毒性肝炎至少有 5 型，甲型及戊型经粪-口途径传播；乙型、丙型、丁型、病毒性肝炎主要通过注射的途径传播，包括输血及血制品、预防接种、药物注射和针刺等方式，另外也可通过生活中的密切接触、母婴传播，手术及血液的接触等方式传播。

675. 隔离的种类及其适用的疾病范围是什么？

答：有严密隔离、呼吸道隔离、消化道隔离、接触隔离、昆虫隔离和保护性隔离六类。

（1）严密隔离适用于霍乱、鼠疫、肺炭疽、狂犬病、艾滋病等。

（2）呼吸道隔离适用于麻疹、水痘、白喉、百日咳、猩红热、腮腺炎等。

（3）消化道隔离适用于伤寒、副伤寒，病毒性肝炎（甲型）戊型、细菌性痢疾、阿米巴痢疾等。

（4）接触隔离适用于破伤风、炭疽、梅毒、淋病等。

（5）昆虫隔离适用于乙脑、斑疹伤寒、流行性出血热、疟疾等。

676. 患哪些病的人不得从事食品加工、销售等工作?

答:痢疾、伤寒、肺结核、化脓性皮肤病、病毒性肝炎患者不得从事食品加工、销售工作。

677. 霍乱、副霍乱的治疗应以哪项为主?

答:补液疗法。

678. 流行性出血热患者的"三痛""三红"和"五期"包括哪些内容?

答:

(1) 三痛 为患者发热期的中毒症状,由于颅内血管出血,眼球周围软组织水肿及肾组织充血,患者感头痛、眼眶痛及腰背痛。

(2) 三红 由于皮肤充血及出血所致,颜面、颈部及上胸部的皮肤潮红,即所谓"三红",患者常似醉酒貌。

(3) 五期 典型患者病程分为以下五期:发热期、低血压期、少尿期、多尿期、恢复期。

679. 哪类传染病需要以最快方法逐级上报,城镇最迟不得超过几个小时?

答:甲类传染病和乙类传染病中的艾滋病、肺炭疽、脊髓灰质炎、白喉患者、病原携带者或疑似患者,不得超过 4 小时。

680. 腮腺炎常见的并发症有哪些?

答:脑炎、脑膜炎、睾丸炎、肾炎、心肌炎等。

681. 伤寒最严重的并发症是什么?

答:肠穿孔。

682. 传染病流行过程的三个环节及其防疫措施是什么?

答:三个环节为传染源、传播途径及易感人群。这三个条件同时具备才能在人群中传播。

具体防疫措施是管理传染源、切断传播途径、保护易感人群。

683. 提示乙肝有较大传染性的检测结果有哪些？

答：HBsAg（+）、HBeAg（+）。

684. 乙型肝炎进行人工自动免疫和人工被动免疫时各采用哪种生物制品？

答：乙型肝炎进行人工自动免疫和人工被动免疫采用特异性乙肝高价免疫丙种球蛋白。

685. 乙型脑炎的重要传染源及传播媒介是什么？其致死主要原因是什么？关键预防措施是什么？

答：主要传染源是猪。传染媒介是蚊子。主要致死原因是中枢性呼吸衰竭。预防乙型脑炎的关键措施是灭蚊与疫苗接种并重。

686. 疫情报告人分为哪两种？

答：分义务报告人和责任报告人。在岗医务人员为责任报告人。

687. 流脑最常见何种皮疹？

答：瘀点和瘀斑。

688. 流行性感冒患过一次之后，是否可得第二次？为何？

答：有可能得第二次，因感染流感病毒后只获得同型病毒短暂的免疫。由于各型病毒及亚型间无交叉免疫，加之病毒不断变异，所以仍然可能发生感染。

689. 伤寒有何临床特点?

答:

(1) 起病缓慢,体温呈阶梯状上升,4~6日达高峰,以后持续发热。

(2) 面容呈无欲状态,耳鸣,耳聋,食欲减退。

(3) 相对缓脉,重症患者可有重波脉或舒张期奔马律,表示心肌损伤。

(4) 可出现谵妄、谵语等神经精神系统症状。

(5) 4~5日脾可肿大。

(6) 5~6日皮肤可出现玫瑰疹。

690. 我国传染病防治工作有何指导方针?

答:预防为主,防治结合。

691. 猩红热的并发症有哪些?

答:

(1) 化脓性并发症 淋巴结炎、中耳炎、乳突炎等。

(2) 中毒性并发症 心肌炎、心包炎等。

(3) 变态反应性并发症 风湿病、急性肾小球肾炎。

692. 咽白喉假膜的特点是什么?

答:一侧或双侧可被灰白色假膜,边缘清楚不易剥离,强行剥离易出血。重者假膜广泛,有其他细菌混合感染或出血时,假膜可呈污秽或黑色,口内有强烈的臭味。

693. 责任疫情报告单位和报告人填写卡片内容包括哪些项?

答:病例报告、订正报告、死亡报告、出院报告。

694. 怎样服用脊髓灰质炎减毒活疫苗糖丸？应注意些什么？

答：我国应用的自制减毒活疫苗有三型单价糖丸活疫苗，Ⅰ型为红色，Ⅱ型为黄色，Ⅲ型为绿色，还有混合多价糖丸活疫苗，即Ⅱ型，Ⅲ型混合为蓝色，Ⅰ、Ⅱ、Ⅲ型混合为白色。在室温（20℃）下可保存10天，在2~10℃下可保存5个月。服疫苗对象为2个月~7岁小儿。

695. 掌握潜伏期最重要的临床意义是什么？

答：根据潜伏期的长短确定检疫期限。

696. 伤寒患者的饮食原则有哪些？

答：伤寒患者在病程的第2~3周由于肠壁坏死、溃疡、饮食不慎，极易引起肠出血至肠穿孔并发症，因此伤寒患者的饮食既要富于营养又要少渣易消化、少食多餐。禁食在肠腔内产气的食物（如土豆、牛奶等），同时限制患者家属送食物。

六、精神病护理

697. 精神病患者发生触电时，如何帮助其脱离险境？

答：立即关闭电源，用干燥木棒、竹竿或绝缘工具将触电者身上的线挑开，用绝缘物拉开触电者，如急救者站在干燥的厚木板或棉被上可用干燥的绳子或衣物拧成的带子套在触电者的身上，将触电者拉开，脱离电源，切不可用手直接接触带电者身体。

698. 儿童孤独症有哪些临床特点？

答：起病于婴幼儿期（通常在3岁以内），主要为不同程度的人际交往障碍、兴趣狭窄和行为方式刻板。表现为：

（1）人际交往障碍，尤其对他人的情感表达缺乏反应。

（2）言语交流和非言语交流障碍。

（3）兴趣狭隘和活动刻板、重复，坚持固定不变的生活环境和生活方式。

（4）常出现其他一些非特异性障碍，如害怕、恐惧、睡眠和进食紊乱、发怒和攻击。约 3/4 的患儿伴有精神发育迟滞。

699. 电休克治疗中的护理要点是什么？

答：

（1）患者仰卧，于胸椎 5~8 之间垫沙袋，颈下置小枕。

（2）将牙垫置于上下臼齿之间，并让患者咬住。

（3）抽搐时保护好四肢，不可用力过猛，按抽搐的节律稍加控制，防止骨折。

（4）抽搐后让患者侧卧，便于口水流出，同时进行人工呼吸。

（5）治疗后注意观察患者意识恢复情况，嘱患者卧床休息，检查牙齿、口腔及关节情况。

700. 对癫痫病大发作的患者怎样护理？

答：置患者于原处平卧，迅速将牙垫放入口腔内上下臼齿之间，防止咬破唇舌。如手边没有牙垫时，可用毛巾或被角代替。松解衣领和裤带，保护下颌和四肢，防止发生脱臼和骨折。抽搐停止后，头转向一侧，防止误吸，如呼吸不好，及时做人工呼吸。

701. 对癔症性痉挛发作患者应怎样处理?

答: 患者癔症痉挛发作时, 护士要镇静, 严肃, 注意保护患者, 既不能表现惊慌失措, 又不要过分关心照顾, 以免强化症状。要消除环境中一切不良因素, 不让无关人员围观, 配合医生做好暗示治疗和对症治疗, 以解除痉挛发作, 减轻患者痛苦。

702. 给精神病患者发药应该特别注意的事项是什么?

答:

(1) 给药前要心中有数。

(2) 备药时要严格查对。

(3) 发药时要准确无误, 防止患者藏药, 注意安全。

(4) 给药后收好物品, 观察疗效及药物不良反应。

(5) 宣传药物治疗的常识, 争取患者合作。

703. 工娱治疗有何意义?

答: 工娱治疗可缓解精神症状, 活跃患者情绪, 恢复学习和工作能力, 延缓精神消退。

704. 何谓幻觉? 最常见的幻觉有哪些?

答: 幻觉是一种虚幻的知觉, 即在没有现实刺激作用于感觉器官而出现的知觉体验。最常见的幻觉是幻听。

705. 何谓脑器质性精神障碍?

答: 指包括各种颅内炎症、肿瘤、血管疾病、中毒、外伤, 变性病等因素直接损害脑部所致的精神障碍。

706. 何谓妄想? 有什么临床意义?

答: 妄想是一种病理的歪曲的信念, 其内容不符合客观现实, 但患者对此坚信不疑, 不能说服和纠正。如果发现有肯定的妄想，则可认为此人患有精神疾病。

707. 何谓心理治疗？

答：心理治疗是以某种心理学的理论为根据，以良好的医患关系为基础，应用各种心理学的方法和技巧，通过治疗者的言行达到解决心理问题，消除、改善心身症状或精神障碍，促进疾病康复的一种疗法。

708. 患者发生痉挛发作时，主要从哪方面鉴别是癔症还是癫痫发作？

答：

（1）意识　癫痫发作时意识完全丧失，癔症发作时一般意识不完全丧失。

（2）痉挛表现　癫痫发作为强直期→阵挛期→恢复期，时间较短，最多几分钟，癔症发作无规律、多变，时间可长达数十分钟。

709. 急性和慢性脑器质性精神障碍最常见的综合征是什么？

答：急性脑器质性精神障碍最常见的综合征为各种意识障碍。慢性脑器质性精神障碍最常见的综合征为痴呆状态。

710. 精神病患者发生噎食的最常见原因是什么？

答：最常见的原因是服用抗精神病药物出现锥体外系反应，引起咽喉肌群共济失调，吞咽反射迟钝，食物阻塞在咽喉部位或误入气管内引起窒息；其次为患者意识尚未完全清醒的情况下进食导致噎食引起窒息。

711. 精神分裂症的临床分型有哪几种？

答：分为青春型、紧张型、偏执型、未分化型、单纯型、残留型、衰退型、不典型精神分裂症等。

712. 精神科临床常用药物如何分类？代表性药物是什么？

答：

（1）抗精神病药　如氯丙嗪等。

（2）抗抑郁药　如阿米替林。

（3）抗焦虑药　如地西泮。

（4）抗躁狂药　如硫酸锂。

713. 抗精神病药物常见的不良反应有哪些？

答：口干、舌燥、鼻塞、乏力、嗜睡、心动过速、锥体外系反应、皮疹等。

714. 氯丙嗪治疗的适应证有哪些？

答：氯丙嗪的主要适应证为各种精神运动性兴奋，幻觉妄想症状，各种思维障碍、情感、意向及行为障碍。氯丙嗪临床上主要用于治疗精神分裂症、躁郁性精神病、反应性精神病的上述症状，对精神分裂症中的妄想和紧张型效果较好，青春型次之。

715. 判断患者有无意识障碍应注意观察哪些方面？

答：应观察患者是否有下述表现。

（1）对外界刺激减弱、经常嗜睡或反应迟钝、对周围环境感知模糊或错误。

（2）定向力障碍。

（3）理解困难、注意力难集中、有瞬间记忆障碍。

（4）病情缓解后常有部分或全部遗忘。

716. 神经官能症的临床特点有哪些？

答：

（1）神经官能症不属于精神病，一般不表现出精神病常见的幻觉、妄想，也没有荒谬离奇的行为。患者全部或部分保持社会生活的适应能力和劳动能力。

（2）本病是大脑的功能障碍。尽管患者有多种躯体不适感，但并没有相应的器质性损害，因此是完全可以治愈的。

（3）患者对疾病有一定的认识，因此疾病未经治疗时，患者即保持对疾病的自知力。

717. 精神分裂症患者胰岛素昏迷治疗临床观察分几期？

答：嗜睡期、意识模糊期、迷睡期、昏迷期。

718. 胰岛素治疗时最严重的并发症是什么？

答：是稽延性昏迷，即鼻饲糖水终止 15~20 分钟，静脉注射葡萄糖注射液 5 分钟后意识仍未完全恢复，甚至昏迷加深，如不及时抢救可导致死亡。

719. 抑郁患者情绪变化的规律是什么？

答：抑郁症患者常易早醒，清晨情绪最低、黄昏时则有所好转，因此清晨最易发生自杀，护理上应注意预防。

720. 抗癫痫治疗时应该提醒患者或家属注意的最重要的一点是什么？为何？

答：提醒患者及其家属，药物不能骤然停用（包括更换药），否则极易发生癫痫持续状态。

721. 什么是精神分裂症？

答：精神分裂症是一组病因未明的精神病，多起病于青壮年，常有感知、思维、情感、行为等方面的障碍和精神活动的不协调。一般无意识障碍和智能缺陷，病程多迁延。

722. 什么是精神疾病？

答：精神疾病是大脑功能发生混乱，导致认识、情感、行为、意志等精神活动不同障碍的疾病。

723. 什么是躯体疾病伴发的精神障碍？

答：由于重要内脏器官出现功能代谢不全或严重衰竭，内分泌营养不良，代谢疾病等引起继发的精神障碍，可表现为意识障碍、神经综合征或精神病。

724. 神经症分哪些类？

答：癔症、焦虑症、强迫症、恐惧症、抑郁性神经症、疑病症、神经衰弱症、其他神经症。

725. 心理治疗有哪些种？

答：支持疗法、疏导疗法、暗示疗法、行为疗法、精神分析法。

726. 精神分裂症的阳性症状和阴性症状指什么？

答：精神分裂症的阳性症状：一般在疾病的急性阶段，临床症状以幻觉、妄想为主。

精神分裂症的阴性症状：多见于慢性精神分裂症，临床症状以思维贫乏、情感淡漠、意志缺乏、孤僻内向为主。

七、结核病护理

727. 患者大咯血发生窒息时的征象是什么？怎样抢救？

答：患者窒息时的征象为咯血突然停止，呼吸浅促，有明显发绀、张口、瞪目、牙关紧闭、躁动挣扎等症状，应分秒必争进行抢救。

（1）以金属压舌板，开口器撬开口，迅速清除口腔、鼻腔内外的血液。

（2）行体位引流，以吸引器吸出气管、口鼻腔内的积血。

（3）吸痰，必要时使用呼吸兴奋剂。

（4）协助医生做纤维支气管镜或气管切开吸引，以最快速度使呼吸道恢复并保持通畅。

（5）垂体后叶素 10U+25% 葡萄糖注射液 20~40ml 静脉缓慢注射。

（6）测量血压、脉搏、呼吸、咯血量，并做好记录。

728. 肺结核患者为何痰内常带血丝或者有血染痰？

答：肺结核患者由于肺内特异性和非特异性炎症造成毛细血管壁通透性增加，大量红细胞通过毛细血管壁外渗至肺泡中并与痰相混合，因此常有血染痰和痰中带血丝现象。

729. 肺叶部分切除后一般怎样放置胸腔引流管？

答：肺叶部分切除后一般放置两根胸腔引流管。上管放置在第一前肋间，管尖伸向胸腔顶部用以排气，称为排气管。下管放置在腋后线第 7 或第 8 肋间，管尖伏在膈肌上，用于排液，称为排液管。中间用"Y"形玻璃管相连并接无菌水封瓶。

730. 脊柱结核并截瘫减压术后的护理要点是什么？

答：

（1）截瘫减压术后，由于暴露脊髓，椎体和部分椎弓根受到破坏，有时椎体出现不稳定。应注意术后翻身要平稳，不要扭曲脊柱，以免影响脊髓功能恢复。

（2）注意观察患者的肢体功能恢复情况。趾（指）屈伸活动的出现是截瘫恢复的一种征象，应嘱患者每日坚持运动练习。

（3）为防止患肢肌肉萎缩和关节僵硬，应协助患者进行被动性肢体运动或按摩。

（4）加强皮肤护理，预防、治疗压疮（褥疮）。

（5）严格观察病情变化，协助患者排痰，预防肺部感染。

731. 脊椎结核造成截瘫的原因是什么？

答：绝大多数是由于结核性脓肿、干酪、肉芽组织、坏死椎间盘和死骨等压迫脊髓，部分患者由于硬脊膜肥厚、脊髓血管栓或椎体、骨髓压迫所引起。

732. 常用的抗结核药物有哪些？成人如何使用？

答：

（1）异烟肼　剂量 300mg/日，顿服或 3 次/日。

（2）链霉素　剂量 0.75~1g/日，1~2 次/日，肌内注射。

（3）利福平　剂量 0.45~0.6g/日，空腹顿服。

（4）对氨基水杨酸钠　片剂：剂量 8~12g/日，顿服或 2~3 次/日；注射剂：4~12g/日，静脉滴注。

（5）吡嗪酰胺　剂量 1.5g/日，3 次/日，口服。

（6）乙胺丁醇　剂量 0.6~0.9g/日，顿服或 3 次/日。

（7）卡那霉素　剂量 1g/日，1~2 次/日，肌内注射。

733. 大咯血时常用的止血药物有哪些？垂体后叶素的止血原理是什么？

答：常用的药物有垂体后叶素、氨甲苯酸、酚磺乙胺、卡巴克洛、氨基己酸、维生素 K 等。

垂体后叶素通过减少肺循环血流量及使肺血管收缩而引起止血作用。

734. 肺部手术后常见的并发症有哪些？

答：胸腔出血、感染、肺不张、支气管胸膜瘘、肺段面瘘。

735. 结核病早期发现的途径与早发现的方法是什么？

答：

（1）早期发现的途径　①健康者检查；②就诊者检查；③可疑者检查；④接触者检查；⑤结核菌素强阳性者检查。

（2）早发现的方法　①胸部 X 线检查；②查痰法；③结核菌素试验。

736. 结核性胸膜炎的常见症状是什么？

答：发热、胸痛、咳嗽（干咳）、气短。

737. 胸腰椎结核患者护理要点有哪些？

答：

（1）高热、血沉快、疼痛明显的急性期患者应卧床休息。

（2）注意观察患者双下肢运动的功能，如发现患者下肢软弱无力、走路不稳即是合并早期截瘫的征兆，应绝对卧床。

（3）合并脓肿者应注意观察脓肿的变化及护理。

（4）合并瘘管者需进行瘘管换药，注意引流通畅，定期做瘘管分泌物细菌培养。

738. 自发性气胸的主要病因和护理要点是什么？

答：

（1）肺大疱破裂　由于各种支气管或肺部疾病造成小支

气管活瓣性阻塞，肺泡过度充气，张力增加，促使胸膜下肺边缘部分的若干肺泡破裂成肺大疱。当用力咳嗽或做屏气动作使肺内压力明显增高时，一些肺大疱即可向胸膜腔破裂而形成自发性气胸。

（2）肺部病变穿破胸膜　某些肺部疾病（如肺结核、肺脓肿、肺炎、肺肿瘤等）患者靠近脏层胸膜的肺边缘部分的病变可直接穿破胸膜，使空气进入胸膜腔发生气胸。

（3）自发性气胸的护理要点　①协助医生尽快排出患者胸膜腔内的气体，减轻呼吸困难；②保持闭式引流通畅；③避免胸腔感染。

739. 结核病脑膜炎患者的观察要点是什么？

答：密切观察头痛程度，两侧瞳孔大小及变化，眼球震颤情况，抽搐次数、部位、持续时间，呕吐的性质及内容物。

740. 结核性脓肿为何称为冷脓肿？

答：结核性脓肿是由结核性炎症渗出物、干酪坏死组织与死骨积聚局部而形成的。脓肿局部无一般炎症红、肿、热、痛的特征，因此称为冷脓肿。

741. 何谓卡介苗？

答：卡介苗是一种无致病力的活菌苗，是有毒的牛型结核杆菌经过长期连续传代培养，逐渐降低毒性，最后失去致病力的牛型结核菌。接种卡介苗后，人体即可产生对结核菌的特异免疫力。

742. 接种卡介苗后局部有何反应？

答：接种卡介苗后约3周，接种局部出现红肿硬结，逐渐中央软化形成白色小脓疱，以后自行破溃并结痂，痂脱落后局部遗留下小瘢痕。局部反应过程约需两个月。

743. 卡介苗的接种方法是什么？

答：卡介苗的接种方法有皮内注射法与皮上划痕法两种。目前有条件地区已推广应用皮内注射法。皮内注射法使用菌苗量少（为皮上划痕法的1/100）、阳转率高达90%～95%，因此已广泛应用。

皮内注射法：苗菌每毫升含卡介苗0.75mg。

注射剂量：每人0.1ml（含0.075mg）。

注射部位：左上臂三角肌下端外缘。

操作方法：用75%乙醇消毒皮肤。干燥后，取已吸有疫苗的1ml蓝芯针管，将菌苗摇匀，按皮内注射法注疫苗0.1ml。

744. 怎样观察卡介苗接种后的效果？

答：一般采取对接种者在接种卡介苗后8～12周进行结核菌素试验，观察阳转情况，结核反应阳转者表示接种成功，仍阴性者表示接种不成功。

745. 抗结核药物的治疗原则是什么？

答：早期、联用、适量、规律、全程。

746. 利福平为什么要空腹服用？

答：利福平餐前服药较餐后服药血药浓度高，食物能影响利福平的吸收率，因此要空腹服用。

747. 治疗结核的药物中哪些能杀灭结核菌？哪种能通过血-脑屏障？

答：异烟肼、利福平、吡嗪酰胺能杀灭结核菌。异烟肼能通过血-脑屏障。

748. 全肺切除术后的护理要点有哪些?

答:

(1) 保持呼吸道通畅,有痰一定要排出,同时要给予充足有效的吸氧,给氧时间要适当延长。

(2) 控制静脉输液的剂量及速度。一般成人输液量每日不超过 2000~2500ml,速度每分钟维持在 40 滴。

(3) 注意观察气管位置是否居中。

(4) 胸腔引流管夹闭,根据情况可做短时间开放,以了解胸内情况。

749. 全肺切除术后为何要控制输液总量和输液速度?

答:因为全肺切除术后,突然失去了一侧肺的毛细血管床,如果经静脉输入的液体过量或速度过快,血流量突然增多,由右心室排出的血量集中流向一侧肺动脉,就会引起肺动脉压升高。仅有的一侧毛细血管床不能容纳过多的血量,超过了代偿范围,可引起急性肺动脉高压,使右心负担过重,甚至导致右心衰竭、急性肺水肿等并发症。所以必须控制输液总量和输液速度。

750. 什么是反常呼吸运动?

答:胸廓改形术后胸壁软化,在吸气时胸腔内压力下降,胸壁内陷,在呼气时胸腔内压力增高,胸壁膨出,这种与正常呼吸时恰恰相反的胸壁运动称反常呼吸运动。

751. 什么是咯血? 咯出的血有何特点?

答:喉部以下呼吸道、气管、支气管、肺出血,伴随咳嗽经口腔咳出者称为咯血。特点:血随咳嗽而咯出,常与痰液混在一起,带泡沫、色鲜红,常呈碱性反应。

752. 什么是少量咯血、中量咯血、大量咯血?

答:

(1)少量咯血　每日咯血 100ml 以内。

(2)中量咯血　每日咯血 100~300ml。

(3)大量咯血　每日咯血 300ml 以上。

753. 术后肺不张的原因是什么?怎样预防?

答:

(1)术后肺不张的原因　①支气管分泌物滞留,因气管插管麻醉手术损伤及刺激使分泌物增加;②术后疼痛,咳嗽无力;③术后使用镇静剂过多。

(2)肺不张的预防　①术前做好卫生宣传教育,讲清术后咳嗽、咳痰的重要性,并指导患者学会有效咳嗽;②注意术后恢复室的湿度,按时为患者做超声雾化吸入,稀释痰液,以利咳出;③主动协助患者咳痰,细致观察患者,当发现患者有痰鸣音时鼓励并协助患者将痰咳出;④鼓励患者以坚强的意志克服疼痛,劝导患者少用镇痛药物;⑤协助患者术后早期活动,使痰液易于咳出。

754. 结核菌素试验反应属于哪一型变态反应?

答:结核菌素是一种反应原,当给已致敏(即已感染结核菌)的人注射后,机体出现的变态反应是由 T 细胞、巨噬细胞及它们所释放的活性物质所引发的第Ⅳ型超敏反应,即迟发型变态反应。

755. 结核菌素试验局部反应观察时间是多少?结果判定标准是什么?

答:结核菌素试验判定时间为注射后 72 小时。

结果判定标准如下。

（1）阴性（－）　局部皮肤轻度发红。无硬结或硬结在5mm以下。

（2）阳性（＋）　硬结平均直径为5~9mm。

（3）阳性（＋＋）　硬结平均直径为10~19mm。

（4）阳性（＋＋＋）　硬结平均直径在20mm以上。

（5）阳性（＋＋＋＋）　局部出现水泡，坏死或淋巴管炎者。

756. 怎样处理结核菌素试验后出现的异常反应？

答：

（1）淋巴管炎可热敷1~2次。

（2）水泡轻者可涂以1%甲紫，如水泡大可用无菌注射器将水泡内液体抽出再涂以1%甲紫。

（3）出现皮肤溃疡或坏死者可涂敷10%磺胺软膏或对氨基水杨酸软膏。

757. 为何结核病中以肺结核多见？

答：结核病的传染途径主要通过呼吸道飞沫传染浸入人体。肺结核患者说话、咳嗽或打喷嚏时带菌的唾液、痰液形成的微滴核直接传播给接触者。患者随地吐痰，痰干燥后结核菌附着于尘埃在空中飞扬造成尘埃传播。健康人吸入带菌微滴核或尘埃后通过呼吸道感染肺部，因此结核病中以肺结核为多见。

758. 怎样杀灭结核病患者痰内的结核菌？

答：

（1）煮沸消毒　痰的容器与痰分别煮沸15分钟。

（2）药剂消毒（加入的药剂量应为痰量的1倍）　①20%漂白粉乳状液浸泡2小时；②2.5%促氯胺（5%氯胺液加入氯化铵、硫酸铵等促进剂）浸泡2小时；③1%"84消毒液"浸泡2小时。

（3）将痰吐在纸内焚烧。

（4）深埋　挖深度为1m的土坑埋于地下。

759. 怎样做好肺结核患者的隔离和消毒工作？

答：

（1）隔离　加强结核病防治、消毒、隔离的宣教工作，指导患者养成良好的卫生习惯（不对人咳嗽或打喷嚏，不随地吐痰，食具单用，被褥常晒，室内定时通风换气，做好居住隔离，尤其对儿童应做到分床、分室居住）。

（2）消毒　痰的消毒、食具的消毒、生活用具消毒、住所消毒。

760. 治疗结核病为何要联合用药？

答：抗结合药物治疗的疗程较长，结核菌易产生耐药性。单独应用异烟肼或链霉素，2个月后约有半数患者的细菌对药物产生耐药性。抗结核药物联用可避免或延缓耐药性的产生。联合用药还能使某些药物产生协同作用或相加作用，取得化疗的良好效果。

八、肿瘤护理

761. 何谓肿瘤、癌、肉瘤、癌肉瘤？

答：肿瘤：机体在各种致病因素的作用下，局部组织细胞过度增生和异常分化而形成的新生物，常表现为肿块形成。

癌：系指来源于上皮组织的恶性肿瘤，包括鳞状上皮、腺上皮、移行上皮等。其命名是：肿瘤起源部位+组织来源+癌。

肉瘤：系指间叶组织起源的恶性肿瘤。包括纤维、脂肪、平滑肌、横纹肌、骨、软骨、脉管及淋巴造血组织等。其命名是：肿瘤起源部位+组织来源+肉瘤。

癌肉瘤：此恶性肿瘤内既含有恶性的上皮成分，同时还有间叶组织的恶性成分，两者混合在一起，构成一个肿瘤则称为癌肉瘤。其命名是：肿瘤起源部位+癌肉瘤。

762. 何谓癌前病变？

答：癌前病变是恶性肿瘤发生前（即浸润前）的一个特殊阶段。广义地讲，癌前病变是指凡有可能发展为恶性肿瘤的所有病变和疾病；狭义的癌前病变是一个组织病理学概念，是指癌变倾向较大的病变（异型增生和原位癌）。世界卫生组织规定恶变可能性大于20%的病变才属于癌前病变，但未加上病变发展的时间限制。

763. 何谓癌性疼痛？

答：癌性疼痛是指癌症、癌症相关性病变及抗癌治疗所致的疼痛，癌性疼痛常为慢性疼痛。

764. 何谓恶性肿瘤的 TNM 分期？

答：TNM 分期是由国际抗癌联盟（UICC）和美国癌症联合委员会（AJCC）建立的一套世界各国普遍接受的恶性肿瘤分期系统。主要依据治疗前原发性肿瘤的大小和浸润范围、区域淋巴结和远处转移情况进行分期。T 是指原发性肿瘤，N 是指区域淋巴结转移，M 是指远处转移。

765. 何谓姑息护理？

答：是指对疾病不可能治愈或疾病不能长期控制的患者，提供积极全面的照顾，是一种给予舒适的护理方法，其主要目标是提高患者及家属的生活质量。

766. 癌症病人主要的心理变化分期及特征是什么？

答：癌症病人的心理变化类型与自身个性心理特征、病情严重程度有关。当病人被告知病情后，其心理变化一般分为六期。

（1）体验期：当病人得知患癌诊断后，表现为霎时间方寸大乱、麻木不仁，甚至昏厥，这种震惊称为"诊断休克"。此时病人往往无力主动表达内心的痛苦，对提供帮助的医护人员或家人表示拒绝。

（2）怀疑期：病人对诊断结果极力否认，甚至通过各种方法找医生咨询，以便得到不同方面的信息。此时病人和医生并未建立信任关系，既希望确诊，又希望听到不是癌症的诊断。这种拒绝接受事实的做法是一种创伤或应激状态下的心理反应，可降低病人的恐惧程度，缓解痛苦的体验，逐渐适应意外打击。

（3）恐惧期：当极力否认仍不能改变诊断结果时，便会产生恐惧，病人表现为恐慌、哭泣、警惕、挑衅性行为、冲动性行为以及一系列生理改变，如颤抖、尿频、尿急、心悸、血压升高、呼吸急促、晕厥、皮肤苍白、出汗等。

（4）幻想期：当病人经历了患病后的各种痛苦的体验后，已能正视现实，但仍存在许多幻想，如希望通过某种治疗根除自己的疾病，希望手术后的化验能推翻原诊断结果等。

（5）绝望期：当各种治疗方法均不能取得良好效果，病情进一步恶化，出现严重的并发症时，都能使病人产生绝望，对治疗失去信心，听不进医护人员和家人、朋友的劝说，甚至产生自杀念头，病人表现为易怒、对立情绪、不服从治疗等。

（6）平静期：病人已能接受现实，认可病人角色，情绪平稳，配合治疗，但病人处于消极被动状态，不再考虑自己对家庭与社会的义务，处于无望状态。

767. 何谓三阶梯止痛疗法？

答：是指根据轻、中、重不同程度的疼痛，单独和（或）联合应用一阶梯（以阿司匹林代表的非甾体类抗炎药）、二阶梯（以可待因代表的弱阿片类药）、三阶梯（以吗啡为代表的强阿片类药），配合其他必要的辅助药物来处理癌性疼痛的药物治疗方法。

768. 何谓原位癌？

答：是指局限于皮肤和黏膜内，尚未突破基膜，细胞学和结构上具有所有恶性特点的上皮性肿瘤。

769. 何谓肿瘤基因治疗？

答：肿瘤基因治疗是指应用基因转移技术将外源基因导入人体，直接修复和纠正肿瘤相关基因的结构和功能缺陷，或间接通过增强宿主的防御机制和杀伤肿瘤能力，从而达到抑制和杀伤肿瘤细胞的治疗目的。

770. 何谓肿瘤转移？

答：肿瘤转移是指恶性肿瘤细胞脱离原发肿瘤，通过各种方式，到达远处组织和器官后得以继续增殖生长，形成与原发肿瘤相同性质的继发肿瘤的过程。

771. 良性肿瘤与恶性肿瘤主要区别是什么?

答:良性肿瘤通常生长缓慢,呈膨胀性扩展,边缘清楚,常有包膜。肿瘤分化程度高,色泽和质地接近相应的正常组织,组织结构和细胞形态变异较小,一般不复发,也不转移,预后良好,对人体危害较小。

恶性肿瘤通常生长迅速,呈浸润性扩展,破坏周围组织,无包膜或仅有假包膜。肿瘤分化程度低,组织结构和细胞形态与相应的正常组织相差甚远,常复发,容易发生转移,危及生命。

772. 肿瘤转移的主要途径有哪些?

答:肿瘤主要通过血行、淋巴、直接浸润及种植等途径转移。

773. 癌症治疗(包括化疗和放疗)期间,在什么情况下应对患者采取保护性隔离措施?

答:对抵抗力严重下降、应用免疫抑制剂而免疫功能受损者以及白细胞数低于 $1 \times 10^9/L$ 的患者应采取保护性隔离措施。

774. 常用的抗恶性肿瘤激素类药物有哪些? 它们的作用机制是什么?

答:抗肿瘤激素类药物有雌激素、雄激素、肾上腺皮质激素等。它们的作用机制是:一些和内分泌有关的组织癌变后,常保留与原组织类似的激素依赖性。如乳腺癌依赖雌激素,前列腺癌依赖雄激素。肾上腺皮质激素能抑制淋巴细胞生成,并使淋巴细胞解体,可用来治疗急性淋巴细胞白血病。

用某些激素药物后，改变了体内激素平衡状态，从而抑制某些相应肿瘤的生长。

775. 常用治疗恶性肿瘤的药物有哪些？

答：环磷酰胺、甲氨蝶呤、氟尿嘧啶、阿霉素、丝裂霉素、长春碱类〔长春新碱（VCR）、长春碱（VLB）〕、依托泊苷（鬼臼乙叉苷）、顺铂（DDP）。

776. 恶性肿瘤化疗的不良反应有哪些？哪一种不良反应最危险、最严重？

答：秃发、口炎、恶心、呕吐、骨髓抑制（最严重）。

777. 放射治疗常见不良反应的观察及护理措施有哪些？

答：

（1）全身反应及护理：放疗引起的全身反应表现为一系列功能紊乱与失调，如精神不振、食欲减退、疲乏、恶心呕吐等。此时护士应给予心理疏导，安慰并鼓励和帮助病人配合治疗。症状轻者可不做处理，重者应及时治疗，调整病人饮食，加强营养，全身给予支持治疗。嘱病人多饮水或输液以增加尿量，排出体内毒素，减轻反应。

（2）局部反应及护理

①皮肤反应：放射性皮肤反应一般分为干性和湿性两种。a. 干性皮肤反应表现为皮肤轻度红斑、瘙痒、色素沉着及脱皮，但无渗出物，并能产生持久性浅褐斑。此时应给予保护性措施，切忌撕剥脱皮，避免理化刺激，一般不做特殊处理。b. 湿性皮肤反应表现为照射野皮肤出现湿疹、水疱，严重者可造成糜烂、破溃。对有少量渗出液的湿性皮肤反应，可采取暴露疗法，局部涂喜疗妥乳膏、冰蚌油，或庆大霉素、维

斯克、康复新交替湿敷。对已发生局部溃疡继发感染者应暂停放疗，局部换药，并使用抗生素控制感染，促进愈合。

②黏膜反应：主要是口腔黏膜反应。a. 病人口腔黏膜稍有红、肿、充血，唾液分泌减少，口干稍痛。此时为轻度黏膜反应。护理措施是保持口腔清洁，每次饭后用温开水漱口，以去除食物残渣，早、晚用软毛牙刷及含氟牙膏中防酸牙膏刷牙，以免损伤伤口黏膜。饮食忌过冷、过热、过硬，忌烟、酒及辛辣刺激性食物。b. 如口咽明显充血水肿、斑点状白膜、溃疡形成为中度黏膜反应，有明显的吞咽疼痛，进食困难，须保护黏膜，消炎止痛，促进溃疡愈合。应根据病人口腔 pH 值选择适宜的漱口液漱口，用维斯克或康复新行口腔喷雾，每日 4~5 次，以促进炎症消退和溃疡愈合。进食前可用 2% 利多卡因喷雾止痛。c. 如果病人口腔黏膜极度充血、糜烂、出血并融合成片状白膜，溃疡加重并有脓性分泌物，不能进食，并有发热，则为重度黏膜反应，须暂停放疗。给予口腔护理每日 2 次，清除黏性分泌物，可用庆大霉素、维生素 B_{12} 交替含服。

遵医嘱给予静脉输入抗生素，补充氨基酸、脂肪乳、白蛋白等高价营养液，促进溃疡愈合。

③胸部放疗反应：胸部照射如食管癌放疗 1~2 周后可出现食管黏膜充血、水肿，局部疼痛，吞咽困难，黏液增多，嘱病人每次进食后饮适量温开水以冲洗食管，含服维斯克或康复新以减轻炎症和水肿。肺癌放疗可出现放射性肺炎，表现为咳嗽、咳白色泡沫样痰、呼吸急促、胸痛等。病人应注意保暖，保持病室内空气新鲜，防止呼吸道感染，雾化吸入

（药液配制：生理盐水 30~50ml 内加入庆大霉素 8 万 U，α 糜蛋白酶 4000U，地塞米松 5mg），每日 2 次。遵医嘱给予抗生素、激素等治疗。如病人痰中带血，有咳血情况，要保持镇静，并给予止血药。出现大咯血时应立即通知医生，让病人头偏向一侧，防止窒息，协助医生积极抢救。

④腹部放疗反应：腹部照射，尤其是腹部大面积照射时，可并发放射性肠炎、胃肠功能紊乱、肠黏膜水肿，表现为食欲不振、恶心、呕吐、腹痛、腹泻等。轻者给予清淡的流质、半流质饮食，遵医嘱给予止吐药，严重者需输液，纠正水、电解质紊乱。盆腔照射可引起放射性直肠炎，病人表现为里急后重、肛门坠胀、水样便及便血等。遵医嘱给予消炎、止泻、止血药，可用洗必泰栓、复方普鲁卡因液、维斯克或氢氧化铝胶等保留灌肠。观察记录病人的排便次数、性质、颜色等。如盆腔照射引起膀胱炎，病人可出现尿频、尿急、排尿困难或血尿。应遵医嘱行无菌导尿术，用止血剂加生理盐水、呋喃西林液等进行膀胱冲洗。根据出血程度不同，每日冲洗 2 次或 2 小时一次不等。嘱病人大量饮水，遵医嘱予以消炎对症处理。必要时用 5% 甲醛溶液灌注，使黏膜血管表面蛋白凝固以达到止血的目的。操作时避免药物刺激尿道口，注意观察病人有无腹痛、尿道口痛等不适。

778. 哪些常用的抗恶性肿瘤药物静脉输入外渗后会引起组织坏死的严重后果？

答：氮芥（HN$_2$）、卡莫司汀（BCNU）、长春碱类［长春新碱（VCR）、长春碱（VLB）］、依托泊甘、长春酰胺（VDS）、阿霉素（ADM）、丝裂霉素（MMC）、柔红霉素

（DRB）等。

779. 肿瘤患者在化疗期间应注意什么?

答:

（1）不抽烟,少饮或不饮酒。

（2）尽量避免与感冒尤其是流感的人接触,绝对禁止与水痘患者接触。

（3）注意营养,吃些爱吃的食物保持体重。

（4）应以顽强的毅力克服药物的不良反应,坚持治疗。

780. 如何预防和处理肿瘤化疗引起的口腔炎?

答:

（1）预防　①嘱患者每餐后与睡前用电动牙刷刷牙或用冷开水漱口;②在患者白细胞降至 $3×10^9/L$ 时加用 1% 过氧化氢 30ml 含漱后再用冷开水漱口,预防口腔炎。

（2）处理　如发生口腔炎或溃疡时,每餐后和睡前用 3% 过氧化氢含漱,再用生理氯化钠溶液漱净后涂以 3% 碘甘油,口唇皲裂可涂甘油或液状石蜡。因溃疡引起的疼痛可用利多卡因糖丸餐前口含,如口腔炎由甲氨蝶呤引起,可用 1:200 四氢叶酸液清洗口腔。念珠菌感染时用两性霉素糖丸每 4 小时口含或口服酮康唑片。

781. 如何预防化疗后的呕吐?

答:大剂量顺铂（DDP）100～200mg/次化疗者,可用以下药物预防呕吐。

（1）苯海拉明 25mg,每日 3 次,连用 2 天,化疗前晚开始。

（2）甲氧氯普胺 40～50mg,分别于化疗前半小时、化疗后 1.5 小时、4 小时、6 小时肌内注射。

（3）地塞米松 5mg，于茂菲（毛菲）滴管内冲入或用 4.5mg 分别于化疗前半小时，化疗后 1.5 小时、4 小时、6 小时口服，可减少呕吐。

782. 如何正确采集痰脱落细胞检查的标本？

答：

（1）采集从肺深部咳出的新鲜痰，留痰前应教会患者做有效咳嗽，使患者能咳出肺深部痰液。

（2）咳痰前先用清水漱口，以减少口腔内食物残渣及口腔上皮细胞。

（3）在咳出喉部痰后再用力咳嗽，咳出肺深部痰液两口（特别是带血丝的痰），置于无色大口瓶或痰标本盒内。

（4）及时送检（最迟不超过 2 小时），避免细胞因时间过久而自溶。

783. 乳腺肿瘤有何特征？

答：一般肿块发生在一侧，无痛性肿块不规则，轮廓不清，不可推动（与皮肤或乳头粘连），产生皮肤小凹（橘皮样）、水肿或乳头内陷。少数患者有乳头血性溢液。

784. 使用环磷酰胺（CTX）治疗的肿瘤患者为何要多饮水？

答：因代谢产物经肾脏排泄，长期使用可致出血性膀胱炎，所以应嘱患者治疗时多饮水（每日 3000ml），以稀释尿中药物浓度，预防出血性膀胱炎的发生。

785. 药物外渗性损伤局部有什么表现？

答：外渗初期在注射部位出现明显肿胀、疼痛、局部皮温降低（休克患者或伴周围神经病变者无痛觉）。外渗发生24~48小时后，皮肤出现紫黑色水泡，严重者可有肢端脉搏消失。两周后水肿消退，皮肤表面焦痂形成，与正常皮肤出现明显界限。

786. 怎样预防抗肿瘤化疗药物静脉输入时的外渗现象？

答：

（1）注射部位要经常观察，尤其是对意识不清者更应仔细监护。输液前让患者了解药物外渗的症状、体征及危害性，一旦发生外渗即可早期发现。

（2）熟练掌握穿刺技术，尽可能做到一针见血。如发现静脉穿破时，需另换一肢体穿刺，避免在同侧肢体输入，以免药物从破处外渗。

（3）使用对组织毒性大的抗癌药物前，宜先给予0.9%氯化钠注射液（或5%葡萄糖注射液）。无肿胀后再注入或冲入化疗药物，注射过程中观察回血情况，注射完化疗药物后再给予适量0.9%氯化钠注射液。

（4）需快速输液或输入细胞毒性大的药物时，尽量选用中心静脉置硅胶管输入或选用较粗静脉输入。

（5）避免在同一条静脉多次穿刺或长时间输液。有上腔静脉阻塞的患者，不应选用上肢静脉输入。

九、耳鼻咽喉科护理

787. 鼻腔有何生理功能？

答：鼻腔主要有通气、嗅觉及共鸣等功能。鼻腔具有过滤、清洁空气和调节其温湿度以保护下呼吸道黏膜的作用，鼻窦对鼻腔的加温、加湿和共鸣功能起辅助作用。鼻窦的空腔可减轻头颅的重量，有利于维持头部平衡。

788. 扁桃体的双重抗感染有何免疫作用？

答：扁桃体内具有抗体的 B 细胞，含有五种免疫球蛋白，即免疫球蛋白 G、免疫球蛋白 A、免疫球蛋白 M、免疫球蛋白 D、免疫球蛋白 E，有体液免疫作用。此外，扁桃体内还有 T 细胞，有细胞免疫作用。

789. 变态反应性鼻炎有何病理特点？

答：变态反应性鼻炎的病理特点是血管扩张、渗出性增加、组织水肿。有嗜酸性细胞浸润和分泌旺盛。在发病间歇期上述症状呈可逆反应。经常发病则上皮层增殖变性而形成息肉。

790. 耳鼻喉科所用的光导纤维内镜有几种？怎样维护保养？

答：常用的光导纤维内镜有鼻窦镜、鼻咽镜、喉镜、支气管镜、食管镜等。

维护保养纤维内镜应注意以下几点。

（1）平时应把纤维内镜悬挂于橱内，注意勿使软管部弯曲重叠。

（2）勿使物镜及导光束端与硬性器皿碰撞

（3）使用纤维内镜时，应边推边进观察，应有步骤地观察病变部位，要把观察部位、深度和角度有机配合起来。注意不要折断光学纤维。

（4）检查完毕，必须先放松弯角固定装置至弯角部垂直时方可拔出，否则不但容易损害纤维内镜，也容易有并发症。

（5）在检查中插入活检钳和细胞刷时，要把调角度的装置放松，以免损伤钳道。

（6）在活检时，应将组织轻轻咬住往外拉，不要将活检钳扣得太紧，以免发生脱焊，造成开关失灵。

（7）检查前后都要注意器械的洗涤和消毒，管道吹干，并在镜面上涂一层硅蜡。

791. 喉梗阻常见的原因有哪些？

答：

（1）先天性疾病　先天性喉软骨病、会厌软骨畸形等。

（2）炎症性疾病　最常见的是小儿急性喉炎，由于小儿声门狭小、黏膜下组织疏松、神经系统发育不成熟，发生喉梗阻的机会比成人多。

（3）非炎症性疾病　急性喉水肿（变态反应）、喉瘢痕狭窄、喉异物、喉肿瘤等。

（4）其他　喉痉挛、喉外伤及各种原因引起的双侧声带外展麻痹等。

792. 急性鼻炎是如何发生的？

答：急性鼻炎是一种常见的鼻黏膜急性炎症，发病率高，易并发急性中耳炎、鼻窦炎、肺炎等。其主要病原体是鼻病毒和冠状病毒。当机体抵抗力降低，鼻黏膜防御功能被破坏，气候变化不定的时候，经飞沫传播致病，当病毒侵入后，鼻黏膜 pH 趋向碱性，溶菌素活力减低，存在于患者鼻部或鼻咽部的致病菌为溶血性链球菌、肺炎双球菌、葡萄球菌等细菌活跃繁殖，形成继发感染。

793. 慢性喉炎如何分型？

答：慢性喉炎是指声带和室带黏膜的非特异性感染的慢性炎症，重者可累及黏膜下层及喉内肌。

慢性喉炎分四种：单纯性喉炎、肥厚性喉炎、干燥性喉炎、结节性喉炎

794. 鼻出血的病因有哪些？常用止血方法有哪几种？鼻出血的护理要点有哪些？

答：病因

（1）局部病因：①鼻和鼻窦外伤或医源性损伤；②鼻腔和鼻窦炎症；③鼻中隔病变；④肿瘤。

（2）全身病因：凡可引起动脉压和静脉压增高、凝血功能障碍、血管张力改变的全身性疾病均可发生鼻出血。

常用止血方法

常用止血方法有：烧灼法、填塞法、血管结扎法、血管栓塞法。

护理要点

（1）病人体位：一般取半卧位，出血较多疑有休克者，取平卧位。

（2）心理护理：热情接待病人并予以安慰，做好必要的解释工作。

（3）病情观察：密切观察病人血压、脉搏等生命体征变化，对出血较剧、渗血面较大或出血部位不明者，迅速建立静脉通道，给予止血药、补液，并协助医师做好鼻腔前鼻孔或前后鼻孔填塞止血术。严密观察鼻腔填塞后或取出填塞物后是否仍有出血情况。鼻腔填塞纱条在48~72小时后逐渐抽

取，此后应给予病人复方薄荷油喷鼻，以防再次出血。

（4）简易止血法：①冷敷前额和后颈；②用手指向鼻中隔方向紧捏两侧鼻翼10~15分钟；③1%麻黄素液喷鼻。

（5）口腔护理：嘱病人勿将血液咽下，以免刺激胃黏膜引起恶心、呕吐，保持口腔清洁卫生，加强口腔护理。

（6）术前准备：若鼻腔填塞无效，可根据出血部位行相应的血管栓塞术或结扎术，应向病人解释手术的必要性，配合医生做好术前准备。

795. 临床常用音叉检查方法有哪几种？

答：音叉检查法有四种：韦伯试验、林纳试验、施瓦巴赫试验和镫骨活动试验。

796. 气管切开拔管困难的原因是什么？

答：

（1）原发疾病未治疗。

（2）喉软化症气管切开术后，因软骨无支持作用而塌陷。

（3）气管切开损伤喉返神经，造成喉麻痹。

（4）气管切开误切环状软骨而发生术后感染，引起喉狭窄。

（5）由于患者长期带管，精神紧张，心理负担大拒绝拔管。

（6）在气管套管上方气管内有肉芽形成。

（7）由于甲状腺肿造成气管软化塌陷不能拔管。

797. 气管切开有何并发症？

答：皮下气肿、纵隔气肿、气胸、出血、脱管、食管损伤、喉狭窄。

798. 如何进行嗅觉检查？

答：一般多采用定性检查法。其做法是取强弱程度不同的嗅素，如乙醇、酱油、香水、樟脑油、煤油、醋等等做嗅觉检查剂，分别装于颜色、式样完全相同的有色小瓶中，检查者随意选择一瓶，嘱被检查者闭目，以手指堵住一侧鼻孔，以另一侧鼻孔嗅之，并说明瓶中气味，可以用水为对照剂。然后另选一瓶，以同样方式检查对侧鼻孔。嗅觉减退者，弱的嗅素辨不出气味，而强嗅素则能辨出，嗅觉丧失者强嗅素也辨不出。

799. 什么是耵聍？引起耵聍栓塞的原因是什么？

答：耵聍是外耳道软骨部皮肤的耵聍腺分泌的一种黏稠分泌物，它具有保护外耳道皮肤及防止异物进入外耳道的作用。

耵聍栓塞常是外耳道的慢性炎症，耵聍腺分泌增加，与脱落的上皮混合积存于外耳道内，各种小异物如粉尘、泥沙等进入外耳道造成。外耳道狭窄、畸形、肿物、瘢痕形成、异物存留或老年人外耳道口塌陷及下颌关节运动无力也可造成耵聍栓塞。

800. 什么是慢性鼻炎？慢性鼻炎分几种？

答：慢性鼻炎是指鼻黏膜或黏膜下层以及鼻甲骨的慢性炎症。一般分为两大类：单纯性鼻炎及肥厚性鼻炎。

801. 什么是声阻抗？

答：一定的声能进入传音系统后，一部分声能被吸收传入，另一部分被反射，前者称声顺，后者称声阻。鼓膜、中耳、听骨链、耳内肌均属传音系统，其结构变化可引起声顺和声阻的变化，根据这种原理，电声阻抗测听器可以检查耳聋的类型、病变部位，帮助观察听力重建手术的治疗效果。

802. 什么是腺样体肥大？

答：腺样体又称增殖体或咽扁桃体，是咽顶后部和后壁的淋巴组织。6~7岁时，此淋巴组织特别明显，青春期后逐渐萎缩消失。常由于鼻咽部炎症的反复发作，使腺体样发生病理性增生，称腺体样肥大。多见于儿童，常与慢性扁桃体炎同时存在。

803. 什么是眼震？眼震有几种？

答：眼球震动（眼震）是一种不自主而且有节律的眼球往返运动。

眼震有生理性眼震、诱发性眼震、自发性眼震。

804. 听觉器官包括哪些部分？

答：听觉器官包括外耳、中耳、内耳、听神经及听觉中枢。

805. 先天性耳部畸形分几类？如何防治？

答：先天性耳部畸形可分为外耳畸形、中耳畸形、内耳畸形三大类。

预防先天性耳部畸形需做好孕妇的保健工作，防治妊娠期的感染。有药物过敏的孕妇用药必须审慎。禁止近亲结婚，以防子女出现畸形或痴呆。

806. 阻塞性睡眠呼吸暂停综合征的定义是什么？

答：阻塞性睡眠呼吸暂停综合征是指成人7小时的夜间睡眠时间内，至少有30次呼吸暂停，每次发作时，口、鼻气流停止流通至少10秒以上；或呼吸暂停指数（即每小时呼吸暂停的平均次数）大于 5。

十、眼科护理

807. 阿托品眼药膏、眼药水在眼科有什么用途？

答：阿托品是眼科常用的散瞳药，可以扩大瞳孔，防止虹膜后粘连和继发性青光眼；解除睫状肌和瞳孔括约肌痉挛，使发炎的虹膜、睫状体处于休息状态；减少睫状肌对睫状血管的压迫，以加强局部血液循环，降低血管的渗透性，减少渗出物的产生。此外阿托品还用于验光、眼底检查、治疗幼儿斜视等。

808. 常见的结膜炎有哪几种？如何治疗及预防？

答：结膜炎是由细菌或病毒感染而引起。常见的有：急性卡他性结膜炎、流行性出血性结膜炎、流行性结膜角膜炎。根据病因进行处理，对细菌性的可选用抗菌药物，如 0.5% 卡那霉素、0.25% 氯霉素、15% 磺胺醋酰钠眼药水，每 0.5～1 小时点眼 1 次，睡前结膜囊涂眼膏。对病毒性的可选用 4% 吗啉胍、0.1% 碘苷，配合干扰素点眼，0.1% 利福平眼药水，1% 温盐水洗眼，也可用广谱抗生素，中医治疗采用疏风清热类中药。

积极开展卫生宣教，普及防病知识，患者所用脸盆、毛巾、手帕等均应煮沸消毒，与健康人分开使用，此病流行期间，患者不得进入公共游泳池，一般人在游泳后应点消炎眼药水，以防感染。

809. 何谓血-眼屏障？包括哪两种？

答：物质从血浆进入房水、玻璃体及视网膜组织的过程中是有选择性的，这种选择性的物质渗透，使血浆与眼组织的物质成分在内容和比例上存在明显差别，这种现象称之为血-眼屏障。

血-眼屏障主要包括：血-房水屏障、血-视网膜屏障。

810. 什么是眼的屈光系统？

答：眼的屈光系统由角膜、房水、晶状体和玻璃组成，是具有不同屈折率的透明中间介质，我们能清楚地看到东西，是由于该物体及射出来的光线进入眼内，经眼的屈光系统屈折后在视网膜黄斑部集成像，这种功能称为眼的屈光。

811. 虹膜睫状体炎急性期为何要散瞳？

答：充分散瞳可以使瞳孔散大，防止虹膜粘连，解除眼内肌痉挛，改善局部血液循环以促进炎症消退。散瞳是治疗本病的关键措施，一般常用散瞳药为阿托品、托吡卡胺、混合散瞳剂等。

812. 激光在眼科临床有什么用途？

答：

（1）视网膜凝固治疗。

（2）激光虹膜切除。

（3）激光治疗核性白内障，后发障。

（4）激光治疗血管性病变。

（5）激光治疗前房及玻璃体积血。

（6）其他眼病的治疗。

813. 急性闭角型青光眼为何会引起偏头痛、恶心、呕吐？

答：由于眼压急剧升高，引起巩膜睫状体充血，水肿而使三叉神经末梢受到压迫，并反射至该神经眼支的分布区，因而引起剧烈的偏头痛。

由于三叉神经与迷走神经的中枢及延髓呕吐中枢之间有神经纤维联系，因此当眼压急剧升高发生偏头痛的同时，也常出现恶心、呕吐症状，眼压下降，头痛、恶心、呕吐随之缓解。

814. 睑腺炎的病因是什么？怎样治疗？

答：睑腺炎也称麦粒肿，为睫毛囊所属皮脂腺或睑板的急性炎症，由金黄色葡萄球菌引起感染。前者称外麦粒肿，后者称内麦粒肿，脓点形成后可行切开排脓，外麦粒肿自皮肤切开，切口要与睑缘平行，内麦粒肿于结膜面切开，切口与睑缘垂直，切忌过早切开或任意挤压，防止炎症扩散。

815. 单疱性病毒性角膜炎临床上典型的表现是什么？

答：典型表现有三种：树枝状、地图状、盘状。

816. 眶上裂有哪种神经通过？受损后或某些因素影响会引起什么？

答：有动眼神经、滑车神经、外展神经、三叉神经通过。若受到损伤或受某因素的影响可引起眶上裂综合征。

817. 荧光眼底血管造影的临床意义是什么？

答：

（1）了解视网膜血管的生理、病理变化。

（2）观察血流动力学情况。

（3）鉴别眼底某些病变的性质。

（4）诊断和鉴别某些眼底病。

（5）探索某些眼底病的发病机制和病变部位。

（6）配合激光治疗某些疾病。

818. 角膜移植有哪几种？适应证是什么？

答：有角膜板层移植和角膜全层移植两种。

角膜板层移植手术不穿透前房，安全而很少有并发症，临床应用范围较广，主要适用于：中层及浅层角膜浑浊；治疗某些炎性角膜病；角膜组织缺损的修补；改良角膜基底，为今后的穿通移植做准备。

角膜全层移植则取代浑浊的角膜，以达到提高视力或治疗的目的。它主要适用于角膜全层浑浊、圆锥角膜、角膜白斑合并角膜瘘、化脓性角膜炎。

819. 结膜下球后注射的目的是什么？

答：结膜下注射可使药物直接作用于眼部，增加药物由巩膜渗透入眼内的作用，提高眼内浓度而达到治疗效果，是一种有效的给药途径。

球后注射用于眼球后部的疾病，使药物接近眼球后部及视神经，故多用于治疗眼底病及麻醉睫状神经节。

820. 什么是白内障？如何分类？

答：晶体部分或全部浑浊时称为白内障，此病严重影响视力，治疗方法以手术为主。

临床常见有先天性白内障、外伤性白内障、全身疾病性白内障、并发性白内障、中毒性白内障、药物性白内障、继发性白内障、老年性白内障。

821. 老年性白内障如何分期？治疗原则是什么？

答：分为初发期、膨胀期、成熟期、过熟期。主要以手术治疗为主，可行囊内及囊外摘除术、拔障术、针拔套出术、人工晶体植入术，手术时机以白内障成熟期为佳。

822. 泪囊摘除的手术适应证是什么？

答：慢性泪囊炎，因年老体弱或全身疾病而不能行泪囊鼻腔吻合术者；严重角膜溃疡合并慢性泪囊炎；急待行球内手术，但同时合并慢性泪囊炎；泪囊肿瘤或结核性泪囊炎，行泪囊鼻腔吻合术后失败者均可行泪囊摘除术。

823. 青光眼病人的健康教育内容有哪些？

答：

（1）饮食指导：多吃蔬菜、水果等，防止便秘。勿在短时间内大量饮水，不暴饮暴食，避免过于疲劳。

（2）预防指导：①年龄超过40岁，每年去医院测量眼压及检查眼底，及时发现病情，及早接受治疗。②晚间少看电视，不在暗光下看书，更不要在暗室停留过久。③保持家庭生活和睦，精神愉快，避免大喜、大悲等情绪波动。④不穿高领及紧身衣服，腰带不能束得太紧，以免间接引起眼压升高。

（3）健康指导：①按时应用降眼压的药物，缩瞳药、扩瞳药要分开放置。②感觉眼胀、头痛、看灯周围有虹视、视力减低时可能是青光眼发作，要及时去医院治疗。

824. 视网膜感觉细胞有哪几种？功能是什么？其分布区域在哪里？

答：视网膜感觉细胞有两种，锥体细胞和杆体细胞。锥体细胞，司明觉及色觉，主要分布于黄斑区；杆体细胞，司暗视觉，主要分布于视网膜周边部。

十一、口腔科护理

825. 拔牙后什么时候镶牙合适？

答：拔牙后的义齿修复一定要在拔牙伤口完全愈合，牙槽骨的吸收和改进比较稳定以后进行。牙槽骨的吸收快慢与缺牙原因有关，一般待 2~3 个月以后镶牙比较合适。如果因牙周病而拔除的牙，等 1~2 个月后就可以修复了，因为患有牙周病的人本身牙槽骨吸收就比较多，拔牙窝也易长平。

826. 不良刷牙方法的害处是什么？

答：不良刷牙方法的害处如下。

（1）不能达到清洁口腔的目的。

（2）使牙龈发生擦伤、刺伤或由此引起牙龈炎症和牙龈萎缩。

（3）使牙颈部产生楔状缺损。

827. 错𬌗畸形对儿童有何危害？

答：

（1）影响美容。

（2）妨碍牙齿发育。

（3）危害功能。前牙开𬌗时，牙齿丧失切割食物的能力，齿音发出不清，说话、唱歌、学外语均受影响。

（4）有损健康。

828. 鹅口疮是如何引起的？如何处理？

答：鹅口疮是白色念珠菌侵犯口腔黏膜而导致的。营养不良、贫血、维生素缺乏、某些遗传性消耗性疾病易引起念珠菌感染，长期使用抗生素、皮质类固醇激素、免疫抑制剂等也容易引起念珠菌感染。患鹅口疮后，在局部涂擦 1%~2% 甲紫液，1% 克霉唑霜、制霉菌素液均有效。

829. 何谓复发性口腔溃疡？

答：复发性口腔溃疡是黏膜病中发病率最高者。表现为口腔黏膜反复出现孤立的、圆形或椭圆形浅层小溃疡。可单发或多发在口腔黏膜的任何部位。有剧烈的自发性疼痛。病程有自限性，一般 10 天左右便可自愈。

830. 何谓口腔白斑？

答：白斑是一种常见的口腔黏膜白色病变。由于上皮质的增厚和过度角化引起的临床上表现为擦不掉的白色斑块。

白色斑块本身无害，但有发展成癌的可能性。引起白斑的原因多为长期局部刺激，如长期过多吸烟、饮酒、戴不合适的假牙，患龋齿，牙齿残冠、残根长期慢性刺激。全身因素可能与维生素 A 缺乏及内分泌障碍有关。

831. 何谓牙菌斑？牙菌斑与龋病、牙周病的关系是什么？

答：牙菌斑是一种稠密、不定形、非钙化的团块。此团块由细菌丛及细菌间的胶状基质构成。牙菌斑最易在颌面沟裂、牙面、牙颈部等不易自洁的区域内形成。凡口腔中牙菌斑多者，患龋率及牙周疾病发病率也较高。

832. 何谓牙石？

答：牙石是附着在牙面上的钙化或正在钙化的以菌斑为基质的团块。多存积于不易刷到的齿面。以唾液腺开口附近的牙面，如下前牙舌侧和上磨牙颊侧沉积最多。排列不齐的牙和无咀嚼功能的牙也有大量牙石沉积。

833. 恒牙早失如何处理？

答：恒牙因外伤或龋病等原因过早缺失后，必须应用缺隙保持器，以免邻牙倾斜而造成错𬌗。

834. 乳牙的萌出期和脱落期在什么年龄段?

答:

（1）乳牙萌出　6~8个月，乳中切牙萌出；8~9个月，乳侧切牙萌出；12~14个月，第一乳磨牙萌出；16~18个月，乳尖牙萌出；12~24个月，第二磨牙萌出。

（2）乳牙脱落期　6~12岁为乳牙脱落期，一般下颌牙较同名的上颌牙的脱落期早。

835. 儿童有哪些不良习惯可造成牙殆畸形?

答:

（1）口呼吸　由于呼吸道疾病使鼻腔不通畅而造成口呼吸或本身就有口呼吸的习惯。

（2）吮指习惯　儿童经常将拇指放在上下牙之间反复吸吮。

（3）咬唇习惯　临床上以咬下唇较为多见。

（4）经常吐舌或添舌的习惯。

（5）偏侧睡眠和偏侧咀嚼的习惯。

（6）下颌前伸　经常模仿没牙老人或反殆者的动作。

836. 矫正器应具备哪些条件?

答:

（1）矫正器在口腔中不发生化学变化，对口腔组织无危害。

（2）尽可能少地妨碍口腔功能和口腔卫生。

（3）结构要简单、轻巧、稳固、不易变形。

（4）矫正器的硬度和弹性不易改变。

（5）能充分发挥矫正力的作用，使骨组织发生变化，从而达到矫正牙殆畸形的目的。

837. 刷牙的目的是什么？正确的刷牙方法是什么？

答：

（1）刷牙的目的　清除留在牙齿上的食物残渣，减少口内的致病因素。通过刷牙时按摩牙龈，促进血液循环以增强组织的抗病能力，从而提高口腔健康水平。

（2）正确的刷牙方法　竖刷法，即顺着牙隙间，上牙向上刷，下牙向下刷，牙脊用前后刷和剔刷。刷前牙的舌侧时用牙刷的尖端刷。

838. 总义齿的固定原则是什么？

答：

（1）吸附力的作用　是指总义齿基托与口腔黏膜的紧密配合。这种黏合是利用黏膜上的唾液膜与基托之间的附着力和唾液本身的内聚力等作用，使义齿基托紧紧地吸附在口腔黏膜上而产生固定作用，这种作用叫吸附作用。

（2）大气压的作用　总义齿的基托与牙槽脊黏膜紧密贴合，并且边缘封闭良好，可阻止空气进入基托与黏膜之间，这样基托之间形成负压，基托外面的大气压力就可以使义齿基托与黏膜贴合更紧，从而产生固位作用。

839. 六龄齿在口腔中有什么作用？

答：六龄齿是在6岁左右开始萌出的，是口腔中萌出最早的恒牙。牙冠最大，牙尖又多，牙根既长又有分叉，其在牙槽骨里非常牢固。这4个牙齿就好像口腔中竖起的四根柱子，在咀嚼和牙齿排列方面起着重要作用。若过早龋坏拔除就会影响面部比例，咬合关系错乱，有损儿童的容貌。

840. 人体缺乏维生素 B_2 时口部有什么表现？

答：人体缺乏维生素 B_2 时，易发生口角炎。两侧口角对称性的湿白糜烂，唇炎、唇色红、干燥、刺痛，可有垂直裂口或出血。

841. 什么是局部义齿？修复特点是什么？

答：

（1）定义　局部义齿是治疗部分牙列缺失的一种修复体。这种修复体是利用真牙或黏膜做支持或通过卡环和基托使其在口腔内保持适当的位置。

（2）特点　①活动局部义齿的特点：摘戴方便，容易保持清洁；结构简单，损坏易于修理；美观，颜色和真牙近似。②固定局部义齿的特点：咀嚼力强、体积小、近似真牙、使用方便，无须摘戴。

842. 什么是龋齿？

答：龋齿是牙齿组织逐渐破坏消失的一种疾病。它能使牙齿缺损、疼痛甚至消失，破坏咀嚼器官的完整性，并能引起牙槽及颌骨的炎症，影响身体健康。

843. 急性牙髓炎的疼痛特点有哪些？

答：

（1）自发痛：自发性疼痛，阵发性加剧。

（2）激发痛：冷热刺激可激发疼痛或使疼痛加剧。

（3）放散痛：疼痛可放散至同侧上、下颌牙齿及头部和耳颞部等，病人常不能自行定位。

（4）夜间痛：疼痛常在夜间、平卧位时发作。

844. 怎样预防龋齿？

答：

（1）药物防龋，目前用氟化物防止较普遍。

（2）控制食用糖，尤其睡前不吃水果、点心，不喝糖水，以消除细菌活动的场所

（3）封闭侵蚀牙齿的通路，磨牙的咬合面上有许多窝沟壑裂隙，是龋齿的好发部位，在龋齿发生之前，将一种防涂敷料涂在裂隙上，隔绝外来的致龋因素，可取得较好的效果。

（4）保持口腔卫生，定期检查口腔。

（5）及早发现口腔疾病，及早治疗。

845. 什么是牙本质过敏？

答：当牙釉质缺损，牙本质暴露时牙齿受到温度、化学（酸、甜）、机械（刷牙、咬硬物）等的刺激而感觉酸痛的一种症状，叫作牙本质过敏。其主要表现是激发性疼。刺激除去后，症状立即消失。不痛时，用探针在牙面可找到过敏点。

846. 什么是牙的斑釉？

答：斑釉是地区性慢性氟中毒的一种症状。其特征是在多个牙齿的表面呈现白垩状或黄褐色斑块，严重时合并釉质的实质缺损，甚至出现全身骨骼系统的改变。

847. 什么是智齿冠周炎？

答：智齿冠周炎是指智齿（第三磨牙）萌出过程中引起的牙冠周围软组织的炎症。本病主要发生于 18~30 岁。临床上以下颌第三磨牙牙冠周炎最多见。

848. 牙齿组织的结构是什么？

答：每个牙齿由四种组织构成：①牙釉质，被盖在牙冠的最外面，是人体中硬度最强的组织；②牙本质，是构成牙齿主体的硬组织；③牙骨质，是被盖在牙根外层的硬组织；④牙髓，牙齿中心是个空腔，内含带有神经、血管的软组织，

即牙髓。

849. 牙殆畸形有何表现?

答: 儿童期一旦发生牙殆畸形, 简单的仅限于牙齿排列紊乱, 复杂的则出现颌骨、面部牙弓等的大小, 形态、位置的异常, 常见的有以下几种表现。

(1) 牙齿反殆 俗称"地包天""兜齿", 咬合时下前牙覆盖在上前牙的前面, 下巴向前突出。

(2) 前牙开殆 咬合时上下牙齿不能接触, 上下牙裂之间出现空隙。

(3) 深覆殆 咬牙时上前牙将下前牙完全遮盖, 下前牙咬在上前牙内侧的牙肉上, 往往牙肉被咬伤。深覆盖, 俗称"鲍牙", 上牙弓或上颌向前突出, 使上前牙向前突。

850. 牙龈出血的原因是什么?

答: 牙龈出血不是一种单纯的病, 而是多种疾病在口腔中的一种表现。牙龈出血有以下几个原因。

(1) 牙龈炎和炎症性增生, 此为牙龈出血最常见的原因。

(2) 妊娠性牙龈炎, 常发生于妊娠的第3~4个月。

(3) 牙周病。

(4) 坏死性牙龈炎。

(5) 维生素C缺乏。

(6) 血液病。

(7) 肿瘤 有些生长在牙龈上的肿瘤也较易出血。较常见的如血管瘤、血管型的牙龈瘤、早期牙龈癌等。

(8) 某些全身疾病的后期 如肝硬化、脾功能亢进、肾炎后期、播散性红斑狼疮等患者可出现牙龈出血症状。

851. 牙周组织的结构是什么？

答：牙齿周围的组织称为牙周组织，包括牙周膜、牙槽骨和牙龈，它们的主要功能是支持、牢定和营养牙齿。

852. 银汞合金的调和比例是多少？

答：

（1）按照合金粉与汞的重量比，其调和比例是5：8。

（2）按照合金粉与汞的体积比，其调和比例是4：1。

十二、皮肤科护理

853. 皮肤的基本损害有哪些？

答：

（1）原发性损害：是由皮肤病理变化直接产生的第一个结果，如斑疹、丘疹、风团、结节、水疱、脓疱、囊肿。

（2）继发性损害：是原发性损害经过搔抓、感染、治疗处理和在损害修复中进一步产生的后果，如鳞屑、表皮剥脱或抓痕、浸渍、糜烂、皲裂、苔藓化、硬化、痂、溃疡、萎缩、瘢痕、皮肤异色。

854. 皮肤科常用的换药方法有哪些？

答：

（1）皮肤损害的清洁法：主要是清除皮损上的渗出物、痂皮、鳞屑等，有时需将陈旧的外用药和污物清除干净。一般的渗液和结痂，可用湿敷和浸泡法除去。痂厚时可外涂软膏（或凡士林）并包扎，至痂皮浸软后再用镊子和棉棒轻轻除去。皮损上的残余软膏或糊膏，可用棉球浸植物油或液体石蜡除去。对于氧化锌橡皮硬膏和膏药，可用棉棒或棉球蘸植物油或汽油除去。如果皮损的面积大，污秽较多，病人身体条件好，没有发热，可用淋浴或浸浴除去，必要时可用肥皂清洗。

（2）湿敷：治疗皮肤病常用开放性冷湿敷。方法如下：按皮损面积大小，选用 6～8 层纱布或用两层小毛巾做成湿敷垫，浸入药液中，取出拧至半干，以不滴水为度，然后放在皮损上，使其紧贴皮损。每隔 15～20 分钟重新操作一次，每次持续 1～2 小时，每日次数可根据病情而定，每次湿敷需更换溶液及湿敷垫，已用过的湿敷垫须消毒后再用。两次湿敷的间隔期涂以氧化锌油等药物保护。湿敷液的温度，夏季以室温或低于室温为宜，冬季应稍加温。湿敷面积一般不超过体表面积的 1/3，以免受凉感冒及药物吸收过量，引起中毒。手足、外阴、肛门部位如有化脓或分泌物多时，可用浸浴代替湿敷。浸浴的药液选用含有抗菌药物的溶液。

（3）封包：对顽固的肥厚性皮损，可将外用药直接涂抹在皮损处，再用薄膜覆盖并包扎固定，6～8 小时后去掉薄膜。每日 1 次。封包疗程根据病情而定。此法可增加药物经皮的吸收率而提高疗效。每次封包时间一般不要超过 8 小时，避免局部皮肤发生毛囊炎。皮损伴有感染时不宜封包。

855. 何谓接触性皮炎？

答：接触性皮炎是由于接触某些外源性物质后，在皮肤黏膜接触部位发生的急性或慢性炎症反应。

856. 何谓荨麻疹？

答：荨麻疹俗称"风疹块"，是由于皮肤、黏膜小血管反应性扩张及渗透性增加而产生的一种局限性水肿反应。

857. 皮肤科外用药的使用原则及使用方法有哪些？

答：使用原则

（1）选择剂型：根据临床症状及皮肤损害特点选择剂型。如急性渗出性皮肤损害选择振荡剂；亚急性皮肤损害选择油剂或糊剂；慢性皮肤损害选择软膏；无皮肤破损以瘙痒为主的选酊剂；有渗出、水疱选湿敷。

（2）药物选择：根据病因、病理变化选择药物。如细菌感染性皮肤病选抗生素类药物（如金霉素软膏等）；真菌感染性皮肤病选抗真菌药物（如酮康唑、咪康唑等）；变态反应性皮肤病选择抗过敏药物（如去炎松霜、氢化可的松霜、地塞米松洗剂等）。

使用方法

（1）粉剂：用止血钳夹棉球沾粉撒布，或用纱布包粉剂外扑。一般每日数次，撒布粉剂之前应清除陈旧的粉剂。

（2）振荡剂：将振荡剂摇匀，用止血钳夹棉球或用毛刷沾药涂于患部。小面积涂药可用棉棒。每日数次，第二次用药前应清除前次积存药物。

（3）软膏、糊（泥）膏：先将双层纱布放在软膏板上，然后用软膏刀（或压舌板）将软膏或糊膏均匀地涂在双层纱布上，然后贴敷于患部，外用绷带包扎。也可直接涂于患部，外扑粉剂，每日外用 1~2 次。有毛发部位不宜使用糊膏。第二次用药前应将残余软膏或糊膏清除干净。

（4）乳剂：无破溃的皮损，可洗净手部，用手指将乳剂薄涂于患部，轻轻揉搓，以利药物渗入，也可用器械（如压舌板或棉棒）将药物涂于患部。

858. 何谓银屑病？

答：银屑病是一种常见的慢性复发性炎症性皮肤病，典型皮损为鳞屑性红斑。

859. 皮肤的生理功能有哪些？

答：皮肤具有保护功能、感觉功能、调节体温功能、分泌和排泄功能、吸收功能、代谢功能、免疫功能。

860. 银屑病分为哪几类？

答：分为寻常型银屑病、关节型银屑病、红皮病型银屑病、脓疱型银屑病。

861. 何谓艾滋病？其传播途径是什么？

答：艾滋病又叫获得性免疫缺陷综合征，由人类免疫缺陷病毒（HIV）引起，临床特点为全身免疫系统遭到严重损害，其中皮肤损害包括感染、肿瘤及非感染性皮肤损害。

艾滋病的传播途径如下。

（1）性行为传播　同性或异性间的性行为几乎都有同样的传播作用。直肠、肛门破损后易感染。妇女用子宫帽、杀精膏避孕不能防止 HIV 的入侵。

（2）经注射、经血液传播。

（3）职业性与日常接触传播　医务人员，特别是口腔科、外科及产科医护人员有可能被感染。大多数为针刺及外伤引起。

（4）母婴传播　患有艾滋病的母亲可以传给新生儿，小儿患此病多系垂直传播。

862. 何谓湿疹？湿疹病人的健康教育包括哪几方面？

答：湿疹是由多种内、外因素引起的皮肤炎症反应性皮肤病。其特征是急性阶段具有明显的渗出，慢性期皮损局限、浸润、肥厚。皮损可发生于体表的任何部位，瘙痒剧烈，易复发。

健康教育

（1）病人应了解自己可能的发病原因和发病规律，保持身心健康，养成良好的生活习惯，加强锻炼。对身体的不适及病变，要积极治疗。

（2）饮食起居：应避免食用高致敏性与刺激性的辛辣食物，穿着宽松纯棉内衣、内裤。

（3）避免各种外界刺激，如热水洗烫，过度搔抓；避免接触一切可疑致病因素，如化妆品、寒冷等。

（4）遵医嘱坚持治疗。

863. 何谓性病？

答：性病是一类由性接触传播的疾病，对人的健康危害很大。例如梅毒可以使人残疾甚至死亡，还可以传给胎儿，引起流产、死亡。淋病如蔓延到输精管和输卵管可致不孕；淋病双球菌进入血液可引起脑膜炎、心内膜炎、心包炎、肺炎、关节炎等。

864. 常见的性传播疾病有哪些？其病原体及传播途径是什么？

答：性病及其病原体、传播途径见下表。

性病	病原体	传 播 途 径
梅毒	梅毒螺旋体	直接传播：唾液、精液、乳汁、血液 间接传播：患者分泌物污染的衣裤、被褥、食具、牙刷、口琴、笛子、烟嘴、便桶及未严格消毒的器械等 胎传：患梅毒母亲在妊娠期内梅毒螺旋体通过胎盘及脐静脉传染胎儿，引起宫内感染，多发生在妊娠4个月以后

性病	病原体	传 播 途 径
淋病（淋病性尿道炎）	淋病双球菌	性传播直接接触 通过污染器械，带菌衣物，用具等间接传染 本病不母婴传播，但淋病孕妇在分娩过程中通过产道可感染新生儿，引起新生儿淋菌性结膜炎 由于性行为方式不同可引起肛门、直肠及咽部球菌感染 淋菌感染不一定黏膜有破损，可直接附着在黏膜上繁殖
软下疳	杜克雷嗜血杆菌	直接接触传染，性关系传染为主，并可自身接种、出现新的损害 通过污染衣裤或物品为媒介而间接接触传染者较少见
腹股沟肉芽肿	肉芽肿荚膜杆菌	直接接触，性关系接触 妊娠期血型播散机会较多 分娩期宫颈病变可扩展至内生殖器
非淋菌性尿道炎	沙眼衣原体	通过性关系直接接触传染
性病性淋巴肉芽肿（腹股沟淋巴肉芽肿）	沙眼衣原体	通过性关系直接接触传染 由于同性恋增多以及性行为方式改变，肛门、直肠部位的病变增多，手指、唇或舌部病变也偶有发生

865. 疥疮的临床表现是什么？

答：

（1）疥螨常侵犯皮肤薄嫩部位，故损害易发生于指缝、腕部曲侧、肘窝、腋窝、妇女乳房、脐周、腰部、下腹部、股内侧、外生殖器等部位，多对称发生。

（2）皮疹主要为丘疹、水泡、隧道及结节。①丘疹约小米大小。淡红色或正常皮肤，有炎性红晕，常疏散或密集成群，少有融合。有的可演变为丘疱疹。②水疱一般有米粒至绿豆大小，多见于指缝间。③隧道为灰色或浅黑色线纹，长3~15mm。弯曲微隆，末端常有丘疹和水疱，有的不易见到典型隧道，可能因清洗、搔抓或继发性病变而破坏。④结节发生于阴囊、阴茎、大阴唇等部位。约豌豆大小，呈半球形，淡红色风团样。

（3）自觉剧痒，尤以夜间为甚。可能由于疥虫夜间在温暖的被褥内活动较强，或其分泌物的毒素刺激皮肤所致。由于搔抓，出现抓痕、结痂、湿疹样变或引起继发感染，发生脓疱、毛囊炎、疖、淋巴结炎甚至肾炎等。

866. 疥疮如何治疗及预防？

答：

（1）治疗　一般外用10%硫黄软膏，自颈以下，先擦皮肤，后及全身，每日1~2次，连续3~4日为一个疗程。治疗前先用热水或肥皂洗澡，然后涂药，涂药期间不洗澡、不更衣，以保持药效，彻底消灭皮肤和衣服上的疥螨。疗程结束后，换清洁衣被。两周后发现新发皮疹者应重复疗程。

（2）预防　注意个人卫生，发现患者应立即隔离治疗，家中患者应同时治疗。未治疗前应避免和别人接触，包括握手。患者的衣服、被褥等必须消毒或在日光下暴晒。

十三、中医科护理

867. 艾条灸的操作方法有哪些？

答：

（1）温和灸　手持艾条，点燃一端，对准施灸部位距皮肤2~3cm进行熏烤，每处10~15分钟。

（2）雀啄灸 点燃艾条一端，对准施灸部位如鸟雀啄食般一上一下移动，反复熏烤，每处灸5分钟左右。

（3）回旋灸 点燃艾条一端，接近施灸部位来回旋转移动，可灸20~30分钟。

868. 艾条灸适应证是什么？

答：解除或缓解各种虚寒性病症，如胃脘痛、泄泻、风寒痹痛、哮喘、月经不调等。

869. 拔罐的禁忌证是什么？

答：

（1）高热、抽搐、昏迷、凝血机制障碍、严重心脏病患者。

（2）皮肤过敏、溃疡、水肿、大血管处、骨骼突起处、毛发及官窍部位。

（3）孕妇腹部、腰骶部等。

870. 拔罐的作用及适应证是什么？

答：温通经络、祛风散寒、消肿止痛、吸毒排肿，缓解风寒湿痹而致腰背酸痛、虚寒性咳喘，用于疮疡及毒蛇咬伤的急救排毒等。

871. 表证、里证常见的表现是什么？

答：表证临床表现以恶寒发热、舌苔薄白、脉浮为主，常兼见头身痛、鼻塞流涕、咽痛、咳嗽等症状；里证临床表现以脏腑的证候为主，病程长，不恶风寒，脉象不浮，多有舌质及舌苔的改变。

872. 病机的基本病理变化有哪些？

答：基本病理变化过程有邪正盛衰、阴阳失调、气血失常等。

873. 掺药疗法的治疗目的是什么？

答：此法具有消肿散毒、提脓祛腐、腐蚀平胬、生肌收口、止血定痛、收涩止痒、清热解毒等作用。

874. 常用按摩手法有哪些？

答：摆动手法：一指禅推法、滚法；挤压手法：按法、点法；捏拿手法：捏法、拿法；摩擦类手法：摩法、擦法；揉搓手法：揉法、搓法；振动类手法：抖法、振法；叩击类手法：击法、拍法、弹法。

875. 洪脉、虚脉、结脉、代脉的脉象特点及主病是什么？

答：洪脉：［脉象］指下极大，来盛去衰，势如波涛汹涌。［主病］邪热亢盛。

虚脉：［脉象］寸关尺三部举、按均感觉无力的脉象，是无力脉的总称。［主病］虚证。气血两虚，尤多见于气虚证。

结脉：［脉象］脉来缓慢，而有不规则的间歇。［主病］阴盛气结，寒痰血瘀，癥瘕积聚。

代脉：［脉象］脉来缓弱而有规则的间歇，间歇时间较长。［主病］脏气衰微。

876. 中药煎煮的基本方法和要求有哪些？

答：首先，煎煮中药应选用适当的容器，以砂锅、搪瓷器皿为佳，一般不用铁锅、铝锅，以免与中药中的某些成分发生化学反应，降低药物的效价，甚至发生不良反应。其次，煎药时应根据药量、药质及服药者的情况考虑放水的多少，一般加入的水量以浸过药物 2~3cm 为宜。对一些吸水性较强的药物，如茯苓、山药、泽泻等，可适量多加些水；补益药因煎煮时间较长，故放水宜多不宜少；解表药、攻下药煎煮时间较短，放水宜少不宜多；此外，还可根据服药者的病情而定，如吞咽困难或呕吐者，应浓煎，水量要少。煎药前，先将药物放入容器内，加冷水浸泡 30～60 分钟，使药物能充分湿润，有效成分易于溶解煎出，然后再进行煎煮（先煎、后下、包煎等均应按医嘱处理）。先以武火煮沸后改为文火慢煎，以免药汁溢出或过快熬干。煎药时不宜频频打开锅盖，以尽量减少挥发性成分的损失。

877. 吹药法具有什么功效？

答：此法具有清热解毒、消肿止痛、祛腐收敛等功效。

878. 正常舌象有哪些特征？

答：正常舌象是舌体柔软，活动自如，颜色淡红，舌面铺有颗粒均匀、干湿适中的白苔，常描写为"淡红舌，薄白苔"。

879. 耳针的禁忌证是什么？

答：耳部炎症、冻伤的部位以及有习惯性流产史的孕妇禁用。

880. 肺的主要生理功能与生理联系是什么？

答：肺的主要生理功能：主气，司呼吸；主宣散、肃降；通调水道；朝百脉，主治节；生理联系：在体合皮，其华在毛，开窍于鼻，在液为涕，在志为悲，与大肠相表里。

881. 风邪的性质及致病特点如何？

答：风为阳邪，其性开泄，易袭阳位；风善行而数变；风性主动；风为百病之长。

882. 淡白舌、红舌、绛舌、紫舌各主何证？

答：淡白舌：主虚证或虚寒证。

红舌：主热证。

绛舌：主内热深重。

紫舌：主瘀血、寒证或热证。

883. 肝的主要生理功能与生理联系是什么？

答：肝的主要生理功能：主疏泄，主藏血。生理联系：在体合筋，其华在爪，开窍于目，在液为泪，在志为怒，与胆相表里。

884. 根据藏象学说，人体脏腑如何分类？

答：人体脏腑按其形态结构和功能特点分为五脏、六腑和奇恒之腑。五脏指心、肝、脾、肺、肾；六腑指胆、胃、小肠、大肠、膀胱、三焦；奇恒之腑指脑、髓、骨、脉、胆和女子胞。

885. 刮痧法的禁忌证是什么？

答：体形过于消瘦、有出血倾向、皮肤病变处等禁用此法。

886. 寒邪的性质及致病特点是什么？

答：寒为阴邪，易伤阳气；寒性凝滞，主痛；寒性收引。

887. 寒证、热证的鉴别要点是什么？

答：临床多从患者面色，寒热喜恶，口渴与否，四肢冷暖，二便情况及舌、脉等变化进行辨别。

888. 毫针的针刺方向有哪三种？

答：直刺：针身与皮肤呈90°角刺入，用于肌肉丰厚部位如四肢等；斜刺：针身与皮肤呈45°角刺入，用于肌肉较浅薄处，如面部、胸背部；横刺：针身与皮肤呈 15° 角刺入，用于皮薄肉少部位，如头顶。

889. 毫针法的禁忌证是什么？

答：

（1）疲乏、饥饿或精神高度紧张时。

（2）皮肤有感染、瘢痕或肿痛部位。

（3）出血倾向及高度水肿。

（4）小儿囟门未闭合时的头顶腧穴部位。

890. 何谓"八纲辨证"？

答：八纲，即阴、阳、表、里、寒、热、虚、实八种辨证纲领。八纲辨证是根据四诊收集的资料，进行综合分析，归纳为表证、里证、寒证、热证、虚证、实证、阴证、阳证八类证候，用来说明疾病的病因、病位、性质、邪正盛衰等情况的一种辨证方法。

891. 何谓"辨证施护"？

答：辨证施护包括辨证和施护两方面，是中医认识疾病和护理疾病的基本原则，也是中医护理的基本特点之一。所谓辨证，是将望、闻、问、切所收集的症状与体征（包括情绪行为反应及心理、社会因素），通过整理、归纳、综合分析，辨清疾病的原因、性质、部位和邪正之间的关系等，从而概括判断为某种证候。施护是指根据判断出来的证，提出患者存在的或潜在的主要护理问题，从而在饮食、起居、情志、用药、运动、康复等诸多方面确定护理方法及具体的护理措施辨证与施护有着不可分割的关系，辨证是施护的前提和依据，施护是辨证的目的和手段。

892. 何谓"表证"、"里证"？

答：表证是指六淫外邪从皮毛、口鼻侵入机体，病位浅在肌肤的证候，是外感病的初起阶段。里证泛指病变部位在内，因脏腑、气血、骨髓受病所反映的证候。

893. 何谓"病机"？

答：病机是指致病因素侵袭机体所产生的基本病理反应，也就是疾病发生、发展、变化及转归的机制。

894. 何谓"藏象学说"？

答：藏象指藏于体内的内脏所表现于外的生理和病理征象。藏象学说是通过对机体生理、病理现象的观察，研究人体各个脏腑的生理功能、病理变化及其相互关系的学说。

895. 何谓"掺药疗法"？

答：掺药疗法是将药物制成极细粉末直接撒布于创面，使药物直达病位发挥功效的一种外治法。

896. 何谓"吹药法"？

答：吹药法是将药物制成精细粉末，利用喷药管，将药粉均匀地喷撒于病变部位的一种外治法。

897. 何谓"耳针法"？

答：耳针是采用针刺或其他物品（如菜籽等）刺激耳郭（耳廓）上的穴位或反应点，通过经络传导，达到防治疾病目的的一种操作方法。

898. 何谓"敷药法"？

答：敷药法是将药物研成粉末（新鲜中草药则洗净处理后置乳钵内捣烂），加适量赋型剂制成糊状，敷贴于患处或穴位的一种治疗方法。

899. 何谓"膏药"？

答：膏药是将药物用水或植物油煎熬去渣制作而成的药物，有内服和外用两种。

900. 何谓"刮痧法"？

答：刮痧法是应用边缘钝滑的器具，如牛角刮板、瓷匙等物，在患者体表一定部位反复刮动，使局部皮下出现瘀斑，从而达到疏通腠理、逐邪外出目的的一种操作技术。

901. 何谓"寒证"、"热证"？

答：寒证是机体感受寒邪或阳虚阴盛，功能活动衰退所表现的证候。热证是机体感受热邪或阳盛阴虚，功能活动亢进所表现的证候。

902. 何谓"津液"？

答：津液是人体一切正常水液的总称，包括各脏腑、组织、器官的体液及其正常的分泌物。

903. 何谓"经络"？

答：经络是人体结构的重要组成部分，是经脉和络脉的总称，"经"有路径的意思，是经络系统的主干，多循行于深部；"络"有网络之意，是经脉的分支，深部和浅部都有。

904. 何谓"精"？

答：精是人体生命活动的物质基础，有广义和狭义之分。广义的精，泛指一切精微物质，包括人体内肾所藏的精气，脏腑之精，水谷精微，气、血、津液以及自然界的精微物质。狭义的精，是指人体肾所藏的精气中具有生殖能力的部分，又称"生殖之精"。

905. 何谓"六气"和"六淫"？

答：风、寒、暑、湿、燥、火是自然界六种不同的气候变化，在正常情况下称为"六气"。

当气候变化异常，六气太过或不及，或非其时而有其气（如春天应温而反寒）以及气候变化过于急骤而超过了人体适应能力，或在人体正气不足、抵抗力下降时，侵犯人体而发生疾病，成为致病因素，这种情况下便称为"六淫"，又称为"六邪"。

906. 何谓"脉诊"？

答：脉诊又称切脉、候脉、持脉，是医生运用手指的触觉切按患者脉搏，探测脉象，借以了解病情，辨别病症的诊察方法。

907. 何谓"七情"？

答：七情即喜、怒、忧、思、悲、恐、惊七种情志变化，是人体对外界客观事物的不同情绪反映。

908. 何谓"气"？

答：气是体内不断运动着的具有很强活力的精微物质，是构成人体和维持人体生命活动的最基本物质。

909. 何谓"气功疗法"？

答：气功疗法是以呼吸调整、身体活动调整、意识调整（调息、调身、调心）、形神兼养为手段，用于平衡阴阳、协调脏腑、疏通经络、宣畅气机、防病治病、健身强体、延缓衰老、开发潜能的一种身心锻炼方法。

910. 何谓"热熨法"？

答：热熨法是将药物、药液或其他物品加热后，在特定的部位或穴位上适当地来回或回旋运转，借助温热及药物之力，使药性由表达里，通过皮毛腠理，内及脏腑，以达到疏通经络、行气活血、散寒止痛、祛瘀消肿、调整脏腑功能的目的。

911. 何谓"神"？

答：广义的神，是指机体的生命活动及其外在表现，主要通过色、脉、精神意识、言语动作等是否有神来体现。狭义的神，则专指人的精神活动，包括意识、思维、情志、感觉、悟性和智慧等。

912. 何谓"湿敷法"？

答：湿敷法是将无菌纱布用药液浸透，敷于局部，以达到疏通腠理、清热解毒、消肿散结等目的的一种外治方法。

913. 何谓"十八反"？

答：指药性相反的18种中药，半夏、瓜蒌、贝母、白蔹、白及与乌头相反；海藻、大戟、甘遂、芫花与甘草相反；人参、沙参、丹参、玄参等所有参，细辛、芍药都与藜芦相反。

914. 何谓"十九畏"？

答：指药性相畏比较显著的19种药物，其中有硫黄畏朴硝，水银畏砒霜，狼毒畏密陀僧，巴豆畏牵牛，丁香畏郁金，牙硝畏三棱，川乌、草乌畏犀角，人参畏五灵脂，官桂畏赤石脂。

915. 何谓"腧穴"？

答：腧穴，又称穴位、穴道、气穴等，是穴位的统称，是人体脏腑经络之气输注于体表的特殊部位。

916. 何谓"水针法"？

答：水针法又称穴位注射，是在穴位内进行药物注射的一种技术操作。将针刺及药物对穴位的渗透刺激作用和药物的药理作用结合在一起，发挥综合效能，达到治疗疾病的目的。

917. 何谓"四气"和"五味"？

答：四气，又称四性，即中药的寒、热、温、凉四种性质；五味，指酸、苦、甘、辛、咸五种不同的中药味道。

918. 何谓"四诊"？

答：指中医诊察和收集疾病有关资料的基本方法，包括望、闻、问、切。

919. 何谓"痰饮"？

答：痰和饮都是水液代谢障碍所形成的病理产物，一般以较稠浊的称为痰，较清稀的称为饮。

920. 何谓"同病异护"和"异病同护"？

答：同病异护，指同一疾病，由于发病时间、地区以及患者机体的反应性不同，或处于不同的发展阶段，所表现的证不一样，通过辨证需采用不同的护理方法。异病同护，指不同疾病在发展过程中出现同一性质的证候，往往采用相同的护理方法。

921. 何谓"涂药法"？

答：涂药法是将各种外用药物直接涂于患处的一种外治方法，婴幼儿颜面部禁用。

922. 何谓"亡阴证"和"亡阳证"？

答：亡阴证指体内阴液大量消耗后出现阴液衰竭的证候。

亡阳证指体内阳气严重耗损后出现阳气虚脱的证候。

923. 何谓"望舌"?

答：望舌，又称舌诊，是观察患者舌质和舌苔变化以诊察、辨识病证的方法。

924. 何谓"卫气营血辨证"?

答：卫气营血辨证是用于外感温热病的一种辨证方法，将温热病发展过程概括为卫、气、营、血四个不同阶段，以说明病位深浅、病情轻重各个阶段的病理变化和疾病的变化规律。

925. 何谓"五行"?

答：五行是指木、火、土、金、水五种物质的运动变化。中医学运用五行的生克乘侮规律来解释人的生理功能和病理变化。

926. 何谓"虚证"和"实证"?

答：虚证是指正气虚弱、脏腑功能衰退所表现的证候。实证是指邪气过盛、脏腑功能活动亢盛所表现的证候。

927. 何谓"穴位按摩法"?

答：穴位按摩是在中医基本理论指导下，运用手法作用于人体穴位。通过局部刺激，可疏通经络，调动机体抗病能力，从而达到防病治病、保健强身目的的一种操作方法。

928. 何谓"熏洗疗法"?

答：熏洗疗法是将中药材加水煎熬去渣，充分运用药物的热气渗透作用，在患处熏洗、淋洗或浸泡的医疗护理技术；也可以将中药包装在纱布袋内，经过蒸或煮，使药性透出，待温度适宜时在局部浸洗，这种方法又称腾洗。熏洗是借助热力和药力的综合作用，达到温经通络，舒筋活血，消肿止痛，祛风除湿，解毒化瘀，杀虫止痒的目的。

929. 何谓"疫疠之气"？

答：疫疠是一种具有强烈传染性和流行性的致病因素，又称疫气、毒气、乖戾之气等。疫气引起的疾病称为"疫病"或"瘟疫病"，如疫痢、天花、鼠疫、霍乱等。

930. 阴阳的基本概念是什么？

答：阴阳是中国哲学的一对范畴，是对自然界相关事物或现象对立双方的概括，含有对立的概念。它既可以代表两个相互对立的事物，也可用于分析同一事物内部所存在的相互对立的两个方面。

如水与火，水为阴，火为阳，是相互关联又相互对立的两种不同的现象；又如人体内部的气和血，气为阳，血为阴，是构成人体和维持人体生命活动的两种不同属性的基本物质。凡自然界相互关联又相互对立的两种事物和现象，均可用阴阳来概括。一般而言，凡活动的、外在的、上升的、温热的、明亮的统属于阳的范畴；沉静的、内在的、下降的、寒冷的、晦暗的统属于阴的范畴。

931. 何谓"有神"和"无神"？

答：有神，亦称得神，表现为神志清楚，目光明亮，呼吸平稳，语言清晰，面色荣润，表情自然，体态自如，反应灵敏等。无神，亦称失神，表现为精神萎靡，目无光彩，面色晦暗，呼吸气微，反应迟钝，或神昏谵语，循衣摸床，撮空理线等。

932. 何谓"瘀血"？

答：瘀血是指血液运行障碍或停滞而不能及时消散所形成的病理产物，包括离经之血积聚于体内以及气血运行不畅，阻滞于经脉或脏腑内的血液。

933. 何谓"脏腑辨证"？

答：脏腑辨证是以脏腑学说为基础，对通过四诊所获得的各种资料进行分析归纳，从而确定病位，了解病性，寻求病因，推究病机及正邪盛衰的一种辨证方法。

934. 何谓"针刺法"？

答：针刺法是在中医基本理论指导下，利用金属制成的各种针具，采用一定的手法，刺激人体一定的部位或腧穴，从而激发经络之气，调整脏腑功能，使机体恢复健康、防治疾病的一种方法。

935. 何谓"治病八法"？

答：治病八法为汗、吐、下、和、温、清、消、补。

936. 何谓"中药灌肠疗法"？

答：灌肠疗法是将汤药自肛门灌入直肠至结肠，通过肠黏膜吸收而达到治疗疾病的目的。

937. 何谓"中药离子导入法"？

答：中药离子导入法是利用直流电场作用和电荷同性相斥、异性相吸的特性，将无机化合物或有机化合物的药物离子经过完整皮肤或黏膜导入人体，到达组织间隙，直接作用于病变部位，达到治疗疾病的目的。

938. 何谓小儿指纹"三关"？

答：小儿示指（食指）第一节为风关，第二节为气关，

第三节为命关，合称三关。

939. 何谓中药配伍"七情"？

答：根据病情需要和药物性能特点，将两种以上的药物合用称为配伍。前人把药物配伍关系总结为用药"七情"。

940. 滑脉脉象及主病如何？

答：脉象：往来流利，应指圆滑，如珠走盘。主病：痰饮，食滞，实热。脉滑和缓者，可见于青壮年的常脉和妇人的孕脉。

941. 火罐法具体操作方法有几种？

答：有五种，为闪火法、投火法、滴酒法、贴棉法和架火法。

942. 火邪的性质及致病特点如何？

答：火为阳邪，其性炎上；易伤津耗气；易生风动血；易扰心神；易致肿疡。

943. 五行的生克乘侮规律是什么？

答：相生即资生、助长之意，次序是：木→火→土→金→水→木；相克即克制、制约之意，次序是：木→土→水→火→金→木；相乘即乘虚侵袭之意，次序与相克一致；相侮也称反克，有恃强凌弱之意，次序是：木→金→火→水→土→木。

944. 结脉脉象及主病如何？

答：脉象：脉来缓慢，时而一止，止无定数，特点是脉来迟缓而呈不规则间歇；主病：阴盛气结，寒痰瘀血，癥瘕积聚。

945. 解表剂一般分为哪几类？

答：分为辛温解表剂、辛凉解表剂、扶正解表剂。

946. 解表类药物的服法与注意事项是什么？

答：应温服，服药后卧床覆被并进热饮，发汗以微汗为宜，不可太过，以免损伤正气，伤耗阴液；应避风寒，禁冷敷；应慎用解热镇痛类西药，以防出汗过多；饮食宜清淡，忌酸性、生冷食品。

947. 六淫致病的共同特点是什么？

答：外感性、季节性、区域性、独立性、相兼性、转化性。

948. 常用穴位百会、印堂、太阳、人中、大椎、曲池、尺泽、内关、外关、列缺、神门、合谷、少商、十宣、神阙、血海、足三里、阳陵泉、三阴交、涌泉如何定位？主治什么？

答：百会：在巅顶，当前发际正中直上 5 寸（简便取穴法：头正中线与两耳尖连线的交点处）；主治昏厥、中风失语、头痛、眩晕、健忘、癫狂、腹泻、脱肛、阴挺等。

印堂：在额部，当两眉毛内侧端连线中点；主治头额痛、眩晕、鼻渊、面瘫、小儿惊厥等。

太阳：在颞部，当眉梢与目外眦的中点，向后约 1 寸的凹陷处；主治头痛、头晕、目赤肿痛、口眼歪斜、牙痛等。

人中：在鼻下，人中沟的上 1/3 与中 1/3 交点处；主治晕厥、昏迷、癫、狂、痫、中暑、小儿惊风、口眼歪斜等，为急救穴之一。

大椎：在后正中线上，第 7 颈椎棘突下凹陷中；主治发热、头痛项强、疟疾、咳嗽、哮喘、癫、狂、痫、骨蒸盗汗等。

曲池：屈肘呈 90°，在肘横纹桡侧端凹陷处（尺泽穴与肱骨外上髁连线中点）；主治发热、头痛、眩晕、湿疹、荨麻疹、咽喉肿痛、上肢麻木、瘫痪、肩臂疼痛、腹痛、吐泻等。

尺泽：微屈肘，在肘横纹中，肱二头肌肌腱桡侧凹陷处；主治咳嗽、气喘、咯血、潮热、咽喉肿痛、胸部胀满、肘臂挛痛等。

内关：在前臂掌侧，腕横纹上 2 寸，掌长肌腱与桡侧腕屈肌腱之间；主治心痛、心悸、胃痛、恶心、呕吐、癫狂、痫症、肘臂挛痛、中风偏瘫等。

外关：在前臂背侧，腕背横纹上 2 寸，尺骨与桡骨之间；主治发热、偏头痛、目赤肿痛、耳鸣、耳聋、胁肋痛等。

列缺：侧掌，在前臂桡侧缘，桡骨茎突上方，腕横纹上 1.5 寸；主治头痛项强、咳嗽、气喘、咽喉肿痛、口眼歪斜、手腕酸痛、掌中热等。

神门：在腕部，腕掌侧横纹尺侧端，尺侧腕屈肌腱的桡侧凹陷中；主治失眠、健忘、心痛、心悸、癫、狂、痫症等。

合谷：半握拳，在手背第一、二掌骨之间，当第二掌骨中点的桡侧；主治感冒，发热，头痛，目、齿、鼻、喉、颈部病证，腹痛，吐泻，便秘，多汗，痛经，经闭，滞产，上肢病证等病证。

少商：在手拇指末节桡侧，距指甲角 0.1 寸；主治咽喉肿痛、咳嗽、发热、中风、癫狂、中暑、小儿惊风等病证，是急救穴之一。

十宣：在手十指尖端，距指甲游离缘 0.1 寸；主治中暑、高热、昏迷、癔症、小儿惊厥、指端麻木、咽喉肿痛等病证，为急救穴之一。

神阙：在腹中部，脐中央；主治肠鸣、腹胀、腹痛、泄泻、脱肛、水肿、四肢厥冷、中风脱证等病证。

血海：屈膝，在大腿内侧，髌骨内侧端上2寸，当股四头肌内侧头的隆起处（简便取穴法：屈膝呈直角，用左手掌心按在患者右膝髌骨上，食指至小指向上伸直，拇指呈45°斜置，当拇指尖所指处定穴）；主治月经不调、崩漏、痛经、带下、小便淋涩不畅、荨麻疹、下肢湿疹、膝关节内侧疾病等。

足三里：在小腿前外侧，当犊鼻穴下3寸，距胫骨前缘1横指处；主治胃痛、呕吐、腹胀、腹泻、便秘、头痛、牙痛、头晕耳鸣、失眠多梦、下肢不遂、瘫痪、遗尿、水肿等病证，本穴为保健要穴。

阳陵泉：在小腿外侧，当腓骨小头前下方凹陷处；主治肝胆病证、胁肋痛、下肢痿痹、坐骨神经痛等病证。

三阴交：在小腿内侧，当足内踝尖上3寸，胫骨内侧缘后方；主治腹胀、肠鸣泄泻、月经不调、痛经、闭经、不孕、遗精、早泄、小便不利、脾胃虚弱、失眠多梦、足痿、痹痛等病证。

涌泉：在卷足时足底前部凹陷处，约当足2、3趾缝纹头端与足跟连线前1/3与后2/3交点处；主治昏迷、休克、癫、狂、痫症、小儿惊风、小便不利、便秘、足心热、头顶痛等病证，为急救穴之一。

949. 脾的主要生理功能与生理联系是什么？

答：脾的主要生理功能：主运化；主升清；主统血。生理联系：在体合肉，主四肢，其华在唇，开窍于口，在液为涩，在志为思，与胃相表里。

950. 脾与肾的关系是什么？

答：脾与肾的关系主要表现在先、后天相互资生和水液代谢过程中的相互协调两个方面。脾主运化，化生气血，为后天之本；肾主藏精，为先天之本。脾之运化，须赖肾阳的温煦蒸化，始能健旺，即先天温养激发后天；肾中精气赖脾胃运化的水谷精微的不断补充，方能充盈，即后天补充培育先天。在水液代谢方面，脾的运化赖肾阳之温煦蒸化；肾司开合，主持全身水液代谢的平衡，又须赖脾气的协助。脾、肾相互配合，共同维持人体水液代谢的平衡。

951. 七情为什么能成为致病因素？

答：一般情况下，七情不会导致疾病发生，但突然、剧烈或持久的精神刺激，超过了人体生理活动所能调节的范围，引起人体脏腑、气血功能紊乱、阴阳失调，才会导致疾病发生，成为致病因素。

952. 七情致病各作用于哪些相关脏腑？

答：喜伤心，怒伤肝，思伤脾，悲忧伤肺，恐惊伤肾。

953. 气包括哪几种，其功能是什么？

答：气包括元气、宗气、营气和卫气。其功能是推动、温煦、防御、固摄和气化作用。

954. 切脉分几部？怎样浮取、中取、沉取？

答：寸口脉分为寸、关、尺三部。诊脉时用轻力切在皮肤上称为"举"，即浮取或轻取；用力不轻不重称为"寻"，即中取；用重力切按筋骨间称为"按"，即沉取或重取。

955. 情志护理的基本方法有哪几种？

答：以理遣情法、情志相胜法、以情治情法、移情解惑法、暗示护理法、发泄解郁法。

956. 肾的主要生理功能与生理联系是什么？

答：肾的主要生理功能：藏精、主水、主纳气。生理联系：在体合骨，主骨生髓，其华在发，开窍于耳及二阴，在液为唾，在志为恐，与膀胱相表里。

957. 生活起居护理的基本原则是什么？

答：顺应自然、平衡阴阳、起居有常、劳逸适度、慎避外邪、形神共养。

958. 湿邪的性质及致病特点如何？

答：湿为阴邪，易伤阳气，阻碍气机；湿性重浊；湿性黏滞；湿性趋下，易袭阴位。

959. 什么情况下不宜用艾条灸？

答：凡属实热证、阴虚发热者不宜施灸，颜面部、大血管处、孕妇腹部及腰骶部不宜施灸。

960. 涂药法所用药物有哪几种剂型？

答：主要剂型有水剂、酊剂、油剂、膏剂等。

961. 暑邪的性质及致病特点如何？

答：暑为阳邪，其性炎热；暑性升散，伤津耗气；暑多挟湿。

962. 数脉脉象及主病如何？

答：脉象：脉来急促，一息五至以上，特点是脉搏较快，每分钟90次以上。主病：热证，数而有力为实热证，数而无力为虚热证。

963. 腧穴分为哪几种？

答：一般可分为十四经穴、奇穴、阿是穴三类。

964. 水针法的禁忌证是什么？

答：

（1）疲乏、饥饿或精神高度紧张时慎用。

（2）局部皮肤有感染、瘢痕或有出血倾向及高度水肿者禁用。

965. 亡阴证、亡阳证的鉴别要点是什么？

答：从汗出、呼吸、口渴与否、四肢冷暖、神志、面色及舌、脉等变化来鉴别。

966. 望分泌物与排泄物包括哪些内容？

答：包括痰、涎、涕、唾、泪、二便、经、带、汗液、脓液和呕吐物。

967. 望苔色常见的有哪几种？其主病各是什么？

答：白苔多主表证、寒证；黄苔多主里证、热证；灰黑苔多主里热极证或里寒盛证。

968. 望诊的主要内容有哪些？

答：望神、望色、望形态、望头颈五官、望皮肤、望舌、望分泌物及排泄物、望小儿指纹。

969. 问诊中的"十问"是什么？

答：一问寒热，二问汗，三问头身，四问便，五问饮食，六问胸腹，七问聋，八问渴，俱当辨，九问旧病，十问因，再兼服药参机变。

970. 五味五脏有什么互克关系？

答：偏尝五味也能造成脏气之盛衰失常，如多食酸则可伤脾、多食苦可消肺、多食甜可伤肾、多食辛可伤肝、多食咸则伤心。

971. 五脏六腑之间的关系是什么?

答:主要是阴阳表里的关系,脏为阴,腑为阳;阳主表,阴主里;一脏一腑,一阴一阳,一里一表,相互配合,形成了脏与腑之间的密切联系。

972. 先煎,后入,包煎,另煎,烊化,冲服,泡服的概念是什么?

答:先煎:矿物、贝壳类药,如牡蛎、鱼板、石膏等,某些毒性药物,如附子、乌头,应先煎30分钟再纳入其他药物。

后入:气味芳香药物,如薄荷、砂仁,不宜久煎,应待其他药煎成后再投入。

包煎:黏性大的药物、粉剂、绒毛药物宜布包,如青黛、车前子,以免汤药浑浊难以服下。

另煎:贵重药物,如人参、羚羊角,应单独煎服。

烊化:胶质、黏性大和易溶药物,如阿胶、鹿角胶等要待其他药物煎成去渣后加入溶化。

冲服:贵重而又体积小的药物,如珍珠、牛黄则研碎成末后冲服。

泡服:类似代茶饮药物,如胖大海。

973. 弦脉脉象及主病如何?

答:脉象:端直以长,如按琴弦,特点是脉体的硬度大。主病:肝胆病,痰饮,疟疾,痛证。

974. 心的主要生理功能与生理联系是什么?

答:心的主要生理功能:主血脉、主神志(又称主神明、藏神）。生理联系：在体合脉，其华在面，开窍于舌，在液为汗，在志为喜，与小肠相表里。

975. 心与肺的关系是什么？

答：心与肺的关系主要是血和气的关系。心主血，肺主气，心肺两脏配合，以保证气血正常运行。肺主宣散肃降，肺朝百脉，能促进心行血，是血液运行的必要条件；只有血液循环正常，才能维持肺呼吸的正常进行。若肺气虚弱，运血无力，则胸痛、心悸、唇青、舌紫等；若心阳不足，瘀阻心脉，影响肺的宣降，则出现咳嗽、气喘、胸闷等肺气上逆之症。

976. 行针的基本手法有哪些？

答：提插法和捻转法。

977. 虚证、实证的鉴别要点是什么？

答：从患者的形体盛衰，精神好坏，声音气息的强弱，痛处喜按或拒按，二便以及舌苔、脉象来鉴别。

978. 穴位按摩的禁忌证是什么？

答：各种出血性疾病患者、月经期妇女禁止按摩，孕妇腰腹部、皮肤破损及瘢痕等部位禁止按摩。

979. 血与气有什么关系？

答：

（1）气为血之帅　气能生血，气的运动变化是血液生成的动力，气旺则血充，气虚则血少；气能行血，气的推动作用是血液运行的动力，气行则血行，气滞则血瘀；气能摄血，气能统摄血液循行于脉内而不外溢。

（2）血为气之母　血能载气，气存于血中，赖血的运载而达全身；血能养气，血不断为气的生成和功能活动提供充分的营养，血盛则气旺，血衰则气少。

980. 熏洗疗法的作用及适用范围是什么？

答：熏洗疗法具有温经通络、舒筋活血、消肿止痛、祛风除湿、解毒化瘀、杀虫止痒的作用。用于跌打损伤、肢体关节疼痛和活动不利以及各类皮肤疾病，坐浴可用于妇科及肛肠科疾病。

981. 疫疠的致病特点是什么？

答：传染性强，易于流行；发病急骤，病情危重；特异性强，症状相似。

982. 阴阳学说的基本内容包括哪些？

答：阴阳学说的基本内容包括：阴阳的对立制约、互根互用、消长平衡及相互转化。

983. 阴阳学说在中医护理中的应用包括哪几个方面？

答：

（1）说明人体的组织结构。

（2）说明人体的生理功能。

（3）说明人体的病理变化。

（4）指导疾病诊断。

（5）指导疾病的治疗与护理。

（6）用于养生保健。

984. 饮食调护的基本原则是什么？

答：饮食有节，按时定量；调和四气，谨和五味；食宜清淡，吃忌厚味；卫生清洁，习惯良好；辨证施食，相因相宜。

985. 晕针如何预防及处理?

答:

(1) 预防　消除患者的紧张情绪,选择舒适体位,取穴不宜过多,手法不宜过重;过度饥饿、疲劳时不予针刺;针刺中注意观察患者一般状态,询问感觉;及时发现晕针先兆,及时处理。

(2) 处理　立即出针,使患者平卧,头稍低;饮热茶,闭目休息片刻;重者可指掐或针刺人中、内关、足三里;必要时配合其他急救措施。

986. 燥邪的性质及致病特点如何?

答:燥性干涩,易伤津液,燥易伤肺。

987. 怎样理解扶正祛邪的含义?

答:扶正即扶助正气,增强体质,提高机体抗病能力,适用于正虚为主的病证;祛邪即祛除邪气,使邪去正安,适用于邪实为主的病证。二者相互为用,相辅相成,做到扶正不留邪,驱邪不伤正。

988. 针刺进针方法有哪些?

答:指切进针法,适宜于短针的进针;夹持进针法,适宜于长针的进针;舒张进针法,适宜于皮肉松弛的部位进针;提捏进针法,适宜于皮肉浅薄的部位进针。

989. 针刺意外有哪几种?

答:有六种,即晕针、弯针、滞针、折针、血肿和气胸。

晕针:针刺过程中患者出现头晕目眩、汗出肢冷、面色苍白、胸闷欲呕、晕厥,称为晕针。

弯针:是指进针后针身在体内发生弯曲的现象。

滞针：针刺后出现针下异常紧涩，不能提插或捻转的现象时，称滞针。

折针：即断针，指针刺过程中，针身折断在患者体内。

血肿：针刺部位出现皮下出血并引起肿痛，称为血肿。

气胸：指针刺时误伤肺脏，空气进入胸腔，发生气胸。

990. 正常脉象的基本形象是什么？

答：正常脉象又称平脉或常脉，即三部有脉，不快不慢，一息四或五至（每分 60~90 次），不浮不沉，不大不小，从容和缓，柔和有力，节律均匀。

991. 正常人面色如何？异常面色主病如何？

答：正常人面色为微黄透红，明润光泽。异常面色：青色主寒证、痛证、瘀血、惊风；赤色主热证；黄色主虚证、湿证；白色主虚证、寒证、失血证；黑色主肾虚证、寒证、水饮、瘀血。

992. 指导中医临床护理的基本法则是什么？

答：辨证施护。

993. 治未病包括哪两个方面？

答：未病先防，既病防变。

994. 中药给药时间应如何安排？

答：一般药应在进食前后 2 小时用，急性病者可及时多次给药；滋补药、开胃药宜饭前服；消食导滞药、对胃肠有刺激性的药宜饭后服；安神药、润肠通便药宜睡前服；驱虫、攻下、逐水药宜清晨空腹服；调经药宜行经前数日开始服用，来月经后停服；解表发汗药可随时服用。

995. 中药灌肠疗法的作用及适用范围是什么？

答：灌肠疗法具有通腑润肠导泻、清热解毒降浊的作用。

适用于便秘、慢性结肠炎、慢性细菌性痢疾、慢性盆腔炎、盆腔包块、高热不退等，也用于不能服药的昏迷、剧吐、吞咽困难的患者。

996. 中医护理的基本特点是什么？

答：整体观念、辨证施护、独特的中医临床操作技术与护理方法。

997. 中医护理的原则是什么？

答：扶正祛邪，正护反护，标本缓急，同病异护，异病同护，调整阴阳，审因施护，三因制宜，预防为主。

998. 中医理论体系的主要特点是什么？

答：中医理论体系的主要特点，可概括为整体观念和辨证论治两个方面。

（1）整体观念　①人体是一个有机的整体；②人与自然界息息相关、密切相连。

（2）辨证论治　是中医察识和治疗疾病的基本法则。辨证，就是通过对四诊（望、闻、问、切）所搜集的临床资料（包括症状、体征、病史）进行分析、归纳综合，从而辨识出疾病在这一特定时间范围的原因、病位、性质及邪正关系等病理本质内容。论治，则是在辨证基础上所确定的治疗法则。

999. 中医用药"七情"包括哪几种？

答：包括单行、相须、相使、相畏、相杀、相恶、相反。

单行：一味药治疗疾病，不需他药配伍。

相须：两种以上功效相似的药物合用，以增强原有的疗效。

相使：一药为主，余药为辅，辅药增强主药的功效。

相畏：一药的毒性或不良反应被另一药减轻或消除。

相杀：一药能减轻或消除另一药的毒性或不良反应。相杀与相畏实质上是同一配伍关系的两种提法，是药物间相互对待而言。

相恶：一药可使另一药的某些功效降低或丧失。

相反：两种药物合用后能产生毒性或不良反应。

1000. 中医学的理论体系主要包括哪些内容？

答：阴阳学说、五行学说、藏象学说、经络学说、体质学说、病因学说、病机学说、诊法辨证及预防治则。

第三部分
记忆诀窍

一、对比（组合）记忆

1. 对比（组合）记忆

（1）"2000 年人人享有卫生保健"是 1977 年世界卫生组织在瑞士日内瓦第 30 届世界卫生大会上提出的。

（2）1978 年，世界卫生组织和联合国儿童基金会（UNICEF）联合在哈萨克斯坦的首都阿拉木图召开了国际初级卫生保健会议（简称阿拉木图会议），在会议上发表了《阿拉木图宣言》。

2. 对比（组合）记忆

（1）甲状腺危象系甲状腺功能亢进症病情恶化时的严重综合征，可危及生命，常因各种诱因所致的大量甲状腺素突然释放入血导致。

（2）1 型糖尿病发病系因胰岛 B 细胞破坏、胰岛素分泌绝对不足所致。

（3）糖尿病代谢紊乱加重时，脂肪动员和分解加速，大量脂肪在肝经氧化产生大量酮体（包括乙酰乙酸、β-羟丁酸、丙酮），引起血酮体水平升高及尿酮体出现；代谢紊乱进一步恶化，酸性的酮体进一步堆积，超过体内酸碱平衡的调节能力，则血 pH 值下降，随后出现恶心、呕吐、呼吸深快、头痛、烦躁，形成酮症酸中毒。呼气中出现烂苹果味系丙酮所致。

3. 对比（组合）记忆

（1）肺炎链球菌肺炎患者给予中等流量氧气吸入，鼻导管 2~4L/min。

（2）Ⅱ型呼吸衰竭患者应给予持续低流量吸氧，防止吸入氧浓度过高造成二氧化碳麻醉。

4. 对比（组合）记忆

（1）潜在并发症属于合作性问题，需医生和护士共同合作才能解决。

（2）PES 公式为三部分陈述方式，P 指护理诊断的名称，E 指相关因素，S 指症状和体征，多用于现存的护理诊断。

（3）PE 公式为两部分陈述方式，只有诊断名称和相关因素，多用于"有……危险"的护理诊断。

5. 对比（组合）记忆

（1）骨软骨瘤患者的 X 线片显示长管状骨干骺端有蒂状、鹿角状或血丘状骨性凸起，其皮质和松质骨与正常骨相连。

（2）X 线片显示病灶在骨端呈偏心性溶骨性破坏而无骨膜反应，病灶骨皮质膨胀变薄，呈肥皂泡样改变。

6. 对比（组合）记忆

（1）卡介苗的接种方法是皮内注射，接种部位一般为左上臂三角肌上缘。

（2）白、百、破混合疫苗的接种方法是皮下注射，集中部位一般为上臂外侧。

7. 对比（组合）记忆

（1）患者角色行为消退指在适应患者角色后，由于一些原因又承担部分社会角色的责任，从而使患者角色行为减少。

（2）患者角色行为缺如是指患者不能正确对待自己的疾病或不承认自己是患者，而不能正确地履行患者的权利和义务。

（3）患者角色行为冲突是指患者在适应患者角色的过程中，与其患病前承担的各种角色发生心理冲突而引起的行为不协调。

8. 对比（组合）记忆

（1）主动脉瓣关闭不全时可致脉压增大，脉搏骤起骤落、急促而有力，即水冲脉。

（2）患者吸气时脉搏显著减弱或消失的现象称为奇脉，见于心包积液和缩窄性心包炎的患者。

（3）心房颤动时可出现脉率少于心率的现象，即脉搏短绌。

（4）交替脉为节律规则而强弱交替出现的脉搏，由左心室收缩强弱不等所致，是心肌受损的表现，见于高血压性心脏病、急性心肌梗死等。

9. 对比（组合）记忆

（1）血气分析是呼吸系统监测指标。

（2）采用 Swan-Ganz 气囊漂浮导管可测定多种血流动力

学指标。

（3）血尿素氮是反映肾功能的指标之一。

10. 对比（组合）记忆

（1）腹部手术后采取半坐卧位可减轻伤口缝合处的张力，利于伤口愈合。

（2）采用头高足低位可以预防脑水肿，降低颅内压。

11. 对比（组合）记忆

（1）一般在尿沉渣检查时，白细胞>5个/高倍镜视野为异常，在各种泌尿系统器官炎症时均可出现。

（2）成形的黑色便称黑便；稀薄、黏稠、漆黑、发亮的粪便，形似柏油样，称柏油样便。见于上消化道出血等。

（3）糖尿病代谢紊乱加重时，脂肪动员和分解加速，形成大量酮体，超过肝外组织的氧化能力时，血酮体升高称为酮血症，尿酮体排出增多称为酮尿，临床上统称为酮症。

（4）单位容积循环血液中红细胞数、血红蛋白量及血细胞比容低于参考值低限，通常称为贫血。以血红蛋白为标准，成年男性血红蛋白<120g/L，成年女性<110g/L，即可认为有贫血。

12. 对比（组合）记忆

（1）自胎盘胎膜剥离后，遗留的蜕膜厚薄不一，特别在胎盘附着部高低不平。约于产后3周，除胎盘附着部位外，宫腔表面已为新生的子宫内膜覆盖。胎盘附着部位的子宫内膜修复较慢，约需6~8周可完全恢复。

（2）从胎盘娩出至产妇除乳腺外全身各器官恢复至非孕期状态的一段时间，称为产褥期，一般为6周。

（3）正常产妇，产后当日宫底在脐平或脐下一横指，产后第一天，由于宫颈外口升至坐骨棘水平，使宫底上升至平脐，以后每日下降 1~2cm（一横指），至产后 10 日降入骨盆腔内，在耻骨联合上方扪不到宫底。

13. 对比（组合）记忆

（1）早产儿的定义为胎龄满 28 周至未满 37 足周的新生儿。

（2）低出生体重儿指出生 1 小时内体重低于 2500 克者。

14. 对比（组合）记忆

（1）高位肠梗阻发生后，堵塞位置以上肠管容积较小，因此呕吐出现较早、较频繁，腹胀相对较轻。

（2）低位肠梗阻，堵塞位置以上肠管容积较大，因此呕吐不明显、出现较晚，但腹胀明显。

（3）绞窄性肠梗阻出现了肠管血运障碍，因此腹痛呈持续性伴阵发性加重，并可有腹部压痛、反跳痛、肌紧张等腹膜刺激症状。一般常见的绞窄性肠梗阻由于肠扭转造成，X 线检查可见孤立固定的肠襻。

15. 对比（组合）记忆

（1）烟碱样症状主要是运动神经过度兴奋，表现为肌束震颤。开始为局部如眼睑、面部肌肉纤维颤动，逐渐发展至全身肌肉抽搐，严重时可发生呼吸肌麻痹。

（2）毒蕈碱样症状主要是副交感神经末梢兴奋所致，这组症状出现最早，主要表现为腺体分泌增加及平滑肌痉挛，对消化道、呼吸道影响突出。可有瞳孔缩小、流涎、出汗、恶心、呕吐、腹痛、腹泻、细支气管分泌物增多，严重时可引起肺水肿。

16. 对比（组合）记忆

（1）对成人行胸外心脏按压的部位是胸骨下段。

（2）对小儿行胸外心脏按压的部位是胸骨中段。

17. 对比（组合）记忆

（1）张力性气胸的裂口或伤口与胸膜腔相通，且形成活瓣，患侧胸膜腔内压力进行性增高，对肺的压迫和对纵隔的推移愈来愈大，造成严重呼吸及循环功能障碍。

（2）多根多处肋骨骨折，可因前后端失去支撑而成浮游胸壁，并随呼吸时胸内负压的变化而呈反常呼吸。严重影响呼吸功能，并可导致呼吸时两侧胸膜腔压力不平衡，纵隔左右扑动，影响静脉血液回流，导致缺氧和二氧化碳潴留，严重时导致呼吸循环衰竭。

（3）闭合性气胸形成后，伤口闭合，胸膜腔与外界不相通。空气进入胸膜腔后，抵消胸膜腔内部分负压，造成伤侧肺组织萎陷。由于两侧胸腔压力不平衡，导致不同程度的纵隔偏移，使健侧肺组织受压。

18. 对比（组合）记忆

（1）慢性淋巴结炎常继发于头、面、颈、口腔的炎症病变。一般在颈侧区有多个淋巴结肿大，体积约黄豆大小，扁平，质软或中等，表面光滑，活动而互不粘连，可有或无明显压痛。经治疗原发病灶后颈淋巴结炎多可好转。

（2）恶性淋巴瘤是原发于淋巴组织的恶性肿瘤，包括霍奇金病和非霍奇金病。多见于男性青壮年，肿大的淋巴结常首先出现在一侧或两侧颈侧区。

（3）淋巴结转移癌是在淋巴结以外的机体生长了恶性肿瘤，肿瘤细胞转移到颈部淋巴结，进而引起了淋巴结转移癌。因此患者先有原发癌的临床表现，再出现颈部淋巴结肿大。

19. 对比（组合）记忆

（1）健康偏离性自我需要是指个体发生疾病、遭受创伤及特殊病理变化或在诊断治疗过程中产生的需要。

（2）发展性自理需要是指在生命发展过程中各阶段特定的自理需要以及在某种特殊情况下出现的需要。如儿童期、青春期、妊娠期、围绝经期的自理需要。

20. 对比（组合）记忆

（1）凡有营养支持指征、有胃肠道功能并可利用的患者都可接受肠内营养支持。

（2）凡不能经口进食超过 7 天者都是肠外营养支持的适应证。当外科患者出现下列病症而胃肠道不能充分利用时，可考虑提供肠外营养支持：营养不良；胃肠道功能障碍；因疾病或治疗限制不能经胃肠道摄食或摄入不足；高分解代谢状态，如严重感染、灼伤、创伤或大手术；抗肿瘤治疗期间。

21. 对比（组合）记忆

（1）全补偿系统适合没有自理能力的患者，如昏迷、高位截瘫的患者。

（2）辅助教育系统适合有能力实行或学习自理方法，但需护士帮助的患者。

22. 对比（组合）记忆

（1）该患者有饱食后剧烈运动史，临床表现有腹部绞痛、频繁呕吐，因此应考虑为急性小肠扭转导致的肠梗阻。

（2）该患儿有呕吐和血便，同时腹部可触及"香肠"样肿块，因此应考虑为急性回盲肠套叠。

23．对比（组合）记忆

（1）保留灌肠时，肛管插入肛门长度约 10~15cm。

（2）大量不保留灌肠时，肛管插入肛门长度约 7~10cm。

24．对比（组合）记忆

（1）内痔主要表现为痔核脱出及无痛性便血，根据病程可分为四期。第一期以排便时无痛性出血为主，痔块不脱出肛门外。第二期便血加重：出血量中等，排便时痔块脱出，但便后可自行还纳。第三期排便、咳嗽等原因使腹压增加时痔块可脱出，且不能自行还纳，需用手托回或卧床休息后才能将其复位。第四期痔核长期脱出在外，不能还纳，还纳后还脱出。

（2）肛裂是肛管皮肤全层裂开所形成的慢性溃疡，好发在肛管后正中线。长期便秘、大便干结引起排便时的机械性创伤是肛裂形成的直接原因。肛裂最主要的症状是排便时和排便后肛门部两次疼痛高峰，排便时肛裂加深，创面可有少量出血。

25．对比（组合）记忆

（1）根据世界卫生组织的资料，血红蛋白的低限值在 6个月~6 岁<110g/L，为小儿贫血的诊断标准。

（2）根据世界卫生组织的资料，血红蛋白的低限值在 6~14 岁<120g/L 为小儿贫血的诊断标准。

（3）根据外周血血红蛋白值或红细胞数将贫血分为轻、中、重、极重 4 度：血红蛋白值~90g/L 为轻度；~60g/L 为中度；~30g/L 为重度；<30g/L 为极重度。

26. 对比（组合）记忆

（1）运用问句的方式对患者陈述的问题进行核实、确认，因此运用的是沟通技巧中的"核对"。

（2）沟通交流时，注意力集中、耐心，不随便打断患者的谈话，运用的是沟通技巧中的"倾听"。

27. 对比（组合）记忆

（1）吲哚美辛属于非甾体类抗炎药，长期服用非甾体类抗炎药不但损伤胃黏膜，还通过抑制前列腺素的合成，削弱前列腺素对黏膜的保护作用，可诱发消化性溃疡，妨碍溃疡愈合，增加溃疡复发率和出血、穿孔等并发症的发生率。

（2）枸橼酸铋钾，在酸性环境中，与溃疡面渗出的蛋白质相结合，形成一层防止酸和胃蛋白酶侵袭的保护屏障；同时还具有抗幽门螺杆菌的作用。硫糖铝虽有保护胃黏膜的作用，但不能杀灭幽门螺杆菌。

28. 对比（组合）记忆

（1）骨折早期（伤后1~2周）：患者患处肿胀疼痛严重，因此主要任务是促进血液循环，消除肿胀，防止肌萎缩。运动重点是患肢肌肉舒缩锻炼，固定范围以外的部位在不影响患肢固定的情况下进行锻炼。

（2）骨折中期（伤后2~3周）：患肢肿胀疼痛已消失，骨折处已有纤维性连接，故主要任务是防止肌肉萎缩和关节粘连，运动重点是骨折处上下的关节运动。

（3）骨折晚期（伤后6~8周后）：已达骨折的临床愈合，外固定已拆除，任务是促使关节活动和肌力的全面恢复，运动重点是以重点关节为主的全身锻炼。此期是功能锻炼的关键阶段,可以弥补前两期的不足。

29. 对比(组合)记忆

(1)再生障碍性贫血患者由于骨髓造血功能衰竭,造成全血细胞减少,但3种细胞减少的程度不一定平行。网织红细胞低于正常;血小板减少,出血时间延长;白细胞计数多减少,以中性粒细胞减少为主。

(2)急性白血病患者的外周血可发现大量原始细胞及幼稚细胞。贫血轻重程度不等,一般属正常细胞性贫血。早期血小板轻度减少或正常,晚期明显减少。

(3)ITP由于外周血存在血小板相关抗体,造成血小板减少;血红蛋白可正常或减少;白细胞计数多正常。

(4)缺铁性贫血由于体内用来合成血红蛋白的贮存铁缺乏,使血红蛋白合成量减少,红细胞体积较小,为小细胞低色素性贫血;白细胞、血小板均正常。

30. 对比(组合)记忆

(1)脑性瘫痪是出生前到出生后1个月内非进行性脑损伤所致的综合征,主要表现为中枢运动障碍和姿势异常。

(2)急性感染性多发性神经根炎是病毒感染引起的免疫功能紊乱诱发的周围神经系统的脱髓鞘病变,主要表现为急性、对称性、弛缓性肢体瘫痪。

(3)注意力缺陷多动症是指与年龄不相对称的活动过度,以注意力缺陷为主要特征的行为障碍。

(4)化脓性脑膜炎以发热、呕吐、头痛、烦躁、脑膜刺激征和脑脊液改变为主要特征。

31. 对比（组合）记忆

（1）心功能Ⅰ级：不限制一般的体力活动，但避免剧烈运动和重体力劳动。心功能Ⅱ级：可适当轻体力工作和家务劳动，强调下午多休息。心功能Ⅲ级：日常生活可以自理或在他人协助下自理，严格限制一般的体力活动。心功能Ⅳ级：绝对卧床休息，日常生活需要他人照顾。

（2）急性心肌梗死第1周内患者尚处于急性期内，一般急性期应以卧床休息为主，注意补充营养。

32. 对比（组合）记忆

（1）慢性胆囊炎患者通常行胆囊切除术。

（2）急性重症胆管炎患者因胆道梗阻继发感染，生命危急，应紧急手术减压。

（3）坏疽性胆囊炎胆囊穿孔可导致严重胆汁性腹膜炎，应紧急手术切除病灶、留置腹腔引流。

33. 对比（组合）记忆

（1）阑尾手术切口位于右下腹，因此患者手术时采用平卧位。

（2）甲状腺位于颈部，手术时需充分暴露，因此患者手术时采用颈仰卧位。

（3）肛门手术采用截石位能够充分暴露手术区域，便于术者操作。

34. 对比（组合）记忆

（1）上消化道大出血时多有呕血，呕血多棕褐色，呈咖啡渣样，这是血液经胃酸作用形成正铁血红素所致。

（2）健康人口中无特殊气味，糖尿病酮症酸中毒者有烂苹果味。

（3）浅昏迷患者对声、光等刺激全无反应，但对强刺激可出现痛苦表情、呻吟和下肢的防御性躲避动作。生理反射存在，生命体征一般无明显变化。大、小便可有潴留或失禁。

（4）当腹部腹水量超过 1000ml 时，腹部可叩及移动性浊音。

35. 对比（组合）记忆

（1）成人继发性肺结核中最常见的类型是浸润型肺结核，即Ⅲ型肺结核，包括干酪性肺炎和结核球。

（2）结核杆菌即抗酸杆菌，故胸水中分离出抗酸杆菌可初步确定存在结核性胸膜炎。

（3）人体初次感染结核杆菌后在肺内形成的病灶加上肿大的气管、支气管淋巴结合称为原发综合征或原发型肺结核，即Ⅰ型肺结核。

36. 对比（组合）记忆

（1）对疾病的认识、患者对疾病的应对能力、患者的人格类型等方面的评估属于心理评估。

（2）经济状况、社会支持系统、医疗保障等方面的评估属于社会评估。

37. 对比（组合）记忆

（1）对于营养性缺铁性贫血患者，除了纠正病因，最重要的是给予含铁丰富的食物及药物。一般铁剂以口服为宜，常用口服铁剂有硫酸亚铁、琥珀酸亚铁（速力菲）；口服铁剂不能耐受，或病情要求迅速纠正贫血等情况下，可使用注射铁剂。常用肌内注射铁剂为右旋糖酐铁或山梨醇铁。

（2）巨幼红细胞贫血是由于叶酸和（或）维生素 B_{12} 缺乏所引起的一类贫血，表现为大细胞性贫血。本病中营养性巨幼红细胞贫血占 90%，以叶酸缺乏为主。由于人体不能合成叶酸，全部从食物中获得，且叶酸易被光照、煮沸分解破坏，体内贮量仅供 1～4 个月使用，故缺乏叶酸多见。故营养性巨幼红细胞贫血主要补充叶酸。

38. 对比（组合）记忆

（1）淋巴结活检的目的是协助明确诊断，属于诊断性手术。

（2）阑尾切除术是对病变的阑尾进行切除以达到治疗的目的，属于治疗性手术。

39. 对比（组合）记忆

（1）链霉素常见副作用为听力障碍、眩晕及肾功能损害。

（2）利福平常见副作用为肝功能损害和变态反应。

40. 对比（组合）记忆

（1）异烟肼的毒副作用包括精神兴奋、周围神经炎、肝功受损和皮疹，可同服维生素 B6 预防周围神经炎，并每月查肝功。

（2）链霉素的毒副反应包括对第 8 对脑神经的损害、肾损害、周围神经炎和过敏反应，因此需定期监测前庭和听力功能。

（3）乙胺丁醇的毒副反应包括球后视神经炎、周围神经炎、消化道反应和肝功能损害等，应每月查视力、视野及辨色力。

（4）利福平的毒副反应包括肝功损害、消化道症状、过敏反应等，与异烟肼合用会增加对肝脏的毒性，多在治疗头两个月内出现，应每月查肝功。

41. 对比（组合）记忆

（1）过氧乙酸性质不稳定，遇光、热易分解，应现用现配。

（2）氯己定为阳离子表面活性剂，勿与肥皂、洗衣粉等阴性离子表面活性剂混合使用。

42. 对比（组合）记忆

（1）卡介苗接种的时间在生后 2~3 天内。此外在新生儿期还需要接种乙肝疫苗的第一针。

（2）麻疹减毒活疫苗的初种对象是出生后 8 个月以上的未患过麻疹的婴儿。因小婴儿体内尚有母亲抗体残留，故婴儿初种麻疹疫苗不可过早。

43. 对比（组合）记忆

（1）肾结核最典型的临床表现为膀胱刺激症状，即尿频、尿急、尿痛。

（2）泌尿系结核与非结核感染均会有血尿和脓尿。

44. 对比（组合）记忆

（1）年老体弱者接受肛管检查时可采取左侧卧位。

（2）内痔切除术时患者应采取截石卧位，此时患者相对较舒适，同时医生进行手术操作也较方便。

（3）膝胸卧位是最便于医务人员进行检查的体位，一般患者短时间检查时可采取此种体位。

45. 对比（组合）记忆

（1）链霉素过敏性休克的抢救措施与青霉素过敏性休克

的抢救措施基本一致，首选盐酸肾上腺素。

（2）尼可刹米是呼吸中枢兴奋剂。

46. 对比（组合）记忆

（1）尿失禁指膀胱内尿液不能控制而随时流出。

（2）尿液经不正常通道从膀胱流出是因为膀胱与周围的器官或组织之间形成尿瘘。

47. 对比（组合）记忆

（1）青霉素皮内过敏试验局部反应的阳性体征是局部皮丘隆起；并出现红晕硬块，直径大于1cm，或红晕周围有伪足、痒感；青霉素快速过敏试验法的局部反应的阳性体征是皮肤出现明显突起的风团或大丘疹，周围充血或不充血。少数患者局部皮肤可有白斑，也为阳性的表现。

（2）破伤风抗毒素的局部反应的阳性体征是皮丘红肿，硬结大于1.5cm，红晕可超过4cm，有时出现伪足，主诉痒感。

48. 对比（组合）记忆

（1）糖尿病患者有能力执行或学习一些必需的自理技能，但需要护士的指导，因此应选择支持-教育系统。

（2）剖宫产术后第三天的患者能进行一部分自理活动，但还需护士提供帮助，应选择部分补偿系统。

（3）昏迷患者没有自理能力，需护士进行全面帮助，应选择全补偿系统。

49. 对比（组合）记忆

（1）正常妊娠，滋养细胞侵蚀范围仅限于蜕膜层内。

（2）葡萄胎病变局限于子宫内，不侵入肌层，也不发生远处转移。其病理特点为滋养细胞呈不同程度的增生，间质水肿，间质内血管消失。

（3）侵蚀性葡萄胎病理变化特点是显微镜下可见子宫肌层及转移病灶有显著增生的滋养细胞并呈团块状，细胞大小、形态均不一致，该滋养细胞可破坏正常组织侵入血管。增生的滋养细胞有明显的出血及坏死，但仍可见变性的或完好的绒毛结构。

（4）绒毛膜癌的病理特点为滋养细胞极度不规则增生，侵入子宫内膜和肌层，并伴有大量出血和坏死，绒毛结构消失。

50. 对比（组合）记忆

（1）胰头癌患者因胰头部位癌肿不断生长，造成胆汁、胰液排出受阻，出现进行性黄疸。

（2）前列腺增生患者因前列腺不断增大造成尿道梗阻，出现进行性排尿困难。

（3）泌尿系肿瘤因癌肿浸润生长，出现无痛性血尿。

（4）食管癌患者因食管内肿瘤不断长大，造成进食受阻，出现进行性吞咽困难。

51. 对比（组合）记忆

（1）泌尿系肿瘤出血可引起无痛血尿。

（2）前列腺增生患者由于尿道狭窄症状加重可出现进行性排尿困难。

52. 对比（组合）记忆

（1）药物流产的机制是药物对子宫内膜孕激素受体的亲和力高，能和孕酮竞争结合蜕膜的孕激素受体，从而阻断孕酮活性而终止妊娠。同时合用一些药物，可以兴奋子宫肌、扩张和软化宫颈的作用，从而使得流产成功。那么这些作用的发挥必须在胎盘形成之前进行，所以适用于孕 49 天内的早孕期。

（2）钳刮术终止妊娠的方法适用于妊娠周数较大，不能用吸宫术吸净的情况，所以适用于 11~14 周的怀孕。

（3）吸宫术流产适用于孕龄较小，胎盘基本开始形成时，能够用负压吸的力量清除干净的情况，所以适用于 7~10 周的怀孕。

（4）利凡诺引产主要适用于中期妊娠，胎盘已经形成，宫腔已经增大，所以需要使用一些手段帮助胎盘附着处剥离，适用于 14~24 周的怀孕。

53. 对比（组合）记忆

（1）滞产是指总产程超过 24 小时。

（2）潜伏期是指从临产至宫口开大 3cm，初产妇潜伏期正常约需 8 小时，最大时限为 16 小时，超过 16 小时为潜伏期延长。

（3）急产是指总产程少于 3 小时者。

54. 对比（组合）记忆

（1）吻合口梗阻患者呕吐物为食物，吻合口出血患者呕吐血液，十二指肠残端破裂、倾倒综合征患者通常呕吐胃内容物，不含胆汁，空肠输出段梗阻患者呕吐物含胆汁和食物。

（2）倾倒综合征可发生在餐后 10~30 分钟内，因胃容积减少及失去对胃排空的控制，多量高渗食物快速进入十二指肠或空肠，大量细胞外液转移至肠腔，循环血量骤然减少。

同时，多种消化道激素释放，引起一系列血管舒缩功能的紊乱。表现为上腹饱胀不适，恶心、呕吐、腹泻、肠鸣频繁，可有绞痛；伴有全身无力、头昏、晕厥、面色潮红或苍白、大汗淋漓、心悸、心动过速等。多数患者经调整饮食后，症状可减轻或消失。包括少食多餐，避免过甜、过咸、过浓流质，宜进低糖类、高蛋白饮食。暂时限制饮水。进餐后平卧 10~20 分钟。

（3）十二指肠残端破裂一般多发生在术后 3~6 天。表现为右上腹突发剧痛和局部明显压痛、腹肌紧张等急性弥漫性腹膜炎症状。

55. 对比（组合）记忆

（1）饱食后剧烈运动会引起小肠肠管的扭转，造成急性肠梗阻。

（2）驱虫不当会导致肠道蛔虫纠结成团，堵塞肠道，引起蛔虫性肠梗阻。

（3）婴幼儿肠管发育不全，肠功能紊乱时会出现回肠末端套入结肠，出现急性肠套叠。

（4）肠扭转发生时，肠系膜血管也会随着肠系膜扭转、受压，容易导致血运障碍，出现肠绞窄。

56. 对比（组合）记忆

（1）左侧卧位和头低足高位可避免空气栓子阻塞肺动脉口，预防猝死的发生。

（2）去枕平卧位可预防颅内压减低而引起的头疼。

57. 对比（组合）记忆

（1）乳腺癌为恶性肿瘤，肿块一般为单个，边界不清，活动度不大，可有腋下淋巴结转移。

（2）乳腺囊性增生的特点为周期性的肿块和疼痛，肿块一般为多个结节状、质韧、边界不清。

（3）乳腺纤维腺瘤为良性肿块，一般为单个，边界清楚，活动度好。

58．对比（组合）记忆

（1）难复性疝的疝内容不能或不能完全回纳入腹腔内，故站立时肿块变大，平卧后肿块变小但不消失。

（2）疝块突然增大，不能回纳，说明疝块嵌顿，若出现肠瘘，说明疝块出现血运障碍、坏死穿孔。

（3）疝环较小而腹内压突然增高时，疝内容物可强行扩张囊颈而进入疝囊，随后因疝囊颈的弹性收缩，将内容物卡住，使其不能回纳，若疝内容物尚未出现血运障碍，即为嵌顿性疝。

59．对比（组合）记忆

（1）急性肾炎患者在起病的前两周应卧床休息，以增加肾血流，减轻肾的负担，有利于患者恢复。

（2）肾病综合征患者出现重度水肿，如体腔积液、充血性心力衰竭等情况时，活动耐量下降，心功能差，应绝对卧床休息。严重高血压患者出现高血压脑病等情况时，应绝对卧床休息。

60．对比（组合）记忆

（1）急性肾小球肾炎的主要临床表现为血尿、水肿、高血压。几乎所有的患者都会有血尿，其中 40%～70% 为肉眼血尿，且常常是第一症状。

（2）肾病综合征是一组临床综合征，其主要的临床表现为大量蛋白尿、低蛋白血症、水肿和高脂血症。肾病综合征患者血中总胆固醇、磷脂和三酰甘油升高，尿中可以出现脂类物质，简称脂质尿。肾病综合征的一个主要的临床表现是大量蛋白尿。

（3）急性肾盂肾炎为尿路感染的一种，其尿液的主要改变为脓尿，其尿镜检可以见到大量白细胞。

（4）慢性肾小球肾炎的主要临床表现为蛋白尿、水肿、血尿、高血压，其中蛋白尿为慢性肾炎的最主要表现，为轻中度的蛋白尿。

61. 对比（组合）记忆

（1）苯妥英钠对大脑皮层运动区有高度选择性的抑制作用，防止了异常放电的传播，可达到抗癫痫作用。

（2）肾上腺素能增强心传导系统的自律性和心脏收缩力，提高血压，并能使心室纤颤由细颤转为粗颤，使除颤器效果更好。

62. 对比（组合）记忆

（1）肾衰竭多尿初期氮质血症及高钾血症仍然存在，尿比重固定在 $1.005 \sim 1.006$。

（2）肾衰竭多尿后阶段因大量水分和电解质排出，可出现低钠血症、低钾血症和脱水症状。

63. 对比（组合）记忆

（1）膀胱结石在排尿时结石会随着尿液流至尿道内口，堵塞尿道内口，出现排尿中断症状。

（2）输尿管结石梗阻时会导致输尿管平滑肌痉挛收缩，

引起肾绞痛。

64. 对比（组合）记忆

（1）伤后瞳孔正常，以后一侧瞳孔先缩小继之进行性散大，并且对光反射减弱或消失，是小脑幕切迹疝的眼征。

（2）双侧瞳孔散大，光反应消失、眼球固定伴深昏迷或去大脑强直，多为临终前的表现。

65. 对比（组合）记忆

（1）双小腿烧伤的面积为13%。

（2）双前臂烧伤的面积为6%。

66. 对比（组合）记忆

（1）麻疹的皮疹于发热3~4天开始出现。初为细小淡红色斑丘疹压之褪色，随即呈鲜红色，皮疹由稀疏逐渐密集，可融合成片；疹退后有米糠样脱屑并留色素沉着。

（2）水痘皮疹常在发热当日或次日出现；主要在躯干及头部，四肢较少。初起为细小红色斑疹，数小时变为丘疹，再数小时发展为水疱疹。

（3）猩红热起病12~48小时内出疹，通常24小时内布满全身。其特点为全身皮肤弥漫性充血发红，疹退1周后开始脱皮，皮疹愈多脱皮愈明显，轻症呈糠屑样，重症则大片脱皮，不留色素沉着。

67. 对比（组合）记忆

（1）正相睡眠第四期为沉睡期，很难唤醒，可出现遗尿。

（2）睡眠时相包括正相睡眠和异相睡眠，异相睡眠有利于建立新的突触联系，能够促进学习记忆和精力恢复。

68. 对比（组合）记忆

（1）据两者关系不同可分为纵产式、横产式和斜产式。

（2）胎先露的定义。

（3）要注意与胎势的定义区别，胎势是指胎儿在子宫内的姿势。

（4）胎儿纵轴与母体纵轴垂直称为横产式，若平行则为纵产式。

69. 对比（组合）记忆

（1）缺铁性贫血患者主要为贫血所致症状，如皮肤和黏膜苍白、乏力、头晕等。血小板正常，故患者无出血表现。

（2）特发性血小板减少性紫癜的血象特点为血小板减少，血红蛋白可正常或减少，故以出血为主要临床表现，而贫血较轻。

（3）慢性再生障碍性贫血（又称非重型再生障碍性贫血）较多见，起病缓，发展慢，病程长，贫血多为主要表现，感染及出血均较轻，且易控制。

70. 对比（组合）记忆

（1）第 2 心音是由肺动脉瓣关闭和主动脉瓣关闭引起的，由于房间隔缺损，右心室扩张，收缩时喷射血流时间延长，肺动脉瓣关闭时间落后于主动脉瓣，故出现不受呼吸影响的固定性分裂音。

（2）体循环因未闭的动脉导管使血液分流至肺循环，使体循环的血容量减少，周围动脉舒张压因舒张期有分流而降低，收缩压多正常，出现脉压增大。脉压增大出现周围血管征，可有水冲脉、毛细血管搏动和股动脉枪击音等周围血管征。

（3）法洛四联症2岁以下的患儿多有缺氧发作，常在晨起吃奶时或大便、哭闹后出现阵发性呼吸困难、烦躁和青紫加重，严重者可引起突然昏厥、抽搐或脑血管意外。这是由于在肺动脉漏斗部狭窄的基础上，突然发生该处肌肉痉挛引起一时性肺动脉梗阻，使脑缺氧加重所致。每次发作可持续数分钟至数小时，常能自行缓解。

71. 对比（组合）记忆

（1）腹泻患者进食少及从大便中丢失钙，在脱水和酸中毒时由于血液的浓缩和离子钙的增加，可不出现低血钙的症状，输液后血钙被稀释和酸中毒被纠正，离子钙减少，易出现低钙症状。

（2）脱水患者补液时未补充钾盐易造成低钾血症，低钾血症时会出现乏力、腹胀、肠鸣音减弱、肌张力低下、腱反射消失、心音低钝等症状和体征。

（3）腹泻患者体内碱性物质大量丢失，造成代谢性酸中毒，表现为口唇樱红、呼吸深快、精神萎靡或烦躁不安。

72. 对比（组合）记忆

（1）无痛性间歇性便后出鲜血是内痔的常见症状。因粪便擦破痔块黏膜，出现便时滴血或便纸上带血。少数呈喷射状出血，可自行停止。

（2）外痔位于齿状线下方，表面覆盖肛管皮肤。患者平时无症状，或仅有肛门异物感，一般无血便。若便秘、排便用力过猛，可引起外痔静脉丛破裂，血块凝结于皮下形成血栓性外痔，出现肛门部剧痛。

（3）早期直肠癌主要表现为排便习惯改变和便血，患者有便意频繁、便前肛门下坠感、里急后重、排便不尽感等。待癌肿表面破溃继发感染时，大便表面带血及黏液，严重时出现脓血便。

（4）患者排便时肛裂可加深，创面可有少量出血，鲜血多在粪便表面，便纸上有血迹或便时滴血。

73. 对比（组合）记忆

（1）急性化脓性阑尾炎腹腔穿刺液呈粪臭味液体。

（2）胃十二指肠溃疡穿孔时腹穿液呈黄色、浑浊、无臭，有时可见食物残渣。

（3）腹腔内出血腹腔穿刺液呈不凝固血液，因腹膜有脱纤维蛋白作用。

74. 对比（组合）记忆

（1）类风湿关节炎多累及双侧、对称性的多个小关节，常见的受累关节有腕、掌指关节、近端指间关节，晚期因骨质破坏以及关节周围的肌腱、韧带受损使手指关节半脱位，如尺侧偏屈、屈曲畸形、天鹅颈样畸形等。

（2）系统性红斑狼疮可以有骨骼和肌肉的表现，关节痛是常见的症状之一，出现在指、腕、膝关节，伴有红肿的很少见，几乎没有关节畸形，关节 X 线表明多无关节骨质的破坏。

75. 对比（组合）记忆

（1）枕骨大孔疝生命体征改变出现较早，意识障碍出现较晚。延髓呼吸中枢受压时，患者早期即可突发呼吸骤停而死亡。

（2）小脑幕切迹疝典型的临床表现是颅内压增高的基础

上，出现进行性意识障碍，患侧瞳孔最初有短暂的缩小，但多不易被发现，以后逐渐散大、直接或间接对光反射消失，并伴有患侧上睑下垂及眼球外斜。

76. 对比（组合）记忆

（1）急性病毒性心肌炎是病毒感染引起的心肌局限性或弥漫性炎症病变。以儿童、青少年多见。多数患者可有疲乏、胸闷、心悸、心前区隐痛等心肌受累的表现。

（2）心尖部可闻及舒张期隆隆样杂音是二尖瓣狭窄最重要的体征。

（3）第二主动脉瓣区可听到舒张早期叹气样杂音。颈动脉搏动明显，血压收缩压升高，舒张压降低，脉压增大而产生周围血管征，如毛细血管搏动征、水冲脉、大动脉枪击音等。故正确选项为周围血管征（+）。

（4）心绞痛常为压迫感、发闷、紧缩感，也可为烧灼感，偶可伴有濒死感。患者可因疼痛而被迫停止原来的活动，因而休息可使症状得到缓解。

77. 对比（组合）记忆

（1）正常新生儿，一般脐带在出生后 3~7 天左右自然脱落。

（2）新生儿出生后 48~72 小时出现黄疸，称为生理性黄疸。

（3）新生儿体内胆红素值在 5 天后快速下降，生理性黄疸逐渐消退。

78. 对比（组合）记忆

（1）缺血、缺氧和产伤是新生儿颅内出血的最常见的原因，此外快速输入高渗液体、机械通气不当等也可能引起出血。

（2）新生儿出生时无窒息，在生后6~12小时内出现进行性呼吸困难，这是新生儿肺透明膜病的典型特征。

（3）新生儿破伤风患儿的典型表现为牙关紧闭、面肌痉挛的苦笑面容和角弓反张状。

79. 对比（组合）记忆

（1）复温是新生儿硬肿症治疗的关键。因此在输入液体时也要保证利于患儿的体温恢复，应加热到35℃。

（2）新生儿颅内出血应头肩抬高15~30度，以利于减轻颅内压，还应尽量减少对患儿的移动和刺激。

（3）新生儿破伤风时由于毒素的作用导致肌肉痉挛，在间歇期时虽然痉挛停止，但肌强直持续存在，轻微的刺激就可引起痉挛发作，因此应尽量避免声光刺激。

（4）新生儿溶血病的主要表现是病理性黄疸。蓝光治疗的作用是使患儿血中的间接胆红素氧化分解为水溶性胆红素，而随胆汁和尿液排出体外，从而达到治疗的效果。

80. 对比（组合）记忆

（1）休克早期表现为烦躁不安、面色苍白、皮肤湿冷、脉搏细速、血压变化不大而脉压缩小，尿量减少等。

（2）休克期患者血压明显下降而脉压更小。

（3）休克晚期血压更低，可出现广泛出血倾向及内脏出血。

81. 对比（组合）记忆

（1）血压低、中心静脉压低、尿量减少提示患者血容量不足。

（2）血压低、中心静脉压高提示患者心功能不全。

82. 对比（组合）记忆

（1）护理诊断阐述的是个人、家庭、社会对健康问题反应的判断。

（2）医疗诊断阐述的对象是对个人身体病理生理变化的判断，因此 D 为正确答案。

83. 对比（组合）记忆

（1）铺好的无菌盘应尽早使用，有效期不超过 4 小时。

（2）已开启的溶液瓶内的溶液，24 小时内有效。

（3）无菌物品一般可以有效保存 7 天。

84. 对比（组合）记忆

（1）慢性腹泻不仅会使铁的吸收不良，而且铁的排泄也会增加，因此会使得铁的吸收减少。

（2）婴幼儿长期偏食可导致铁摄入量不足。

85. 对比（组合）记忆

（1）腰麻后应当去枕平卧 6~8 小时，以防脑脊液外漏导致头痛。

（2）硬膜外麻醉后应当平卧 6 小时。

86. 对比（组合）记忆

（1）脑外伤患者头部用冷的主要目的是降低脑的新陈代谢，减少脑组织耗氧量。

（2）用热可起到的作用有多种，其中浅表炎症在后期和早期用热可起到不同的作用。后期用热可促使白细胞释放蛋白溶解酶，溶解坏死组织。

87. 对比（组合）记忆

（1）3%氯化钠溶液湿敷创面可减轻肉芽组织的水肿，促进伤口愈合。

（2）优琐溶液为含氯硼酸溶液，一般用于坏死组织较多、有脓液的创面。

88. 对比（组合）记忆

（1）急性肠梗阻患者出现呕吐，因机体脱水、容量不足，易导致代谢性酸中毒。

（2）幽门梗阻时，因酸性胃液丧失过多，可丧失大量的 H^+ 及 Cl^-，易导致低钾低氯碱中毒。

89. 对比（组合）记忆

（1）肝硬化患者营养状态一般较差，常有负氮平衡，宜给予高热量、高蛋白质、高维生素、易消化饮食，但肝功能显著损害或有肝性脑病先兆时，应限制或禁食蛋白质。

（2）由于高蛋白质饮食可诱发肝性脑病，因此对于肝性脑病患者应限制蛋白质摄入，但应保证热能供给。

90. 对比（组合）记忆

（1）主动脉瓣关闭不全时可致脉压增大，脉搏骤起骤落、急促而有力，即水冲脉。

（2）再生障碍性贫血，全血细胞减少。网织红细胞绝对值减少。

（3）糖尿病酮症酸中毒时呼吸变为深大呼吸。

（4）尿路感染可分为上尿路感染（主要是肾盂肾炎）和

下尿路感染，该病的主要致病菌是肠道革兰阴性杆菌，其中以大肠埃希菌最为常见，占尿路感染的70%以上。

91. 对比（组合）记忆

（1）镇痛药可提高痛阈，且与麻醉药起协同作用，以减少麻醉药用量，常见药物如吗啡、杜冷丁和芬太尼等。

（2）镇静催眠药有镇静、催眠、抗焦虑、抗惊厥及中枢性肌松弛的作用，可预防局麻药的毒性反应，常见药物如安定和巴比妥类药物等。

92. 对比（组合）记忆

（1）会阴、肛门部位的检查、治疗或手术时，应取截石位，即仰卧于检查床上，两腿分开放在直腿架上，臀部齐床边。

（2）支气管哮喘患者应取端坐位，该体位使膈肌下移，胸腔容积增大，利于呼吸。

（3）全麻术后采取去枕平卧位，可防止呕吐物流入气管引起窒息或肺部并发症。

93. 对比（组合）记忆

（1）轻度缺氧：$PaO_2 > 6.67kPa$（50mmHg）。

（2）中度缺氧：PaO_2为$4 \sim 6.67kPa$（$30 \sim 50$mmHg）。

94. 对比（组合）记忆

（1）表层皮片包括表皮及少量真皮乳头层，成活率高，但愈后不耐磨，易变形，有色素沉着。

（2）中厚皮片含表皮及部分真皮层。用途最广，成活率高，愈后功能好，不易收缩，色素变化不大。

95. 对比（组合）记忆

（1）脑出血多于情绪激动、体力活动时发病，起病突然，意识障碍多见，偏瘫、失语为常见临床表现。

（2）蛛网膜下隙出血起病突然，以剧烈头痛、呕吐的颅内压增高表现为典型症状；由于血液刺激脑膜，颈强直等脑膜刺激征阳性；脑脊液压力升高，呈血性改变。

（3）脑栓塞的栓子来源中以心源性栓子最常见，尤其是风湿性心脏病二尖瓣狭窄患者。起病急骤，在数秒或数分钟内症状发展到高峰，神经系统表现取决于栓塞的血管部位，如偏瘫、失语等。

（4）脑血栓形成起病缓慢，先有头痛、眩晕、肢体麻木或短暂性脑缺血发作等前驱症状，常在睡眠或安静休息时发病，如晨起时。一般无意识障碍，局灶症状多在数小时或2~3小时达到高峰。神经系统体征常见各种类型的失语、偏瘫。

96. 对比（组合）记忆

（1）子宫颈癌的典型临床表现是接触性出血。

（2）子宫颈刮片细胞学检查在宫颈癌的好发部位——宫颈鳞柱状上皮交接处取材，可早期发现宫颈癌，此方法经济、简单，广泛用于普查宫颈癌。

（3）子宫肌瘤是女性生殖系统中最常见的良性肿瘤。

（4）分段诊刮先用刮匙环刮宫颈管，再探测宫腔，继而搔刮内膜，标本分瓶送病理检查，这是早期诊断子宫内膜癌最常用、最可靠的方法。

二、图表记忆

表2-1 护理诊断与医护合作性问题的区别

区别内容	护理诊断	医护合作性问题
治疗决策者	护理人员	医生与护士合作处理
陈述的方式（以冠心病为例）	胸痛：与心肌缺血、缺氧有关	潜在并发症：心律失常
预期目标	需要为患者确定预期目标作为评价护理效果的标准	不强调预期目标，因为不是护理职责范围内能单独解决的
护理措施的原则	减轻、消除、预防、排除病痛、促进健康	预防、监测并发症的发生和病情的变化，医护共同干预

表2-2 常用漱口溶液及其作用

溶液名称	浓度	作用
生理盐水		清洁口腔，预防感染
朵贝尔液		轻度口腔感染，除臭
呋喃西林溶液	0.02%	清洁口腔，广谱抗菌
过氧化氢溶液	1～3%	防臭、防腐，适用于口腔感染有溃烂、坏死组织
碳酸氢钠溶液	1～4%	属碱性溶液，适用于真菌感染
醋酸溶液	0.1%	适用于铜绿假单胞菌感染
硼酸溶液	2～3%	酸性防腐溶液，有抑制细菌作用
洗必泰溶液	0.02%	清洁口腔，广谱抗菌
甲硝唑溶液	0.08%	适用于厌氧菌感染

表 2-3　治疗饮食

饮食种类	适用范围	饮食原则
高热量饮食	甲状腺功能亢进、高热、烧伤、结核病、体重不足的患者及产妇等	在基本饮食的基础上加餐两次，普食患者可加牛奶、豆浆、鸡蛋、藕粉、蛋糕等；半流质或流质饮食患者可加奶油、巧克力等。每日供给热量约 12.5MJ（3000kcal）
高蛋白饮食	高代谢性、长期消耗性疾病如结核病、严重贫血、烧伤、肾病综合征、大手术后、癌症晚期及低蛋白血症等患者	饮食中增加肉、鱼、蛋、豆制品等动植物蛋白。每日蛋白质供给量为 1.5~2g/kg，成人每日蛋白质总量为 90~120g
低蛋白饮食	限制蛋白质摄入者，如急性肾炎、尿毒症、肝性昏迷等患者	根据病情需要，成人蛋白质摄入量可为 20~30g/d，总量不超过 40g/d
低脂肪饮食	肝、胆、胰疾患，高脂血症，冠心病，肥胖，腹泻等患者	限制动物脂肪的摄入更具有临床意义，摄入量不超过 40g/d
低盐饮食	心脏病、急慢性肾炎、肝硬化伴腹水、重度高血压等患者	除食物内自然存在的含钠量外，成人每日食盐量不超过 2g/d（含钠 0.8g）。禁食一切腌制食品
无盐低钠饮食	同低盐饮食	除食物内自然存在的含钠量外，烹调时不放食盐；除无盐外，还需控制摄入食物中自然存在的含钠量（控制在 0.5g/d）；还应禁用含钠食物和药物

表 2-4　试验饮食

饮食种类	适用范围	饮食原则
胆囊造影饮食	用于需要进行造影检查的胆囊、胆管、肝胆管等疾病的患者	检查前 1 天午餐进高脂肪饮食，以刺激胆囊收缩和排空，有助于造影剂进入胆囊。晚餐进无脂肪、低蛋白、高碳水化合物饮食，晚餐后口服造影剂，禁饮食、禁烟；检查当日禁早餐，第 1 次摄 X 线片后，如胆囊显影良好，可进食高脂肪餐（脂肪量约 25~50g），30 分钟后第 2 次摄片观察

饮食种类	适用范围	饮食原则
潜血试验饮食	用于大便潜血试验的准备,试验期为 3~5 天	试验前 3 天开始禁易造成潜血试验假阳性的食物,如肉类、动物血、绿色蔬菜及含铁丰富的食物和药物。可进食牛奶、豆制品、白菜、土豆、冬瓜、粉丝等食物。第 4 天起连续留 3 天大便做潜血检查
吸碘试验饮食（忌碘饮食）	用于甲状腺功能亢进或减退的患者,协助同位素检查,以明确诊断	在检查或治疗之前的 2 个月,禁食含碘高的食物;之前 2 周禁食海产品。禁用碘做局部消毒

表 2-5　给药次数和时间的外文缩写及中文意译

外文缩写	中文意译	外文缩写	中文意译
Qd	每日 1 次	Am	上午
Bid	每日 2 次	Pm	下午
Tid	每日 3 次	Ac	饭前
Qid	每天 4 次	Pc	饭后
Qod	隔天 1 次	ID	皮内注射
Biw	每周 2 次	H	皮下注射
Qh	每小时 1 次	IM 或 im	肌内注射
Qn	每晚 1 次	IV 或 iv	静脉注射
Hs	临睡前	12n	午夜 12 点
Prn	需要时（长期）	12mn	立即
Sos	需要时（限用 1 次,12h 有效）	St	

表 2-6 常用防腐剂的作用及方法

名称	作用	用法	举例
甲醛	固定尿中有机成分，防腐	24h 尿液加 40%甲醛 1～2ml	爱迪氏计数
浓盐酸	防止尿中激素被氧化，防腐	24h 尿液加 5～10ml 浓盐酸	17-羟类固醇、17-酮类固醇
甲苯	保持尿液的化学成分不变，防腐	每 100ml 加 0.5～1%甲苯 2ml，应在第一次尿液倒入后再加	尿蛋白定量、尿糖定量、钠、钾、氯、肌酸、肌酐的定量检查

表 2-7 缺氧程度的判断

缺氧程度	PaO$_2$KPa（mmHg）	SaO$_2$（%）	临床表现
轻度缺氧	>6.65（50）	>80	无发绀或轻度发绀
中度缺氧	4.69～6.65（36～50）	65～85	有发绀、呼吸困难
重度缺氧	<4.69（36）	<65	发绀显著，三凹征明显

表 2-8 几种药物中毒的灌洗溶液和禁忌药物

毒物种类	灌洗溶液	禁忌药物
酸性物	镁乳、蛋清水[1]、牛奶	强碱药物
碱性物	5%醋酸、白醋、蛋清水、牛奶	强酸药物
敌敌畏	2%～4%碳酸氢钠、1%盐水、1:1.5×10^4～1:2.0×10^4 高锰酸钾	高锰酸钾[2]
1605、1059、4049（乐果）	2%～4%碳酸氢钠	碱性药物[3]
敌百虫	1%盐水或清水，1:1.5×10^4～1:2.0×10^4 高锰酸钾	油性药物
DDT、666	温开水或生理盐水洗胃，50%硫酸镁导泻	硫酸镁[4]
巴比妥类	1:1.5×10^4～1:2.0×10^4 高锰酸钾洗胃、硫酸钠[5]导泻	牛奶、鸡蛋
氰化物	饮 3%过氧化氢溶液后引吐，1:1.5×10^4～1:2.0×10^4 高锰酸钾[5]洗胃	
灭鼠药（磷化锌）	1:1.5×10^4～1:2.0×10^4 高锰酸钾洗胃、0.1%硫酸铜洗胃；0.5%～1%硫酸铜溶液[6]每次 10ml，每 5～10min，口服一次，并用压舌板刺激舌根催吐	脂肪及其他油类食物[6]

表 2-9　人工呼吸机通气参数

项目	数值
呼吸频率	10~16 次/min
吸/呼比值（I/E）	1/1.5~3.0
每分钟通气量（VE）	8~10L/min
潮气量（Vr）	10~15ml/kg（范围在 600ml~800ml）
呼气压力（EPAP）	0.147~1.96kPa（一般＜2.94kPa）
呼气末正压（PEEP）	0.49~0.98kPa（渐增）
供氧浓度（FiO_2）	30%~40%（一般应＜60%）

表 2-10　TAT 脱敏注射法

次数	抗毒血清	生理盐水
1	0.1ml	0.9ml
2	0.2ml	0.8ml
3	0.3ml	0.7ml
4	余量	稀释至 1ml

表 2-11　尿蛋白定性结果

反应结果	符号	蛋白质含量（g/L）
无浑浊	（-）	无
微浑浊	（±）	0.1 以下
浑浊	（+）	0.1~0.5
颗粒状浑浊	（++）	0.5~2.0
絮状浑浊	（+++）	2.0~5.0
块状浑浊	（++++）	5.0 以上

表 2-12　班氏尿糖定性结果

反应结果	符号	葡萄糖含量（g/L）
蓝色不变	（-）	无
绿色	（+）	微量，5 以下
黄绿色	（++）	少量，5~10
土黄色	（+++）	中等量，10~20
砖红色	（++++）	大量，20 以上

表 2-13 正常人及三种黄疸的胆红素代谢检查结果

	血清胆红素（μmol/L）			尿液检查	
	直接型	间接型	直接型/间接型	尿胆原	胆红素
正常人	0～6.8	1.7～10.2	20%	正常	阴性
溶血性黄疸	轻度增高	明显增高	<20%	明显增高	阴性
肝细胞性黄疸	中度增高	中度增高	>35%	中度增高	阳性
阻塞性黄疸	明显增高	轻度增高	>60%	减低	强阳性

表 2-14 漏出液与渗出液鉴别要点

	漏出液	渗出液
病因	非炎症性	炎症、肿瘤、理化因素刺激
外观	透明或微浑，淡黄浆液性	多浑浊，可为浆液性、脓性、血性
凝固	不能自凝	自凝
比重	1.018 以下	1.018 以上
黏蛋白试验	阴性	阳性
蛋白	定性（－）定量<25g/L	定性（＋）定量>40g/L
细菌	无	可找到癌细胞
细胞	<100×10^6/L，淋巴细胞为主	>200×10^6/L，化脓性炎症以中性粒细胞为主；结核以淋巴细胞为主；定性（＋）定量>40g/L 肿瘤为血性，可查到癌细胞

表 2-15 心电图各导联连接法

肢导联	正极	负极	胸导联	正极	负极
Ⅰ（双极导联）	左手腕	右手腕	V_1（单极导联）	胸骨右缘第 4 肋间胸骨旁	中心电极
Ⅱ（双极导联）	左脚踝	右手腕	V_2（单极导联）	胸骨左缘第 4 肋间胸骨旁	中心电极
Ⅲ（双极导联）	左脚踝	左手腕	V_3（单极导联）	V2 和 V4 连线的中点	中心电极
aVR（单极导联）	右手腕	中心电极	V_4（单极导联）	左锁骨中线平第 5 肋间	中心电极
aVL（单极导联）	左手腕	中心电极	V_5（单极导联）	V_4 水平线与腋前线的交点	中心电极
aVF（单极导联）	左脚踝	中心电极	V_6（单极导联）	V_4 水平线与腋中线的交点	中心电极

表 2-16　常用体外放射分析项目及临床意义

项目	临床应用	标本采集
三碘甲状腺原氨酸（FT3）	甲亢、甲减诊断	血清
甲状腺素（FT4）	甲亢、甲减诊断	血清
血管紧张素Ⅰ（AT-Ⅰ）	高血压	血浆
血管紧张素Ⅱ（（AT-Ⅱ）	高血压	血浆
β_2 微球蛋白（β_2-Mi）	肾功能、血液病、肿瘤	血清、尿液
甲胎球蛋白（AFP）	原发性肝癌、胚胎性肿瘤	血清

表 2-17　吸氧浓度和氧流量

动脉血氧分压	动脉血二氧化碳分压	给氧浓度和流量
6.7~8.0kPa（50~60mmHg）	<6.7kPa（50mmHg）	29%~37%，2~4L/min 一般流量、浓度给氧
5.3~6.7kPa（40~50mmHg）	正常	45%~53%，4~6L/min 短时间间歇高流量、高浓度给氧
<8.0kPa（60mmHg）	>6.7kPa（50mmHg）	25%~29%，1~2L/min 低流量、低浓度持续给氧

表 2-18　治疗急性白血病常用化疗药物

种类	药名	缩写	药理作用	主要不良反应
抗叶酸代谢	甲氨蝶呤	MTX	干扰 DNA 合成	口腔胃肠道黏膜溃疡、肝损害、骨髓抑制
抗嘌呤代谢	巯嘌呤	6-MP	阻碍 DNA 合成	骨髓抑制、胃肠反应、肝损害
	氟达拉滨	FLU	同上	神经毒性、骨骼抑制、自身免疫现象
抗嘧啶代谢	阿糖胞苷	Ara-C	同上	消化道反应、肝功能异常、骨髓抑制
烷化剂	环胞苷	Cy	同上	同上
	环磷酰胺	CTX	破坏 DNA	骨髓抑制、恶心、呕吐、脱发、出血性膀胱炎
生物碱类	苯丁酸氮芥	CLB	同上	骨髓抑制、胃肠反应
	白消安	BUS	同上	皮肤色素沉着、精液缺乏、停经

种类	药名	缩写	药理作用	主要不良反应
抗生素类	长春新碱	VCR	抑制有丝分裂	末梢神经炎、腹痛、脱发、便秘
	高三尖杉酯碱	HHT	同上	骨髓抑制、心脏损害、消化道反应
	依托泊苷	VP-16	干扰 DNA、RNA 合成	骨髓抑制、脱发、消化道反应
	柔红霉素	DNR	抑制 DNA、RNA 合成	骨髓抑制、心脏损害、消化道反应
	去甲氧柔红霉素	IDA	同上	同上

表 2-19　急性白血病常用的联合化疗方案

治疗方案	药物剂量（mg）	用法	完全缓解率
急淋			
VP	VCR 1~2	第 1 天每周 1 次静脉注射	儿童 88%，成人 50%
	P 40~60	每日分次口服	
VLDP	VCR 1~2	第 1 天每 2 周 3 次静脉注射	儿童 92%，成人 77.8%
	DAUN 45	第 1~3 天每周 3 次静脉注射	
	L-ASP 5000~10000U	第 16 天开始每日 1 次静脉注射	对难治性及复发性病例为 79%
MVLD	P 40~60	每日分次口服共 35 天	
	MTX 50~100	第 1 天 1 次静脉注射	
	VCR 1~2	每 2 天 1 次静脉注射	
	L-ASP 20000U	每 2 天 1 次静脉注射	
急非淋	DXM 6.75	每日分次口服共 10 天	35%~85%
DA			
	DAUN 40	第 1~3 天每日 1 次静脉注射	60%左右
HVAP	Ara-C 150	第 1~7 天每日 1 次静脉注射	
	H 4~6	第 1~7 天每日 1 次静脉注射	
	VCR 2	第 1 静脉注射	
	Ara-C 150	第 1~7 天每日 1 次静脉注射	
	P 40~60	每日分次口服	

表 2-20　成人 24 小时水的入量和出量

摄入量（ml）	排出量（ml）
饮水 1000～1500 食物 700 内生水 300	呼出 350～400 皮肤蒸发 500 尿 1000～1500 粪 150
总量 2000～2500	总量 2000～2500

表 2-21　人体体表面积新九分法

	成人各部位面积（%）		小儿各部位面积（%）
头　颈	9×1=9	发部 3、面部 3、颈部 3	9+（12−年龄）
双上肢	9×2=18	双手 5、双前臂 6、双上臂 7	9×2
躯　干	9×3=27	腹侧 12、背侧 13、会阴 1	9×3
双下肢	9×5+1=46	双臀 5、双大腿 21、双小腿 13、双足 7	46−（12−年龄）

表 2-22　烧伤深度的估计

深度	临床体征	局部感觉
Ⅰ度（红斑）	轻度红肿、干燥、无水疱	灼痛
浅Ⅱ度（大水疱）	水疱较大、疱壁薄、基底潮湿、鲜红、水肿明显	剧痛、感觉过敏
深Ⅱ度（小水疱）	水疱较小、疱壁厚、基底苍白或红白相间、水肿、可见网状血管栓塞	迟钝
Ⅲ度（焦痂）	无水疱、焦黄、蜡白、炭化、坚韧、可见树枝状栓塞血管	消失

表 2-23　烧伤严重程度的分度

	轻度	中度	重度	特重度
Ⅱ−Ⅲ度面积	<10%	10%～29%	30%～50%	>50%
Ⅲ度面积	散在	5%～9%	10%～20%	>20%

表 2-24　格拉斯哥昏迷计分法

睁眼反应	言语反应	运动反应
自动睁眼 4	回答正确 5	遵嘱活动 6
呼吸睁眼 3	回答错误 4	刺痛定位 5
刺痛睁眼 2	语无伦次 3	躲避刺痛 4
不能睁眼 1	只能发声 2	刺痛肢屈 3
不能发声 1	不能活动 1	

表 2-25　中心静脉压与血压监测的临床意义

CVP	BP	原因	处理原则
低	低	血容量不足	加速补液
高	低	心功能不全	减慢或停止输液，并应用强心剂
高	正常	血管过度收缩	应用扩血管药
低	正常	血容量相对不足	适当补液
正常	低	血容量不足或心功能不全	补液试验确定

表 2-26　妊娠周数的子宫长度和子宫底高度

妊娠周数	尺测耻上子宫长度（cm）	手测子宫底高度（横指）
12 周		耻骨联合上 2 ~ 3
16 周		脐耻之间
20 周	18（15.3 ~ 21.4）	脐下 1
24 周末	24（22.0 ~ 25.1）	脐上 1
28 周末	26（22.4 ~ 29.0）	脐上 3
32 周末	29（25.2 ~ 32.0）	脐与剑突之间
36 周末	32（29.8 ~ 34.5）	剑突下 2 指
40 周末	同 32 周或略高	脐与剑突之间或略高

表 2-27　妊娠期高血压疾病分类和主要临床表现

分　类	临　床　表　现
妊娠期高血压	BP≥140/90mmHg，妊娠期首次发现，并于产后 12 周内血压恢复正常；尿蛋白（—）；患者可伴有上腹部不适或血小板减少，产后方可确诊。

分 类	临 床 表 现
子痫前期 轻度	BP≥140/90mmHg，孕 20 周以后出现；尿蛋白≥300mg/24h（＋）。可伴有上腹不适、头痛等症状
子痫前期 重度	BP≥160/110mmHg；尿蛋白＞2.0g/24h 或（＋＋）；血肌酐＞106μmol/L；血小板＜100×10⁹/L，微血管病性溶血（血 LDH 升高）；血清 ALT 或 AST 升高；持续性头痛或其他脑神经或视觉障碍持续性上腹不适。
子痫	子痫前期孕妇抽搐不能用其他原因解释
慢性高血压并发子痫前期	高血压孕妇妊娠 20 周以前无尿蛋白，若出现蛋白≥300mg/24h；高血压孕妇孕 20 周前突然尿蛋白增加，血压进一步升高或血小板＜100×10⁹/L
妊娠合并慢性高血压	BP≥140/90mmHg，孕前或孕 20 周以前或孕 20 周后首次诊断高血压并持续到产后 12 周后

表 2–28　各类型流产的主要临床表现

类型	病　史			妇科检查	
	出血量	下腹痛	组织排出	宫口	子宫大小
先兆流产	少	无/轻	无	闭	与孕周相符
难免流产	中—多	加剧	无	扩张	基本相符
不全流产	多	减轻	部分排出	扩张/堵塞	小于孕周
完全流产	少—无	无	全排出	闭	正常/略大

表 2–29　儿童计划免疫实施程序表

预防病名	结核病	脊髓灰质炎	百日咳、白喉、破伤风	麻疹	流行性乙型脑炎
免疫原	卡介苗（减毒活牛型结核杆菌混悬液）	脊髓灰质炎减毒活疫苗糖丸	为百日咳菌液、白喉类毒素、破伤风类毒素的混合制剂	麻疹减毒活疫苗	乙脑疫苗
接种方法	皮内注射	口服	肌内注射	皮下注射	皮下注射
接种部位	左上臂三角肌上端		上臂外侧	上臂外侧	上臂外侧

预防病名	结核病	脊髓灰质炎	百日咳、白喉、破伤风	麻疹	流行性乙型脑炎
初种次数	1	3（间隔1个月）	3（间隔4~6周）	1	2（间隔7~10天）
预防病名	结核病	脊髓灰质炎	百日咳、白喉破伤风	麻疹	流行性乙型脑炎
每次剂量	0.1ml	1丸（三型混合疫苗）	0.2~0.5ml	0.5ml	婴儿0.25~0.5ml 儿童0.5~1.5ml
初种年龄	生后2~3天到2个月内	2个月以上第一次2个月第二次3个月第三次4个月	3个月以上第一次3个月第二次4个月第三次5个月	8个月以上的易感儿	1岁以上
复种	接种后于7岁、12岁复查，结核菌素阴性时加种	4岁时加强口服三型混合糖丸疫苗	1.5岁~2岁、7岁各加强一次，用吸附白破二联类毒素	7岁时加强一次	每年加强一次

表2-30　使用伺服控制时上腹部皮肤温度

体重（kg）	<1.0	~1.5	~2.0	~2.5	>2.5
温度（℃）	36.9	36.7	36.5	36.3	36.0

表2-31　婴幼儿营养不良分度

	I度（轻）	II度（中）	III度（重度）
体重低于正常均值	15%~25%	25%~40%	>40%
腹壁皮下脂肪厚度	0.4~0.8cm	<0.4cm	消失
身长（高）	正常	稍低于正常	明显低于正常
皮肤颜色及弹性	正常或稍苍白	苍白、弹性差	弹性消失
肌张力	基本正常	降低、肌肉松弛	低下，肌肉萎缩
精神状态	正常	烦躁不安	萎靡、烦躁或抑制

表 2-32 婴幼儿营养不良的营养素增添方法

增添步骤	能量[kJ/(kg.d)]	蛋白质:脂肪:糖(重量比)	适用食物			适用范围		
			供蛋白质	供脂肪	供糖	轻度	中度	重度
第一步	146	1:0.3:5	脱脂乳、鱼粉、豆浆	脱脂乳、鱼粉中所含少量脂肪	米汤或米粉加少量糖			适用
第二步	255	1:0.5:5.5	脱脂乳、鱼粉、豆浆	脱脂乳、鱼粉中所含少量脂肪	米汤或米粉加少量糖		适用	适用
第三步	502	1:0.6:7.6	半脱脂乳、鱼粉、豆浆、蛋鱼	半脱脂乳、非乳类者加少量植物油	粥、糕、饼	适用	适用	适用
第四步	585	1:0.8:7.2	全乳、鱼、蛋、豆浆	全乳、非乳类者加少量植物油	粥、糕、饼	适用	适用	适用
第五步	727	1:1.5:5.2	全乳、鱼、蛋、豆浆、肝末、肉末	全乳另加植物油	粥、糕、饼		适用	适用
第六步	585~505	1:1:4	全乳、鱼、蛋、豆浆、肝末、肉末	植物油递减	粥、糕、饼	巩固	巩固	巩固

表 2-33 1～2 岁小儿食谱举例

	春	夏	秋	冬
早点心	鲜豆瓣泥粥 豆浆	白粥、咸蛋 豆浆(牛奶)	蛋花粥 豆浆(牛奶)	赤豆泥粥 豆浆(牛奶)
午	烂饭肉末碎菜胡萝卜	红烧牛肉末、番茄洋葱面	烂饭、炒肝末、豆腐	肉末黄芽菜煨面
点心	蛋花汤	绿豆泥汤	豆沙素饼	枣泥粥
晚	烂饭、鱼丸烧豆腐、碎豆苗	烂饭葱油炒蛋、碎毛菜、碎豆腐干	肉末荠菜煨饭	烂饭、鲜肉末胡萝卜、土豆泥汤

表 2-34 三种不同程度脱水的临床评估

	轻度脱水	中度脱水	重度脱水
精神状态	无明显改变	烦躁或萎靡	昏睡或昏迷
失水占体重	5%以下	5% ~ 10%	10%以上
皮肤弹性	稍差	差	极差
口腔黏膜	稍干燥	干燥	极干燥
眼窝及前囟门凹陷	轻度	明显	极明显
眼泪	有	少	无
尿量	略减少	明显减少	少尿或无尿
周围循环衰竭	无	不明显	明显
酸中毒	无	有	严重

表 2-35 三种不同性质脱水的临床评估

	低渗性脱水	等渗性脱水	高渗性脱水
原因	腹泻病程长，或营养不良	腹泻病程短,营养情况较好	高热、大汗、喝水少
发生频率	高 20% ~ 50%	最高 40% ~ 80%	低 10%
丢失比例	失电解质>失水	等比例	失水>失电解质
血钠浓度	<130nmmol/L	130 ~ 150nmmol/L	>150nmmol/L
皮肤弹性	极差	稍差	尚可
血压	很低	低	正常或稍低
口渴	不明显	明显	极明显
神志	嗜睡或昏迷	精神不振	烦躁易激惹

表 2-36 不同年龄的体液分布（占体重的%）

年龄	细胞内液	细胞外液		体液总量
		间质液	血浆	
新生儿	35	40	5	80
~ 1 岁	40	25	5	70
2 ~ 14 岁	40	20	5	65
成人	40 ~ 45	10 ~ 15	5	55 ~ 60

表 2-37　几种常用混合溶液的简便配制方法

混合溶液	5%或10%葡萄糖溶液	加入溶液（ml）		
		10%氯化钠	5%碳酸氢钠	（11.2%乳酸钠）
1:1液	500	22.5		
2:1液	500	30	47	（28）
2:3:1液	500	15	24	（15）
4:3:2液	500	20	33	（20）
1:4液	500	9		

表 2-38　结核菌素试验的结果判断

结果判断	记录方法	硬结大小
阴性	-	无硬结
可疑	+-	红硬，平均直径<5mm
阳性（弱）	+	红硬，平均直径为5~9mm
（中）	++	红硬，平均直径为10~19mm
（强）	+++	红硬，平均直径>20mm
（极强）	++++	除硬结外，还可见水疱、坏死或淋巴管炎

表 2-39　高级神经活动类型学说

高级神经活动过程	高级神经活动类型	气质类型
强、不平衡	不可遏制型	胆汁质
强、平衡、灵活	活泼型	多血质
强、平衡、不灵活	安静型	黏液质
弱	抑制型	抑郁质

基础护理学

表 2-40　现代护理主要经历的发展阶段

发展阶段	主要观点	特点	任务
以疾病为中心的阶段	此阶段在解释健康与疾病的关系上，认为有病就是不健康。所有医疗行为都着眼于疾病，从而形成以疾病为中心的医学指导思想	护理从属于医疗，护士是医生的助手，护理方法是执行医嘱和护理常规，忽视人的整体性	护理教育类同于高等医学教学课程，不突出护理内容

发展阶段	主要观点	特点	任务
以患者为中心的阶段	1948 年世界卫生组织（WHO）提出健康的定义；1977 年美国医学家恩格尔提出"生物–心理–社会"的医学模式	此阶段护理转向了以患者为中心的护理，其特点是：医护双方是合作伙伴	按护理程序的工作方法对患者实施整体护理，强调护理是一门专业
以人的健康为中心的阶段	20 世纪传统的疾病谱发生了很大的变化；1978 年 WHO 提出"2000 年人人享有卫生保健"	护士应具有诊断和处理人类对现存的或潜在的健康问题的反应的能力，在临床护理和护理管理中，系统地贯彻"护理程序"	护理教育趋于重视继续教育和发展高等护理教育。强调护理学是现代科学体系中的一门综合性的、独立性的应用学科

表 2–41　爱瑞克森的 8 个心理社会发展阶段

阶段	年龄	主要矛盾冲突	护理要点
口感期	0 ~ 18 个月	信任对不信任	应注意及时满足婴儿的各种需求，多爱抚婴儿，为其提供安全感，并促进婴儿与母亲的情感联结
肛–肌期	18 个月 ~ 3 岁	自主对羞愧或疑虑	应为小儿提供自己做决定的机会，鼓励幼儿进行力所能及的自理活动
生殖–运动期	3 ~ 6 岁	主动对内疚	注意对小儿有益的主动行为加以赞扬，倾听他们的语言，耐心回答他们提出的问题
潜在期	6 ~ 12 岁	勤奋对自卑	应帮助患儿在住院期间继续完成学习任务，鼓励参与治疗或护理过程，以使患儿体验到成就感
青春期	12 ~ 18 岁	自我认同对角色紊乱	应多创造机会让他们参与讨论所关心的问题，赞赏和支持他们的正确决定，帮助保持良好的自身形象，尊重隐私，安排他们与同年龄的病人在一起娱乐和沟通交流
成人早期	18 ~ 40 岁	亲密对孤独	应注意帮助他们保持与亲友的联系
成人期	40 ~ 65 岁	繁殖或有成就对停滞	给予病人更多的感情支持，对他们个人的成就给予适当赞扬

阶段	年龄	主要矛盾冲突	护理要点
老年期	65岁以上	完善对失望	耐心倾听老年病人的诉说，肯定其获得的成就，帮助病人发掘潜能，并及时发现抑郁、悲观情绪，采取相应预防措施，避免发生意外

表2-42 护理诊断与医护合作性问题的区别

	护理诊断	医护合作性问题
决定治疗者	护理人员	医生与护士合作处理
陈述的方式（以冠心病为例）	胸痛：与心肌缺血、缺氧有关	潜在并发症：心律失常
预期目标	需要为患者确定预期目标，作为评价护理效果的标准	不强调确定预期目标，因为不是护理职责范围内能单独解决的

表2-43 护理诊断与医疗诊断的含义

	护理诊断	医疗诊断
临床研究对象	对个体、家庭或社区的健康问题或生命过程反应的判断	对个体病理生理变化的临床判断
描述的内容	是个体对健康问题的反应，随患者的反应变化而变化	是一种疾病，其名称在病程中保持不变
决策者	护理人员	医疗人员
职责范围	在护理职责范围内进行	在医疗职责范围内进行

表2-44 发热的3个时期

发热阶段	特点	症状及体征
体温上升期	产热大于散热	皮肤苍白、畏寒、寒战、皮肤干燥。体温上升的方式有骤升和渐升，体温在数小时内升至高峰称为骤升，见于肺炎球菌性肺炎；体温在数小时内逐渐上升称为渐升，见于伤寒等

发热阶段	特点	症状及体征
高热持续期	产热和散热在较高水平上趋于平衡	皮肤潮红、灼热；口唇、皮肤干燥；呼吸深而快；心率加快；尿量减少；头痛、头晕、食欲不振、全身不适
退热期	散热大于产热	病人大量出汗，皮肤温度降低。退热方式有骤退和渐退两种。骤退时由于大量出汗，体液大量丧失，年老体弱和心血管病人易出现血压下降、脉搏细速、四肢厥冷等虚脱或休克现象。护理中应加强观察

表 2-45   常用防腐剂的作用及用法

防腐剂名称	作用	用法	举例
甲醛	固定尿中有机成分，防腐	24h 尿液中加 40%甲醛 1 ~ 2ml	爱迪计数
浓盐酸	防止尿中激素被氧化，防腐	24h 尿液中加 5 ~ 10ml	17-酮类固醇 17-羟类固醇
甲苯	保持尿液的化学成分不变，防腐	每 100ml 尿中加入 0.5% ~ 1%甲苯 2ml，应在第 1 次尿液倒入后再加，使之形成薄膜覆盖于尿液表面，防止细菌感染	尿蛋白定量，尿糖定量，钠、钾、肌酐、肌酸的定量检查

表 2-46   缺氧程度的判断

缺氧程度	PaO$_2$（kpa/mmHg）	SaO$_2$（%）	临床表现
轻度缺氧	>6.65（50）	>80	无发绀
中度缺氧	4.69 ~ 6.65（36 ~ 50）	65 ~ 80	有发绀或烦躁不安
重度缺氧	<4.69（36）	<65	发绀显著、三凹征明显

表 2-47　常见药物中毒的灌洗溶液及禁忌药物

中毒药物	灌洗溶液	禁忌药物
碱性物	5%醋酸、白醋、牛奶、蛋清水	强碱药物
酸性物	牛奶、蛋清水、镁乳	强酸药物
巴比妥类（安眠药）	1:15000～1:20000 高锰酸钾洗胃、硫酸钠导泻	
氰化物	3%过氧化氢饮用后引吐、1:15000～1:20000 高锰酸钾洗胃	
1605 1059 4049（乐果）	2%～4%碳酸氢钠	高锰酸钾
敌敌果	2%～4%碳酸氢钠	
敌百虫	1%盐水或清水、1:15000～1:20000 高锰酸钾	碱性药物
磷化锌	1:15000～1:20000 高锰酸钾、0.1%硫酸酮 10ml 饮用后催吐，每 5～10 分钟重复 1 次	鸡蛋、牛奶、脂肪及其他油类食物
DDT	温开水或生理盐水洗胃	油性泻药

表 2-48　机械通气的主要参数

项目	数值
呼吸频率（R）	10～16/min
每分钟通气量（VE）	8～10L/min
潮气量（Vr）	10～15ml/kg（范围在 600～800ml）
吸/呼时比（I/E）	1/（1.5～3.0）
呼气压力（EPAP）	0.147～1.96kPa（一般＜2.94kPa）
呼气末正压（PEEP）	0.49～0.98hp8（渐增）
供氧浓度	30%～40%（一般＜60%）

表2-49 各类环境空气、物体表面、医务人员手的消毒卫生标准

环境类别	范围	空气（cfu/cm³）	物体表面（cfu/cm³）	医务人员手（cfu/cm³）
Ⅰ类	层流洁净手术室，层流洁净病房	≤10	≤5	≤5
Ⅱ类	重症监护病房，普通保护性隔离室	≤200	≤5	≤5
Ⅲ类	普通病房	≤500	≤10	≤10
Ⅳ类	传染病科及病房	—	≤15	≤15

表2-50 破伤风抗毒素过敏试验阳性脱敏注射的具体方法

次数	抗毒血清（ml）	生理盐水（ml）	注射法
1	0.1	0.9	肌内注射
2	0.2	0.8	肌内注射
3	0.3	0.7	肌内注射
4	余量	稀释至1	肌内注射

内科护理学

表2-51 肺与胸膜常见病变的体征

病变	视诊		触诊		叩诊		听诊	
	胸廓	呼吸活动	气管位置	语颤	音响	呼吸音	啰音	语音传导
肺实变	对称	病侧减弱	正中	病侧增强	浊音或实音	支气管呼吸音	湿啰音	病侧增强
肺气肿	桶状	减弱	正中	减弱	过清音	减弱	多无	减弱
肺不张	病侧凹陷	病侧减弱	移向病侧	减弱或消失	浊音	减弱或消失	无	减弱或消失

病变	视诊			触诊	叩诊			听诊
	胸廓	呼吸活动	气管位置	语颤	音响	呼吸音	啰音	语音传导
胸腔积液	病侧饱满	病侧减弱	移向健侧	减弱或消失	实音	减弱或消失	无	减弱或消失
胸膜增厚	病侧凹陷	病侧减弱	移向病侧	减弱	浊音	减弱	无	减弱
气胸	病侧饱满	病侧减弱或消失	移向健侧	消失	鼓音	消失	无	消失

表 2-52　血红蛋白、红细胞参考值

	血红蛋白	红细胞
成人男性	120～160g/L（12～16g/dl）	（4.0～5.5）×10^{12}/L（400万～500万/μl）
成人女性	110～150g/L（11～15g/dl）	（3.5～5.0）×10^{12}/L（350万～500万/μl）
新生儿	170～200g/L（17～20g/dl）	（6.0～7.0）×10^{12}/L（600万～700万/μl）

表 2-53　尿蛋白定性结果

反应结果	符号	蛋白质含量（g/L）
无浑浊	（－）	无
微浑浊	（±）	0.1 以下
浑浊	（＋）	0.1～0.5
颗粒性浑浊	（＋＋）	0.5～2.0
絮状浑浊	（＋＋＋）	2.0～5.0
块状浑浊	（＋＋＋＋）	5.0 以上

表 2-54　班氏尿糖定性结果

反应结果	符号	葡萄糖含量（g/L）
蓝色不变	（-）	无
绿色	（+）	微量 5 以下
黄绿色	（++）	少量 5～10
土黄色	（+++）	中等量 10～20
砖红色	（++++）	大量 20 以上

表 2-55　胆红素代谢检查对比

	血清胆红素（μmol/L）			尿液检查	
	结合型	非结合型	结合胆红素/非结合胆红素	尿胆原	胆红素
正常人	0～6.8	1.7～10.2	20%	正常	阴性
溶血性黄疸	轻度增高	明显增高	<20%	明显增高	阴性
肝细胞性黄疸	中度增高	中度增高	>35%	多中度增高	阳性
阻塞性黄疸	明显增高	轻度增高	>60%	减低	强阳性

表 2-56　漏出液和渗出液的鉴别要点

	漏出液	渗出液
原因	非炎症性	炎症、肿瘤或理化因素的刺激
外观	透明或微混，色淡黄，为浆液性	多浑浊，可为浆液性、脓液、血性
凝固	不能自凝	能自凝
比重	1.018 以下	1.018 以上
黏蛋白实验	阴性	阳性
蛋白定量	25g/L 以下	40g/L 以上
细胞计数	<100×10⁹/L	>500×10⁹/L

	漏出液	渗出液
细胞分类	以淋巴细胞和间皮细胞为主	化脓性炎症以中性粒细胞为主,结核性以淋巴细胞为主,癌性多为血性并可查到癌细胞
细菌学检查	无	可查到病原菌

表 2-57　双极标准肢体导联连接法

导联名称	正极	负极
I	左上肢	右上肢
II	左下肢	右上肢
III	左下肢	左上肢

表 2-58　加压单极肢体导联连接法

导联名称	代码	探查电极位置
加压单级右上肢联导	aVR	右上肢
加压单级左上肢联导	aVL	左上肢
加压单级左下肢联导	aVF	左下肢

表 2-59　胸导联接法

导联名称	探查电极位置
V_1	胸骨右缘第 4 肋间
V_2	胸骨左缘第 4 肋间
V_3	V_2 与 V_4 连线的中点
V_4	左锁骨中线平第 5 肋间
V_5	左腋前线上与 V_4 同一水平
V_6	左腋中线上与 V_5 同一水平

表 2-60　脏器显像及功能检查的种类及临床意义

种类	临床意义
脑平面显像	主要用于血-脑屏障受损害的病变,如脑肿瘤、急性脑血管病、硬脑膜下出血检查
心肌显像	能检测心肌梗死和心肌缺损的部位和范围
甲状腺吸碘功能测定	可诊断甲状腺功能亢进、甲状腺功能减退等

表 2-61　常用体外放射分析项目及临床意义

项目	临床应用	标本采集
三碘甲状腺原氨酸（FT_3）	甲亢、甲减诊断	血清
甲状腺素（FT_4）	甲亢、甲减诊断	血清
血管紧张素I（AT-I）	高血压	血浆
血管紧张素II（AT-II）	高血压	血浆
β_2微球蛋白（β_2-Mi）	肾功能、血液病、肿瘤	血清、尿
甲胎球蛋白（AFP）	原发性肝癌、胚胎性肿瘤	血清

表 2-62　心功能分级表

分级	临床表现
心功能一级	体力活动不受限制
心功能二级	体力活动轻度受限制,日常活动可引起气急、心悸
心功能三级	体力活动明显受限制,稍事活动即引起气急、心悸,有轻度脏器淤血体征
心功能四级	体力活动重度受限制,休息时亦气急、心悸,有重度脏器淤血体征

表 2-63　常用扩血管药物

药物	作用部位	给药途径	作用时间		常用剂量	不良反应
			开始	持续		
肼胎嗪	动脉	口服	10～20min	6h	25～75mg，3～4/d	恶心、呕吐、腹痛、狼疮样综合征
酚妥拉明	静脉	静脉滴注	即刻	数分钟	0.1mg/min	
硝酸甘油	静脉	舌下	数分钟	20～30min	0.3～0.6mg	
硝酸异山	静脉	舌下	2～3min	1～1.5h	2.5～10mg，1/4h	
梨酯	静脉	口服	15～30min	4～5h	5～20mg，1/（4～6）h	
哌唑嗪	动脉和静脉	口服	0.5～1h	6h	首剂 0.5mg，以后 1～5mg，3/d	蛋白尿、皮疹、白细胞减少
卡托普利	动脉和静脉	口服	0.5～1.5h	6h	12.5～25mg，3/d	

表 2-64　常用利尿药

常用利尿药	药物	应用
排钾利尿药	噻嗪类（双氢克尿塞、环戊甲噻嗪）；襻利尿药（呋塞米、丁脲胺）	主要不良反应是引起低钠、低钾、低氯血症碱中毒，应同时补充氯化钾或与保钾利尿药同用。
保钾利尿药	螺内酯、氨苯蝶啶	利尿作用弱，常与排钾利尿药合用以防止低钾的发生。

表 2-65　常用洋地黄类药物

类别	药名	给药途径	作用时间	高峰时间	负荷量	维持量
缓效	洋地黄毒苷	口服	2～4h	8～12h	0.8～1.5mg	0.05～0.15mg
中效	地高辛	口服	1～2h	4～6h	0.75～1.5mg	0.125～0.25mg，1～2d

类别	药名	给药途径	作用时间	高峰时间	负荷量	维持量
速效	毒毛花苷 K	静脉注射	5min	0.5～1h	0.25～0.5mg	
速效	毛花苷丙（毛花苷 C）	静脉注射	5～10min	0.5～1h	1.0～1.6mg	0.2～0.4mg

表 2-66　胃溃疡、十二指肠溃疡的疼痛比较

	胃溃疡	十二指肠
疼痛性质	烧灼或痉挛感	钝痛、灼痛、胀痛或剧痛，也可仅有饥饿不适感
疼痛部位	剑突下正中或稍偏左	上腹正中或稍偏右
疼痛发作时间	进食后 30～60min，疼痛较少发生于夜晚	进餐后 1～3h，午夜至凌晨 3 点左右常被痛醒
一般规律	进食→疼痛→缓解	疼痛→进食→缓解

表 2-67　急性胰腺炎血、尿淀粉酶的动态变化

	发病后开始升高时间（h）	高峰（h）	开始下降（h）	持续时间	诊断值（U）
血清淀粉酶	8	12～24	48～72	3～5d	＞500
尿液淀粉酶	12～24			1～2 周	＞256

表 2-68　常见内分泌疾病

内分泌腺	功能亢进	功能减退
腺垂体（垂体前叶）	巨人症（成年前发病）肢端肥大症（成年后发病）	垂体性侏儒症（儿童期发病）成人垂体功能减退症（席汉综合征）
神经垂体（垂体后叶）		尿崩症
甲状腺	甲状腺功能亢进症	呆小症（新生儿期发病）黏液性水肿（少年以后发病）
甲状旁腺	甲状腺功能亢进症	甲状旁腺功能减退症
肾上腺皮质	皮质醇增多症原发性醛固酮增多症	艾迪生病华-佛综合征

内分泌腺	功能亢进	功能减退
肾上腺髓质	嗜铬细胞瘤	
胰岛	胰岛 β 细胞瘤	糖尿病
性腺：男		睾丸功能减退症
女		卵巢发育不全、绝经期综合征

外科护理学

表 2-69 心绞痛与心肌梗死的鉴别诊断要点

鉴别项目	心绞痛	心肌梗死
疼痛部位	胸骨上、中段之后	相同，但可在较低位置或上腹部
疼痛性质	压榨性或窒息性	相似，但更剧烈
疼痛诱因	劳力、情绪激动、受寒、饱餐等	不常有
疼痛时限	1~5min 或 15min 以内	长，数小时或 1~2d
疼痛频率	频发作，短	不频繁
硝酸甘油疗效	显著缓解	作用较差
气喘或肺气肿	极少	常有
血压	升高或无显著改变	常降低，甚至发生休克
心包摩擦音	无	可有

表 2-70 一般成人 24h 液体出入量

每天入水量（ml）		每天排出水量（ml）	
饮水	1000~1500	尿量	1000~1500
食物	700	粪	150
内生水	300	呼吸	350
		皮肤蒸发	500
总入量	2000~2500	总出量	2000~2500

表 2-71 烧伤面积的计算：新九分法

部位	成人各部位面积（%）	小儿各部位面积（%）
头颈	9×1=9（发部 3，面部 3，颈部 3）	9+（12-年龄）
双上肢	9×2=18（双手 5，双前臂 6，双上臂 7）	9×12
躯干	9×3=27（腹侧 13，背侧 13，会阴部 1）	9×3
双下肢	9×5+1=46（双臀 5，双足 7，双小腿 13，双大腿 21）	46-（12-年龄）

表 2-72 烧伤严重程度分类

严重程度	烧伤面积（%）	Ⅲ度面积（%）	并发症
轻度	≤9	0	无
中度	10～29	1～9	无
重度	30～49	10～19	休克，呼吸道烧伤，较重复合伤
特重	≥50	≥20	有严重并发症

表 2-73 不同类型的甲状腺癌

病理类型	好发年龄	性别	各类型比	恶性程度	临床特点	治疗	预后
乳头状腺癌	40 岁以上	女多	60%	低，以颈淋巴结转移为主	多单发，生长较慢	手术为主	尚好
滤泡状腺癌	中年	女多	20%	中，常经血行转移	多单发，发展较快	手术为主	较差
未分化癌	老年	男多	15%	高，早期转移	发展迅速，弥漫性肿大，短期即有压迫症状，早期可有淋巴或血行转移	放疗为主	最差
髓样癌	中年	无区别	5%	中	常有家族史，可分泌 5-羟色胺和降钙素导致腹泻、心悸和血钙降低，早期即有淋巴转移	手术为主	较好

表 2-74　齿状线上、下的解剖

	齿状线以上（直肠）	齿状线以下（肛管）
覆盖	黏膜	皮肤
动脉供应	直肠上、下动脉	肛门动脉
静脉回流	直肠上静脉丛，回流到门静脉，迂曲扩张形成内痔，门静脉高压时可出现内痔	直肠下静脉丛，回流至下腔门静脉，迂曲扩张形成外痔
神经支配	受自主神经支配，无疼痛感，故内痔无痛，可行注射治疗	受脊神经支配，疼痛敏感，故外痔血栓形成时，疼痛难忍
淋巴回流	腹主动脉周围或髂内淋巴结，直肠癌时可有该组淋巴结转移	腹股沟淋巴结或髂外淋巴结，肛管癌时可有该组淋巴结转移

表 2-75　格拉斯哥昏迷评分法

睁眼反应		语言反应		运动反应	
自动睁眼	4	回答正确	5	遵命动作	6
呼唤睁眼	3	回答错误	4	刺痛定位	5
痛时睁眼	2	吐词不清	3	躲避刺痛	4
不能睁眼	1	有音无语	2	刺痛肢曲	3
		不能发音	1	刺痛肢伸	2
				不能活动	1

$$肌酐身高指数（\%）= \frac{尿肌酐排泄量（mg/24h）}{[身高（cm）-100] \times 23（女性为18）}$$

表 2-76　三种颅底骨折比较

骨折部位	临床表现		
	淤血斑	脑脊液漏	神经损伤
颅前窝骨折	眼眶青紫、球结膜下出血呈"熊猫眼征"	如同时硬脑膜破裂，可有脑脊液自口腔或鼻腔流出	嗅神经和视神经
颅中窝骨折	咽部黏膜下和乳突部皮下出现淤血斑	如鼓膜破损有脑脊液耳漏	合并面神经。听神经损伤造成面瘫、听力障碍、耳鸣等症状

骨折部位	临床表现		
	淤血斑	脑脊液漏	神经损伤
颅后窝骨折	耳后，枕部皮下可出现淤血		偶尔合并舌咽神经、迷走神经、副神经、舌下神经损伤症状

表 2-77　不同年龄的体液分布（占体重的%）

年龄	细胞内液	细胞外液		体液总量
		间质液	血浆	
新生儿	35	40	5	80
~1 岁	40	25	5	70
2~14 岁	40	20	5	65
成人	40~45	10~15	5	55~60

表 2-78　儿童计划免疫程序

	结核病	脊髓灰质炎	百日咳、白喉、破伤风	麻疹	乙型肝炎	流行性乙型脑炎
免疫原	卡介苗（减毒活结核菌混悬液）	脊髓灰质炎减毒糖丸活疫苗	为百日咳菌液、白喉类毒素、破伤风类毒素的混合制剂	麻疹减毒活疫苗	乙肝疫苗	乙脑疫苗
接种方法	皮内注射	口服	皮下注射	皮下注射	肌内注射	皮下注射
接种部位	左上臂三角肌下缘		上臂外侧	上臂外侧	上臂三角肌	上臂外侧
初种次数	1	3（间隔一个月）	3（间隔4~6周）	1	3	2（间隔7~10天）

	结核病	脊髓灰质炎	百日咳、白喉、破伤风	麻疹	乙型肝炎	流行性乙型脑炎
每日剂量	0.1ml	每次 1 丸三型混合糖丸疫苗	0.2~0.5ml	0.2ml	5μg	婴儿 0.25~0.5ml 儿童 0.5~1.5ml
初种年龄	生后 2~3 天到 2 个月内	2 个月以上第一次 2 个月第二次 3 个月第三次 4 个月	3 个月以上小儿: 第一次 3 个月 第二次 4 个月 第三次 5 个月	8 个月以上易感儿	第一次出生时 第二次 1 个月 第三次 6 个月	1 岁以上
复种	接种后于 7 岁、12 岁以及"三新"进行复查,结核菌素阴性时加种	4 岁时加强口服三型混合糖丸疫苗	1.5~2 岁、7 岁各加强 1 次,用吸附白破二联类毒素	7 岁时加强 1 次	周岁时复查免疫成功者 3~5 年加强	复种每年加强 1 次

表2-79 新生儿寒冷损伤综合征的病情分度

分度	肛温	肛-腋温差	硬肿范围	全身情况及器官功能改变
轻度	≥35°	正值	<20%	无明显改变
中度	<35°	0 或负值	20%~35%	反应差,功能明显低下
重度	<30°	负值	>50%	休克、DIC、肺出血、急性肾衰

三、病例万能公式

1. 病例：慢性阻塞性肺疾病

- 老年人+咳、痰、喘→慢性支气管炎桶状胸+过清音→肺气肿
- 老年患者+咳、痰、喘+桶状胸+过清音+肺功能→COPD
- 慢性呼吸系统病史+右心衰体征→肺源性心脏病

2. 病例：肺炎

- 青壮年+受凉+高热+湿啰音+铁锈色样痰→大叶性肺炎
- 婴幼儿+咳、喘+呼吸困难体征（鼻翼扇动+三凹征）→支气管肺炎
- 发绀+鼻扇征（+）、三凹征（+）+两肺可闻及喘鸣音及湿啰音+呼吸快、心率快→左心衰
- 肝大+双下肢水肿→右心衰
- 儿童+阵发性刺激性咳嗽+关节疼→支原体肺炎

3. 病例：支气管哮喘

- 青少年+过敏性鼻炎+发作性喘憋+满肺哮鸣音→支气管哮喘

4. 病例：肺癌

- 中老年人+吸烟史+刺激性咳嗽（或者痰中带血）+毛刺（边缘不整齐）→肺癌

5. 病例：呼吸衰竭

- 老年患者+慢性呼吸系统病史+发绀+血气→呼吸衰竭
- $PaO_2 < 60mmHg$ Ⅰ型呼吸衰竭

- $PaO_2 < 60mmHg + PaCO_2 > 50mmHg$ II 型呼吸衰竭

- $pH < 7.35$ 酸中毒

- $pH > 7.35$ 碱中毒

- 慢性呼吸系统病史+意识障碍→肺性脑病

6. 病例：结核病、肺结核、结核性胸膜炎、结核性胸膜炎、肠结核

- 低热、盗汗、乏力、体重下降→结核中毒症状

- 咳嗽、咳痰、咯血+结核中毒症状+抗生素治疗不好转→肺结核

- 胸廓膨隆+气管偏+语颤减弱+叩浊+呼吸音减弱+心界移位+心界叩不清→胸腔积液体征

- 结核中毒症状+胸腔积液体征→胸腔积液：结核性胸膜炎可能性大

- 胸腔积液+心包积液+腹腔积液→多浆膜腔积液

- 肺结核病史+心包炎体征→结核性心包炎可能性大

- 心包炎体征：

- 颈静脉怒张+肝颈静脉回流征阳性+肝大+心音低钝→心包积液

- 心尖负性搏动+心脏浊音界不大+心音低钝→缩窄性心包炎

- 陈旧结核病灶+膀胱刺激征+肾实质变薄并有破坏→泌尿系结核

- 膀胱刺激征：尿频、尿急、尿痛

7. 病例：胸部闭合性损伤（肋骨骨折、血胸和气胸）

- 胸外伤+骨擦音→肋骨骨折

- 胸外伤+广泛皮下气肿（or 握雪感）+气管偏、叩鼓、呼吸音消失+高压气体→张力性气胸

- 胸外伤+气管移位、叩浊、呼吸音减弱+液性暗区+肋膈角消失+弧形高密度影→胸腔积液（血胸）

8. 病例：高血压病

- 按患者的心血管危险绝对水平分层

- 危险因素和病史 1 级

- SBP140-159 或 DBP90-99 2 级

- SBP160-179 或 DBP100-109 3 级

- SBP≥180 或 DBP≥110

- Ⅰ：无其他危害因素　低危　中危　高危

- Ⅱ：1~2 个危险因素　中危　中危　极高危

- Ⅲ：≥3 个危险因素或靶器官损害或糖尿病　高危　高危　极高危

- Ⅳ：并存临床情况　极高危　极高危　极高危

- 劳力性呼吸困难+夜间憋醒+不能平卧→左心功能不全

- 颈静脉充盈+肝大和肝颈静脉反流征阳性+双下肢水肿→右心功能不全

9. 病例：心律失常

- 青中年患者+阵发性心慌+突发突止+ECG（QRS 波室上型+未见明显 P 波）→阵发性室上速

10. 病例：冠心病

- 中老年患者+吸烟史+胸痛>30 分钟+服用硝酸甘油不缓解+ST 段弓背抬高→心梗

- ①V1-V6 广泛前壁心梗

- ②V1~V3 前间壁心梗
- ③V3~V5 局限前壁心梗
- ④Ⅱ、Ⅲ、AVF 下壁心梗
- 中老年患者+吸烟史+胸痛 3~5 分钟+服用硝酸甘油缓解+ST 段水平下移→心绞痛

11. 病例：心力衰竭

- 高血压+呼吸困难（活动后、夜间阵发、端坐呼吸）+肺部干湿啰音+左心扩大→左心衰
- 水肿（踝水肿、重度水肿、四肢凹陷性水肿、体重增加)+胸腔积液+肝大、肝颈征（+）→右心衰

12. 病例：心脏瓣膜病

- 主要瓣膜杂音

	出现时期	开关瓣	杂音性质
二狭	舒张期	开	隆隆样
二闭	收缩期	关	吹风样
主狭	收缩期	开	喷射样
主闭	舒张期	关	叹气样

- 例如：胸骨左缘第 3 肋间隙舒张期叹气样杂音+毛细血管搏动征（+）→主动脉瓣关闭不全

13. 病例：休克

- 出血+P↑、Bp↓+四肢湿冷、脉压变小→失血性休克
- P > 100 次/分 + R > 20 次/分 + BP90/70mmHg + 脉压 ≤ 20mmHg→休克早期
- 青年+上呼吸道感染症状+急性左心衰+心大→心肌炎
- P↑、BP↓+脉搏细速、四肢发凉→休克体征

- 左心衰+休克体征→心源性休克

14. 病例：胃食管反流病

- 反酸+胸骨后烧灼感+胃镜食管下段红色条样糜烂带→反流性食管炎

15. 病例：胃炎

- 饮食不洁或刺激物+腹痛、腹胀+除外其他典型腹部疾病→急性胃炎

16. 病例：消化性溃疡

- 周期性、节律性上腹痛+呕血、黑便→胃溃疡

- 周期性、节律性上腹痛+呕血、黑便+夜间痛或空腹痛→十二指肠溃疡

17. 病例：溃疡性结肠炎

- 脓血便+消瘦+结肠镜示"全结肠溃疡，多发息肉"→溃结

18. 病例：肛门、直肠良性病变

- 肛门疼痛、便血+暗紫色肿物、质硬→血栓性外痔

19. 病例：肝硬化

- 中年患者+乙肝病史+蜘蛛痣+脾大+移动性浊音阳性→肝硬化

- 中年患者+上消化道出血+肝硬化→食管胃底静脉曲张破裂出血

20. 病例：胆石症、胆道感染

- Charcot 三联征+B 超（强回声光团）→胆石症+化脓性胆管炎+梗阻性黄疸

21. 病例：急性胰腺炎

- 暴饮暴食、慢性胆道病史+骤发剧烈上腹痛+后腰背部

放射+腹膜刺激征+WBC ↑+血钙↓+AST↑→急性胰腺炎

- 胰腺炎+Grey-Turner 征（左侧腹青紫斑）、Cullen 征（脐周青紫斑)+腹穿（洗肉水样）→急性胰腺炎（出血坏死型）

22. 病例：急腹症（急性阑尾炎、异位妊娠、卵巢囊肿蒂扭转、卵巢囊肿破裂、急性盆腔炎肠梗阻、消化道穿孔）

- 转移性右下腹痛+麦氏点压痛+WBC↑、N↑→ 急性阑尾炎

- 阴道出血+绒毛膜促性腺激素（+)+停经史+剧烈腹痛→宫外孕（异位妊娠）

- 溃疡病史+剑突下突发剧痛+腹膜刺激征+膈下可见游离气体→溃疡穿孔（弥漫性腹膜炎）

- 腹痛、吐、胀、闭+香蕉/液平→肠梗阻

- 女性+排便后（体位变化)+突发下腹痛+张力较高的囊性肿物→卵巢囊肿蒂扭转

- 刮宫手术史+白带异常+下腹痛+脓血性分泌物+宫颈举痛（+)→急性盆腔炎

23. 病例：消化系统肿瘤（食管癌、胃癌、结肠癌、直肠癌、肝癌、胰腺癌）

- 喜吃热烫+进行性吞咽困难+胸骨后烧灼样疼痛+进食哽噎感→食管或贲门癌

- 体重减轻+大龛影+黏膜僵硬粗糙→胃癌

- 体重下降+排便习惯改变+便潜血+CEA→结肠癌

- 乙型病史+右上腹痛加重+体重下降+A-FP↑+B 超占位→肝癌

- 无痛性进行性黄疸+体重下降+尿胆红素阳性+肿大胆

囊+肝内胆道扩张→梗阻性黄疸：胰头癌可能性大

24. 病例：腹部闭合性损伤（胆、肝、脾、肠、肾损伤）

- 右上腹外伤史+右上腹腹痛（向右肩放射）+腹膜刺激体征和移动性浊音+血红蛋白↓→肝破裂

- 左季肋部外伤史+全腹痛+腹腔内出血→脾破裂

- 腹中部外伤+腹膜刺激体征+腹腔穿刺有少量淡黄色液体→腹部闭合性损伤：肠管破裂

- 腰部外伤+血尿→肾外伤

25. 病例：腹外疝

- 老年男性+腹压增高+右下腹肿物（站立明显，平卧缩小）+进入阴囊→腹股沟斜疝

26. 病例：病毒性肝炎（甲型病毒性肝炎、乙型病毒性肝炎、丙型病毒性肝炎）

- 发热+黄染+肝大+肝区有压痛和叩击痛+尿胆红素（+）+尿胆原（+）→黄疸原因待查：急性黄疸型肝炎可能性大

27. 病例：细菌性痢疾

- 脓血便+里急后重+发热→腹泻原因待诊：慢性菌痢可能性大

28. 病例：艾滋病

- 发热、乏力、消瘦+输血史、冶游史+抗 HIV（+）→艾滋病

29. 病例：急、慢性肾小球肾炎

- 咽部感染史+青少年+血尿+尿蛋白+（水肿眼睑颜面）+血压高补体 C3↓→急性肾小球肾炎

- 血尿+蛋白尿+水肿+高血压>1 年→慢性肾小球肾炎

30. 病例：尿路感染

- 已婚女性+发热+膀胱刺激征→下泌尿道感染
- 尿路损伤史+尿路刺激症反复发作史+腰痛、发热+肾区叩痛+血 WBC→慢性肾盂肾炎急性发作
- 中年女性+腰痛+发热+脓性尿、管型尿→肾盂肾炎

31. 病例：慢性肾衰竭

- 乏力、厌食+尿蛋白（++）、RBC（++）+Cr↑+影像学表现→慢性肾衰竭

32. 病例：尿路梗阻（尿路结石、前列腺增生）

- 活动后血尿+腰部绞痛+B 超/X 线→输尿管结石
- 老年男性+进行性排尿困难+排尿费力+滴沥+直肠指检→良性前列腺增生

33. 病例：贫血（缺铁性贫血、再生障碍性贫血、溶血性贫血）

- 青年女性+月经过多+小细胞低色素性贫血+血清铁↓→缺铁性贫血
- 贫血+出血+三系减少+NAP→慢性再生障碍性贫血可能性大
- 贫血表现+黄染+Coombs 试验（+）→自身免疫性贫血

34. 病例：特发性血小板减少性紫癜

- 青年女性+出血+血小板降低→血小板减少原因待查、ITP 可能性大

35. 病例：白血病

- 发热+出血+胸骨压疼+感染+贫血+原、幼细胞→白血病

- 发热+出血+全血细胞减少+早幼粒细胞→早幼粒细胞白血病

- 早幼粒细胞白血病+多部位出血+PT 延长+纤维蛋白原降低+FDP 增高+3P 试验阳性→DIC

36. 病例：甲状腺疾病（甲状腺功能亢进、甲状腺肿瘤）

- 怕热多汗、性情急躁+心悸+体重下降+甲状腺肿大+眼球突出+脉率加快，脉压增大→甲亢

- 青年女性+甲状腺肿物+B 超结节→甲状腺肿物（继续鉴别良恶性）

37. 病例：糖尿病

- 三多一少

- 青少年+发病急+易出现酮症酸中毒（烂苹果味）→1 型糖尿病

- 中老年+发病慢+不易出现酮症酸中毒→2 型糖尿病

38. 病例：系统性红斑狼疮

- 女性+蝶性红斑+光过敏+口腔溃疡+关节炎+ANA 阳性→系统性红斑狼疮

39. 病例：类风湿关节炎

- 中老年女性+对称性小关节+RF 阳性→类风湿关节炎

40. 病例：四肢长管状骨骨折和大关节脱位

- 10 岁以下+手掌着地后+压痛、挤压痛+肘后三角正常→右肱骨髁上骨折

- 妈妈拉儿子→桡骨头半脱位

- 公共汽车+二郎腿→右髋关节后脱位

41. 病例：一氧化碳中毒

- 火炉+樱桃+地上（老人）→一氧化碳中毒

42. 病例：有机磷中毒

- 药瓶+大蒜+床上（女性）+瞳孔呈针尖+肌颤→有机磷中毒

43. 病例：化脓性脑膜炎（流行性脑脊髓膜炎）

- 患儿+发热+上感+前囟张力高、颈有抵抗、克氏征（+）+脑脊液→化脓性脑膜炎

44. 病例：脑血管疾病（脑出血、脑梗死）

- 老年患者+高血压病史+急性起病+意识障碍、定位体征→脑出血

- 老年患者+高血压病史+TIA 病史+偏瘫+病理征+CT 未见到病灶→脑梗死

45. 病例：闭合性颅脑损伤（急性硬膜外血肿）

- 脑外伤+中间清醒期（昏迷-清醒-昏迷）+CT 梭形血肿→硬膜外血肿

46. 病例：妇科肿瘤（子宫肌瘤、宫颈癌、卵巢癌）

- 育龄女性+月经量多+子宫增大+贫血+超声结节→子宫肌瘤

- 早婚+阴道排液、接触性出血+宫颈赘生物+活检→宫颈癌

- 老年女性+盆腔包块+腹腔积液+CA125→盆腔包块，卵巢癌可能性大

47. 病例：小儿腹泻

- 发热+蛋花汤+季节/日期→急性轮状病毒肠炎

- 眼窝深凹陷+皮肤弹性差+无尿→重型

- 血钾<3.5mmol/L→低钾血症

48. 病例：营养性维生素 D 缺乏性佝偻病

- 烦躁不安+肋膈沟+"O"形腿+血钙↓+血磷↓+碱性磷酸酶↑→营养性维生素 D 缺乏性佝偻病（激期）

49. 病例：小儿常见发疹性疾病

- 患儿+突起高热+热退疹出+斑丘疹→幼儿急疹

50. 病例：软组织急性化脓性感染

- 外伤后+红肿热痛+波动感+出脓→皮下急性蜂窝织炎

51. 病例：乳房疾病（急性乳腺炎、乳腺囊性增生病、乳房肿瘤）

- 初次妊娠+乳房胀痛+发热+WBC↑+中性粒细胞↑→急性乳房炎

- 急性乳房炎+浮动感→脓肿形成

四、记忆口诀

1. 影响氧离曲线的因素：[H]；PCO_2；温度；2，3DPG升高均使氧离曲线右移。

2. 微循环的特点：低、慢、大、变。

3. 影响静脉回流因素：血量、体位、三泵（心、呼吸、骨骼肌）。

4. 激素的一般特征：无管、有靶、量少、效高。

5. 糖皮质激素对代谢作用：升糖、解蛋、移脂。

6. 醛固酮的生理作用：保钠、保水、排钾等。

7. 植物性神经对内脏功能调节：交感兴奋心跳快，血压升高汗淋漓，瞳孔扩大尿滞留，胃肠蠕动受抑制；副交兴奋心跳慢，支气管窄腺分泌，瞳孔缩小胃肠动，还可松弛括约肌。

8. 人体八种必需氨基酸

● "一两色素本来淡些"（异亮氨酸、亮氨酸、色氨酸、苏氨酸、苯丙氨酸、赖氨酸、蛋氨酸、缬氨酸）。

● "写一本胆量色素来"（缬氨酸、异亮氨酸、苯丙氨酸、蛋氨酸、亮氨酸、色氨酸、苏氨酸、赖氨酸）。

● 鸡旦酥，晾（亮）一晾（异亮），本色赖。

9. 生糖、生酮、生糖兼生酮氨基酸：生酮＝"一两色素本来老"（异亮氨酸、亮氨酸、色氨酸、苏氨酸、苯丙氨酸、赖氨酸、酪氨酸），其中生酮氨基酸为"亮赖"；除了这7个氨基酸外，其余均为生糖氨基酸。

10. 酸性氨基酸：天谷酸——天上的谷子很酸（天冬氨酸、谷氨酸）；

11. 碱性氨基酸：赖精组——没什么好解释的（Lys、Arg、His）。

12. 芳香族氨基酸在280nm处有最大吸收峰。

13. 色老笨——只可意会不可言传（色氨酸、酪氨酸、苯丙氨酸），顺序一定要记清，色>酪>苯丙。

14. 一碳单位的来源：肝胆阻塞死——很好理解（甘氨酸、组氨酸、色氨酸、丝氨酸）。

15. 酶的竞争性抑制作用分层次记忆：①"竞争"需要双方——底物与抑制剂之间；②为什么能发生"竞争"——二者结构相似；③"竞争的焦点"——酶的活性中心；④"抑制

剂占据酶活性中心"——酶活性受抑。

16. 新旧血压单位换算：血压 mmHg，加倍再加倍，除 3 再除 10，即得 kPa 值。例如：收缩压 120mmHg 加倍为 240，再加倍为 480，除以 3 得 160，再除以 10，即 16kPa；反之，血压 kPa 乘 10 再乘 3，减半再减半，可得 mmHg 值。只要记住"7.5"这个数值即可，用不着记一长串糖葫芦。题目中若给出 kPa 值，乘以 7.5 即可；反之，除以 7.5 就 OK 了

17. 与慢性支气管炎相鉴别的疾病："爱惜阔小姐"

- "爱"——肺癌
- "惜"——矽肺及其他尘肺
- "阔"——支气管扩张
- "小"——支气管哮喘
- "姐"——肺结核

18. 慢性肺心病并发症：肺脑酸碱心失常，休克出血 DIC。

19. 与慢性肺源性心脏病相鉴别的疾病："冠丰园"（此为上海一家有名的食品公司）冠心病、风湿性心瓣膜病、原发性心肌病。

20. 控制哮喘急性发作的治疗方法：两碱激素色甘酸、肾上抗钙酮替芬。

- 两碱——茶碱类药物、抗胆碱能类药物
- 激素——肾上腺糖皮质激素
- 色甘酸——色甘酸二钠
- 肾上——拟肾上腺素药物
- 抗钙——钙拮抗剂
- 酮替芬——酮替芬

21. 重度哮喘的处理：一补二纠氨茶碱、氧疗两素兴奋剂

- 一补——补液
- 二纠——纠正酸中毒、纠正电解质紊乱
- 氨茶碱——氨茶碱静脉注射或静脉滴注
- 氧疗——氧疗
- 两素——糖皮质激素、抗生素
- 兴奋剂—— 2 受体兴奋剂雾化吸入

22. 感染性休克的治疗："休感激、慢活乱，重点保护心肺肾"

- "休"——补充血容量，治疗休克
- "感"——控制感染
- "激"——糖皮质激素的应用
- "慢"——缓慢输液，防止出现心功不全
- "活"——血管活性物质的应用
- "乱"——纠正水、电解质和酸碱紊乱

23. 肺结核的鉴别诊断："直言爱阔农"

- "直"——慢性支气管炎
- "言"——肺炎
- "爱"——肺癌
- "阔"——支气管扩张
- "农"——肺脓肿

24. 急性腐蚀性胃炎的处理

- 禁食禁洗快洗胃，蛋清牛奶抗休克。
- 镇静止痛防穿孔，广谱强效抗生素。
- 对症解毒莫忘了，急性期后要扩张。

25. 休克的治疗原则：上联——扩容纠酸疏血管；下联——强心利尿抗感染；横批——激素。

26. 还珠格格与降糖药：OHA 有如下几类：

- 磺脲类：刺激胰岛素分泌，降糖作用好；

- 双胍类：不刺激胰岛素分泌，降低食欲；

- 葡萄糖苷酶抑制剂等。

- 记忆第一类药物时可如此联想：磺，皇，皇帝，所以甲苯磺丁脲是第一代。而格列本脲（优降糖）、格列甲嗪（美比哒）等第二代可联想成还珠格格。

27. 肺的下界：锁中六，腋中八；肩胛十肋查。胸膜下界相应向下错两个肋间。

28. 通气/血流比值记忆：血液（河水），进入肺泡的氧气（人），血液中的红细胞（载人的船）。

29. 通气/血流比值加大时——即氧气多，血流相对少，喻为："水枯船舶少，来人渡不完"．就是说要乘船的人（氧气）多，河水（血流）枯船（红细胞）少，就不能全部到达目的地，不能执行正常的生理功能，像肺循环障碍。

30. 通气/血流比值减小时——即意味着通气不足，而血流相对有余，喻为："水涨船舶多，人少船空载"．同样不能执行正常的生理功能，可见于大叶性肺炎、肺实变等。

31. 心源性水肿和肾源性水肿的鉴别

- 心足肾眼颜，肾快心源慢。

- 心坚少移动，软移是肾源。

- 蛋白血管尿，肾高眼底变。

- 心肝大杂音，静压往高变。

● 第一句是开始部位，第二句是发展速度，三四句是水肿性质，后四句是伴随症状。"肾高"的"高"指高血压，"心肝大"指心大和肝大。

32. 各热型及常见疾病

● 败风驰化脓肺结［败血症，风湿热，驰张热，化脓性炎症，重症肺结核］

● 只身使节不规则［支气管肺炎，渗出性胸膜炎，风湿热，结核病，不规则热］

● 大寒稽疾盂间歇［大叶肺炎，斑疹伤寒和伤寒高热期，稽留热］［疟疾，急性肾盂肾炎，间歇热］

33. 咯血与呕血的鉴别

● 呼心咯，呕消化，呕伴胃液和残渣。

● 喉痒胸闷呕先咳，血中伴痰泡沫化。

● 上腹不适先恶呕，咯有血痰呕无它。

● 咯碱呕酸有黑便，咯便除非痰咽下。

● 呕血发暗咯鲜红，呕咯方式各不同。

34. 关于心电轴

● 尖朝天，不偏；

● 尖对口，朝右偏；

● 口对口，向左走；

● 口朝天，重右偏！

● （以上的图形变化是从第1，3导联的主波方向来判断）具体的度数要算正负的代数和查心电图医生专门的图表！

35. 钾离子对心电图的影响：将 T 波看成是钾离子的 TENT（帐篷），血钾浓度降低时，T 波下降，甚至倒置，出现

U 波；血钾浓度升高时，T 波也升高。

36. 乳房的淋巴回流：外中入胸肌，上入尖锁上，二者皆属腋。内侧胸骨旁，吻合入对侧。内下入膈上，吻合腹前上膈下，联通肝上面。深入胸肌间或尖，前者又称 Rotter 结。

37. 烧伤患者早期胃肠道营养

- 少食多餐，
- 先流后干，
- 早期高脂，
- 逐渐增糖，
- 蛋白量宽。
- 烧伤补液
- 先快后慢，
- 先盐后糖，
- 先晶后碱，
- 见尿补钾，
- 适时补碱。

38. 烧伤新九分法

- 头颈面 333（9% * 1）；
- 手臂肱 567（9% * 2）；
- 躯干会阴 27（9% * 3）；
- 臀为 5 足为 7，
- 小腿大腿 13，21（9% * 5+1%）。

39. 手的皮肤管理

- 手掌正中三指半，剩尺神经一指半，
- 手背挠尺各一半，正中占去三指尖半。

40. 肱骨髁上骨折

- 肱髁上折多儿童，伸屈两型前者众。
- 后上前下斜折线，尺挠侧偏两端重。
- 侧观肘部呈靴形，但与肘脱实不同。
- 牵引反旋再横挤，端提屈肘骨合拢。
- 屈肘固定三四周，末端血运防不通。
- 屈型移位侧观反，手法复位亦不同。

41. 休克可以概括为："三字四环节五衰竭"

- 三字——缩，扩，凝，即：微血管收缩，微血管扩张，弥散性血管内凝血。
- 四环节——即：休克发生的原因、发病机制、病理变化及其转归。
- 五衰竭——即：急性呼衰、心衰、肾衰、脑衰、肝衰。

42. 传染病重症肝炎的临床表现：黄、热、胀、呕、小、血、乱。

43. 乙型肝炎使用干扰素治疗的适应证：高、低、长、短、活、不、大。

- 高：ALT 正常的 2～2.5 倍左右
- 低：HBV-DNA 低滴度时
- 长：疗程要长，至少 6 个月，甚至 9～18 个月
- 短：病程要短，5～7 年左右
- 活：病情活动时
- 不：不要肝硬化失代偿、不要黄疸、不要重叠、不要变异
- 大：剂量要大，3 百万～5 百万 U

44. 发热与出疹的关系

- 风、水、红、花、莫、悲、伤
- 风疹、水痘、猩红热、天花、麻疹、斑疹、伤寒

45. 右心衰的体征：三水两大及其他

- 三水：水肿、胸水、腹水
- 两大：肝肿大和压痛、颈静脉充盈或怒张
- 其他：右心奔马律、收缩期吹风性杂音、发绀

46. 洋地黄类药物的禁忌证：

- 肥厚梗阻二尖窄
- 急性心梗伴心衰
- 二度高度房室阻
- 预激病窦不应该。

47. 房性早搏心电表现：

- 房早 P 与窦 P 异
- P-R 三格至无级
- 代偿间歇多不全
- 可见房早未下传。

48. 心房扑动心电表现：

- 房扑不与房速同
- 等电位线 P 无踪
- 大 F 呈锯齿状
- 形态大小间隔匀
- QRS 不增宽
- F 不均称不纯。

49. 心房颤动心电表现：

- 心房颤动 P 无踪

- 小 f 波乱纷纷

- 三百五至六百次

- P-R 间期极不均

- QRS 当正常

- 增宽合并差传导。

50. 房室交界性早搏心电表现：

- 房室交界性早搏

- QRS 同室上

- P 必逆行或不见

- P-R 小诘阅欢？nbsp。

51. 阵发性室上性心动过速的治疗：刺迷胆碱洋地黄，升压电复抗失常（注："刺迷"为刺激迷走神经）

52. 继发性高血压的病因：两肾原醛嗜铬瘤、皮质动脉和妊高（"两肾"——肾实质性高血压、肾血管性高血压；"原醛"——原发性醛固酮增多症；"嗜铬瘤"——嗜铬细胞瘤；"皮质"——皮质醇增多症；"动脉"——主动脉缩窄；"妊高"——妊娠高血压）。

53. 心肌梗死的症状：疼痛发热过速心；恶心呕吐失常心；低压休克衰竭心。

54. 心梗与其他疾病的鉴别：痛哭流涕、肺腑之言（注："痛"——心绞痛；"流"——主动脉瘤夹层分离；"肺"——急性肺动脉栓塞；"腑"——急腹症；"言"——急性心包炎）。

55. 心梗的并发症：

- 心梗并发五种症

- 动脉栓塞心室膨
- 乳头断裂心脏破
- 梗死后期综合征

56. 主动脉瓣狭窄的表现：难、痛、晕。

57. 腹外疝的基本病理解剖：好像一双手抱一个气球：1 吹气孔（疝环）；2 球内气体（疝内容物）；3 气球（疝囊）；4 手（疝外被盖）。

58. 临床类型：两对易复性、难复性；嵌顿性、绞窄性都是一种疾病的不同的病理过程。

	嵌顿性	绞窄性
肠壁	增厚，颜色为深红	肠壁逐渐失去光泽、弹性和蠕动能力
囊内	淡红色的肠壁积聚	肠壁转为紫红色血水甚至脓性
动脉：A 仍能搏动	A 不能搏动	

五、疾病诊断公式与治疗原则

第一节　消化系统疾病诊断公式

共同症状：腹痛、腹泻、恶心、呕吐、包块。

1. 急、慢性胃炎 = 饮食不洁或刺激物 + 上腹痛、腹胀、恶心呕吐。

2. 胃食管反流病 = 反酸 + 胸骨后烧灼感 + 胃镜检查食管下段红色条样糜烂带（烧心、反酸、返食）。

3. 消化性溃疡病

胃溃疡 = 慢性规律性上腹痛（饱餐后痛）+ 呕血黑便；

十二指肠溃疡＝饥饿时痛（餐后 4 小时以上）或夜间痛＋呕血黑便；

消化性溃疡穿孔＝突发剧烈腹痛（腹膜炎体征）＋X 线膈下有游离气体。

4. 食管胃底静脉曲张＝上消化道大出血＋既往肝病史。

5. 细菌性痢疾＝不洁饮食＋腹痛＋黏液脓血便＋里急后重。

6. 溃疡性结肠炎＝左下腹痛＋黏液脓血便（＋便意、便后缓解）＋抗生素无效。

治疗：柳氮磺吡啶（SASP）。

7. 急性胰腺炎（水肿型）＝暴饮暴食/慢性胆道病史＋持续上腹疼痛＋弯腰疼痛减轻＋淀粉酶检测。

急性胰腺炎（出血坏死型）＝水肿型症状＋腰腹部或脐周紫斑＋腹穿洗肉水样液体＋血糖高＋血钙低。

出血坏死型：血尿淀粉酶值不一定高，有时反而会下降。确诊时选 CT。

一周内测血淀粉酶，超过一周测脂肪酶。

8. 幽门梗阻＝呕吐宿食＋振水音。

9. 肝硬化＝肝炎病史＋门脉高压（脾大＋腹水＋蜘蛛痣）＋超声（肝脏缩小）。

10. 胆囊炎＝阵发性右上腹绞痛＋墨菲征阳性＋恶心呕吐。

11. 胆石症＝阵发性右上腹绞痛＋墨菲征阳性＋B 超强回声光团、声影。

12. 急性梗阻性化脓性胆管炎＝下柯三联征（腹痛＋寒战高热＋黄疸）＋休克表现＋精神症状（如神情淡漠、昏迷）五联征。

13. 急腹症

（1）阑尾炎＝转移性右下腹痛＋麦氏点压痛（胀痛、闷痛）＋WBC升高。

（2）肠梗阻：腹痛＋吐＋胀＋闭＋X线（香蕉/液平）

病因：机械性和动力性

血运：单纯性和绞窄性

程度：完全性和不完全性

部位：高位和低位

（3）消化道穿孔＝溃疡病史＋突发上腹部剧痛＋腹膜刺激征＋膈下游离气体。

（4）异位妊娠＝阴道出血＋停经史＋下腹剧痛（宫颈举痛）＋绒毛膜促性腺激素。

（5）卵巢囊肿蒂扭转＝体位变化＋突发腹痛＋囊性肿物。

（6）急性盆腔炎＝刮宫手术史＋白带异常＋下腹痛＋下腹剧痛（宫颈举痛）＋脓性分泌物。

14. 消化系统肿瘤

（1）胃癌＝老年人＋黑便＋龛影＋慢性溃疡疼痛规律改变＋上腹痛＋腹部包块＋消瘦＋左锁骨上淋巴结肿大。

（2）食管癌＝进行性吞咽困难（中晚期）＋胸骨后烧灼样疼痛（早期）＋进食哽咽感（早期）。

（3）肝癌：肝炎病史＋肝区疼痛＋AFP升高＋肝大质硬＋腹水黄疸＋B超占位。

（4）直肠癌＝直肠刺激症状＋指诊带血＋脓血便＋消瘦＋大便变形。

（5）胰腺癌（胰头癌、壶腹周围癌）＝老年人＋无痛进行性加重黄疸+陶土色大便+皮肤瘙痒。

（6）结肠癌：老年人+消瘦+排便习惯改变+CEA+腹部肿块。

15. 肛门、直肠良性病变

（1）内痔＝无痛性血便+便带鲜血+静脉样团块。

（2）外痔＝肛门疼痛+便鲜血+肛门口触痛肿物。

（3）肛裂＝便时便后肛门剧痛+肛门裂口。

16. 腹部闭合性损伤

肾损伤＝腰部损伤+血尿

肝破裂＝右腹部外伤+腹膜刺激征+移动性浊音

脾破裂＝左腹部外伤+全腹痛+腹腔内出血

肠破裂＝腹中部外伤+腹膜刺激征+穿刺淡黄色液体

17. 腹外疝（斜疝）＝老年男性+腹压增加+右下腹肿物+进入阴囊。

第二节　消化系统疾病进一步检查

1. 胃镜、结肠镜、直肠镜

2. 消化道造影

3. 腹部 B 超、CT

4. 立位腹平片

5. 粪便：常规检查、隐血、培养和寄生虫检查

6. HP 检测

7. 腹腔穿刺

8. 淋巴结活检或肝活检（病例监测）

9. 实验室检查

（1）血尿淀粉酶

（2）AFP、CEA、CA19-9 糖链抗原

（3）血尿常规检查、肝肾功能、电解质、血气分析等

第三节　消化系统治疗原则

1. 一般治疗：注意休息，控制饮食/禁食，生活指导

2. 病因治疗

（1）溃疡：首选 PPI 类抑酸药，可加用黏膜保护剂，如有幽门螺杆菌感染应行联合除菌治疗，常用三联疗法或四联疗法：PPI、胶体铋联合两种抗生素

（2）应用广谱抗生素抗感染治疗、抗休克

（3）梗阻/腹膜炎：禁食、胃肠减压

（4）维持水、电解质酸碱平衡

3. 对症治疗

4. 手术：切除或修补

5. 肿瘤

（1）手术治疗

（2）放疗+化疗+免疫治疗+中医中药治疗

第四节　呼吸系统疾病诊断公式

1. 急性上呼吸道感染 = 咽痛+咳嗽+发热。

2. 肺炎

（1）大叶性肺炎 = 成人+受凉+高热+咳铁锈色痰

（2）克雷伯杆菌肺炎 = 咳砖红色痰+X 线片空洞

（3）支原体肺炎 = 儿童+刺激性干咳+关节疼+抗生素无效

（4）支气管肺炎 = 婴幼儿 + 发热 + 呼吸困难症状（鼻翼扇动、三凹征阳性）

（5）金色葡萄球菌肺炎 = 高热 + 胸痛 + 脓血痰 + X线片状影

3. 结核病

（1）肺结核 = 青壮年 + 咯血 + 午后低热 + 夜间盗汗 + 抗生素治疗无明显疗效

（2）结核性胸膜炎 = 结核 + 胸膜积液体征（胸痛 + 语颤消失 + 叩诊实音/呼吸音消失）

（3）结核性心包炎 = 结核 + 心包积液体征（心前区痛 + 呼吸困难 + 上腹部闷胀 + 下肢浮肿）

（4）肠结核 = 结核 + 腹部症状（腹痛、腹泻、右下腹部肿块）

（5）结核性腹膜炎 = 结核 + 腹部炎症（腹痛、腹泻、腹壁柔韧感）

（6）肾结核 = 结核 + 膀胱刺激征 + 肾实质变薄并有破坏

4. 支气管扩张 = 童年有麻疹百日咳或支气管肺炎迁延不愈病史 + 咳嗽 + 脓痰 + 咯血。

5. COPD = 老年人（吸烟史）+ 咳痰喘 + 桶状胸 + 肺功能检查，一秒率 FEV1/FVC% 小于 70%。

6. 肺脓肿 = 脓臭痰 + 高热 + X线片/CT 显示液平。

7. 肺癌 = 中老年人 + 痰中带血 + 刺激性咳嗽 + 消瘦 + X线毛刺。

8. 肺源性心脏病 = 慢性肺部疾病病史 + 心脏扩大

演变顺序：慢支－肺气肿－肺心病。

9. 支气管哮喘 = 阵发性或周期性喘息 + 听诊哮鸣音 + 过

敏史。

10. 呼吸衰竭=慢性肺部疾病病史+发绀+血气分析指标

Ⅰ型：$PaO_2<60mmHg$　$PaCO_2$正常−重症肺炎诱发

Ⅱ型：$PaO_2<60mmHg$　$PaCO_2>50mmHg$−慢阻肺诱发

11. 胸部闭合性损伤

（1）张力性气胸=胸外伤史+广泛皮下气肿（握雪感）+气管偏移+叩诊鼓音+呼吸音消失。

（2）血胸=胸外伤史+气管偏移+叩诊浊音+呼吸音减弱+X线肋膈角消失，弧形高密度影。

（3）肋骨骨折=胸外伤史+骨擦音。

第五节　呼吸系统疾病检查项目

1. 胸部 X 片、胸部 CT

2. PPD、血沉

3. 痰培养+药敏实验、痰找结核杆菌

4. 肺功能

5. 肝肾功能

6. 血气分析

7. 纤维支气管镜

8. 痰液脱落细胞检测

9. 淋巴结活检

10. 血常规、电解质

第六节　呼吸系统疾病治疗原则

1. 一般治疗：休息，加强营养，预防感染/吸氧

2. 对症治疗/药物治疗

（1）抗感染治疗：使用广谱抗生素或联合用药

（2）抗结核治疗：早期、适量、联合、规律、全程

（3）抗休克：扩容，使用血管活性药物

（4）控制咯血：垂体后叶素

（5）解热、止咳、平喘、祛痰

（6）纠正酸碱平衡失调

3. 肿瘤（肺癌）

（1）手术治疗

（2）放疗+化疗+免疫治疗+中医中药治疗

第七节　循环系统疾病诊断公式

1. 冠心病＝胸骨后压窄性疼痛

（1）心绞痛＝胸骨后压窄性疼痛<30分钟，3~5分钟/次，+休息或口含硝酸甘油能缓解+ECG：ST段水平下移。

（2）心梗＝胸骨后压窄性疼痛>30分钟，休息或口含硝酸甘油不能缓解+大汗淋漓+濒死感+ECG：ST段弓背向上抬高。

V1-6 广泛前壁心梗

V1-3 前间壁心梗

V3-5 局限前壁心梗

V5-6 前侧壁心梗

Ⅱ、Ⅲ、aVF 下壁心梗

Ⅰ．aVL 高侧壁心梗

心功能 Killip 分级：用于评估急性心肌梗死患者的心功能状态

Ⅰ级：无肺部啰音和第三心音

Ⅱ级：肺部有啰音，但啰音的范围小于1/2肺野

Ⅲ级：肺部啰音的范围大于1/2肺野（肺水肿）

Ⅳ级：心源性休克

2. 高血压病

按患者的心血管危险绝对水平分层（正常140/90）

1级　140～159 或 90～99　　低于160/100

2级　160～179 或 100～109　　　低于180/110

3级　≥180 或 ≥110

危险程度分层

低危：1级。改善生活方式。

中危：1级+2个因素；2级不伴或低于2个因素。药物治疗。

高危：1～2级+至少3个因素，靶器官损害。规则药物治疗。

极高危：3级；1～2级+靶器官损害、有并发症。尽快强化治疗。

3. 心衰 = 左肺（循环）右体（循环）

左心衰 = 咳粉红色泡沫样痰+呼吸困难（夜间不能平卧、端坐呼吸、活动后）

右心衰 = 颈静脉怒张+双下肢水肿+肝大

心功能分级

Ⅰ级　日常不受限

Ⅱ级　活动轻度受限

Ⅲ级　活动明显受限

Ⅳ级　休息时出现症状

左心衰+右心衰=全心衰

4. 心律失常

（1）房颤=心律绝对不等+脉短绌+心电图 f 波+第一心音强弱不等。

（2）阵发性室上性心动过速=阵发性心慌+突发突止+ECG（无 P 波，心率 160-250 次/分）。

（3）阵发性室性心动过速=突发性心慌+既往发作史+ECG 连续 3 次以上的快速宽大畸形的 QRS 波+心室夺获/室性融合波。

（4）其他：见第三站心电图学部分。

5. 心脏瓣膜病

（1）二尖瓣狭窄=呼吸困难（劳力性、阵发性、夜间、端坐呼吸、急性肺水肿)+急性大量咯血、粉红色泡沫痰+梨形心+隆隆样杂音。

（2）二尖瓣关闭不全=急性左心衰/慢性晚期出现左衰或全衰+心尖部粗糙的全收缩期吹风样杂音，向腋下或左肩胛下角传导。

（3）主动脉瓣狭窄=呼吸困难+心绞痛+晕厥+喷射性杂音并向颈部传导。

（4）主动脉瓣关闭不全=心悸+心绞痛+夜间阵发性呼吸困难+AustinFliht 杂音+周围血管征（水冲脉、Mussctz 征、颈动脉波动明显、毛细血管搏动征、动脉枪击音及 Durozicz 征）。

主要瓣膜	杂音出现时期	开关瓣	杂音性质
二尖瓣狭窄	舒张期	开	隆隆样

二尖瓣关闭不全	收缩期	关	吹风样
主动脉瓣狭窄	收缩期	开	喷射样
主动脉瓣关闭不全	舒张期	关	叹气样

6. 休克体征 = P↑+Bp↓+脉搏细速+四肢发凉

（1）失血性休克体征+出血

（2）心源性休克 = 休克体征+左心衰

第八节　心血管系统进一步检查

1. 心电图、动态心电图

2. 超声心动图

3. 胸部 X 线

4. 眼底检查（高血压）、放射性核素

5. 心肌酶谱

6. 血气分析

7. 血常规、血脂、血糖、血钾、肝肾功能

8. 心导管

9. 冠脉造影

10. 心肌坏死标记物（肌红蛋白、肌钙蛋白、肌酸激酶同工酶 CK-MB）

第九节　心血管系统治疗原则

1. 一般治疗：注意休息、改变生活方式（如戒烟酒、低钠低脂饮食、适度运动），检测，护理。

2. 高血压

（1）利尿剂、β 受体阻滞剂、钙通道阻滞剂、ACEI（血

管紧张素转换酶抑制剂）、血管紧张素Ⅱ受体阻滞剂。

（2）控制合并症，如心力衰竭、糖尿病、脑血管病、肾衰竭、冠心病。

3. 冠心病

对症治疗：控制心律失常，改善心功能，心梗Ⅱ预防

溶栓或介入治疗

控制休克，纠正心衰

抗凝及抗血小板药物治疗：阿司匹林、肝素

4. 房颤

药物复律，选用胺碘酮

减慢心室率，选用西地兰

5. 心衰

利尿、ACEI、B受体阻滞剂、正性肌力药（洋地黄类：地辛高、西地兰；非洋地黄类：多巴胺、米力农）、心脏起搏器

6. 瓣膜病

病因治疗、瓣膜置换等

第十节　泌尿系统疾病诊断公式

1. 肾小球肾炎：眼睑/颜面部水肿+青少年+链球菌感染史+C3下降+血尿蛋白尿高血压。

2. 尿路感染

（1）肾盂肾炎 = 女性+腰痛+发热+脓尿、白细胞管型。

（2）慢性肾盂肾炎急性发作 = 尿路损伤史+膀胱刺激征反复发作+腰痛+发热+肾区叩击痛+WBC升高。

（3）下尿路感染 = 已婚女性+发热+膀胱刺激征。

3. 肾结石＝活动后出现血尿＋腰部绞痛＋B 超或 X 线。

4. 输尿管结石＝活动后出现血尿＋腰部绞痛＋X 线检查。

5. 肾癌＝老年人＋（无痛性）肉眼血尿。

6. 肾衰＝多年肾炎病史＋血尿蛋白尿高血压＋血肌酐（代偿期 133、失代偿期 442、衰竭期 707、尿毒症期）升高。

7. 前列腺增生＝老年人＋尿频＋进行性排尿困难。

第十一节　泌尿系统疾病进一步检查

1. 腹部 B 超、平片

2. 血尿常规、血沉、肾功能、血气分析

3. 肾盂造影

4. 穿刺活检

5. 妇科检查

6. 血肌酐、肾小球滤过率

7. 肾功能

8. 放射性核素肾图

9. 膀胱镜

第十二节　泌尿系统治疗原则

1. 一般治疗：注意休息、低钠/低蛋白饮食

2. 对症治疗

（1）抗感染

（2）利尿降压

（3）透析

（4）纠正水、电解质酸碱失调

3. 外科治疗：手术切除或切开

4. 肿瘤（肾癌）

5. 血液透析治疗

第十三节　内分泌系统疾病诊断公式

1. 甲亢＝心悸＋眼突（眼胀）＋情绪激动＋多汗＋甲状腺肿大。

检查：T3/T4/TSH ^{131}I甲状腺核素。

2. 甲状腺肿瘤＝甲状腺肿物＋B超结节。

3. 糖尿病＝三多一少，血糖测定：空腹7.0，餐后11.1，OGTT。

（1）1型糖尿病＝三多一少＋发病急＋青少年＋烂苹果味。

（2）2型糖尿病＝中老年＋发病慢＋不易出现酮症酸中毒。

糖尿病酮症酸中毒和高渗区别：血糖指标以33.3为界限。

检查：果糖胺、胰岛素释放实验、C肽释放实验、糖化血红蛋白。

一般治疗：生活指导、注意饮食、体育运动、病情监测、预防并发症。

药物治疗：

促泌剂，磺脲类–2型非肥胖，饮食运动控制不理想

双胍类–肥胖者

胰岛素–1型和2型并发症

a葡萄糖苷酶抑制剂–餐后血糖高

第十四节　血液系统疾病诊断公式

1. 白血病＝发热＋出血倾向＋胸骨压痛＋全血细胞减少。

2. 再生障碍性贫血=贫血貌+出血倾向+三系减少。

3. 自身免疫性溶血性贫血=贫血貌+Coombs（抗人球蛋白实验）阳性+脾大。

4. 缺铁性贫血=血清铁下降+贫血貌（皮肤黏膜苍白)+女性月经过多或消化系统肿瘤。

5. 特发性血小板减少性紫癜=女性+出血倾向+血小板降低（小于100-109)，红白细胞计数正常。

6. DIC=多部位出血+PT延长+3P试验阳性。

第十五节　血液系统疾病进一步检查

1. 骨髓穿刺检查

2. 细胞形态学检查

3. 肝肾功能、腹部B超

4. 血常规

第十六节　血液系统疾病治疗

一般治疗：休息，控制感染，选用广谱抗生素

白血病：化疗+骨髓移植

化疗：

急性白血病，急淋-DVLP方案

（柔红霉素、长春新碱、左旋门冬酰胺酶、泼尼松）

急非淋-DA方案

（柔红霉素、阿糖胞苷）

早幼粒-维甲酸

慢性白血病

自身免疫性溶血性贫血：糖皮质激素，脾切除

TTP：糖皮质激素，脾切除

再障：雄激素，免疫制剂，骨髓移植

贫血：补充铁剂+VC，手术前贫血严重可输注红细胞

系统性红斑狼疮 = 女性+蝶性红斑+光过敏+口腔溃疡+关节炎+ANA 阳性

风湿性关节炎 = 单发+大关节

类风湿关节炎 = 中老年女性+对称性小关节+RF 阳性

化脓性关节炎 = 青少年+高热

骨性关节炎 = 骨擦音/骨擦感+活动后加重，休息后疼痛缓解

第十七节　中毒诊断公式

一氧化碳中毒 = 煤火炉+樱桃红+COHB 增高。

有机磷中毒 = 农药接触史+瞳孔针尖样改变+大蒜味+肺部听诊湿啰音+胆碱酯酶活力降低。

第十八节　脑血管疾病诊断公式

1. 脑出血 = 老年患者+高血压病史+急性起病+意识障碍+定位体征。

2. 脑血栓 = 安静状态发病（冠心病、高脂血症）。

3. 脑栓塞 = 发病急+心脏栓子（亚急性心内膜炎）。

肺栓塞 = 呼吸困难+胸痛+咯血，下肢栓子（下肢静脉曲张/下肢坏疽）。

4. 蛛网膜下隙出血 = 发病急+脑膜刺激征+CT。

5. 脑梗死=高血压病史+偏瘫+CT未见病灶。

第十九节　脑膜炎诊断公式

结脑=脑膜刺激征+结合症状（低热盗汗）

病脑=脑膜刺激征+病毒感染（发热）

化脑=脑膜刺激征+化脓（高热）

流脑=脑膜刺激征+冬春季节+皮肤黏膜瘀点瘀斑

乙脑=脑膜刺激征+呼吸衰竭+夏秋季节

第二十节　颅脑损伤性疾病诊断公式

1. 脑震荡=短暂意识丧失（昏迷时间几分钟）+逆行性遗忘。

2. 急性硬膜外血肿=脑外伤+中间清醒期（昏迷−清醒−昏迷）+CT梭形血肿。

3. 硬膜下血肿=持续性昏迷。

4. 脑疝=瞳孔散大+心跳呼吸骤停。

第二十一节　传染性疾病诊断公式

1. 甲肝=发热+黄疸+HAV（+）+粪口传播。

2. 乙肝=发热+黄疸+HBV（+）+体液传播。

3. 丙肝=发热+黄疸+HCV（+）+血液传播。

4. 艾滋病=接触史+发热+消瘦+HIV（+）。

第二十二节　妇科疾病诊断公式

1. 异位妊娠=停经史+剧烈腹痛+腹部包块+阴道出血+宫

颈举痛。

2. 卵巢肿瘤蒂扭转＝急性下腹痛+肿物+无休克无贫血，HCG（－），无停经及阴道流血史。

3. 急性盆腔炎＝下腹剧痛（宫颈举痛)+发热+阴道分泌物增多。

4. 宫颈癌＝接触性出血或不规则阴道流血+菜花样赘生物（Ib 期局限于宫颈，Ib1 期经线<=4cm）。

5. 卵巢肿瘤＝老年女性+腹胀+腹部肿块+消瘦。

6. 子宫肌瘤＝育龄女性+经量过多+子宫增大+贫血貌。

第二十三节　儿科疾病诊断公式

1. 婴幼儿腹泻（轮状病毒感染）

＝季节（秋冬季)+大便稀水样蛋花汤样+发热

脱水分度

（1）轻度：哭时有泪略干燥

（2）中度：泪少尿少四肢凉

（3）重度：无尿肢冷血压降

脱水性质：血清钠水平 130~150

诊断：1. 轮转病毒肠炎（重型/轻型）

2. 重度（中度/轻度）高渗（等渗/低渗）脱水

3. 其他：如代谢性酸中毒等

第二十四节　补液治疗

1. 原则：先快后慢、先盐后糖、见尿补钾及适时补碱。

2. 第一天补液总量、速度和种类

① 总量：一般轻度脱水为 90～120ml/kg，中度脱水为 120～150ml/kg，重度脱水为 150～180ml/kg。

② 种类：一般等渗性脱水用 1/2 张含钠液，低渗性脱水用 2/3 张含钠液，高渗性脱水用 1/3 张含钠液。

③ 速度：累积损失量（扣除扩容液量）一般在 8～12 小时内补完，每小时 8～10ml/kg。

3. 第二天补液：根据脱水及电解质情况具体制定。

4. 药物治疗：控制感染，保护肠黏膜。

5. 小儿常见发疹性疾病

（1）麻疹＝发热＋上感＋全身丘疹＋麻疹黏膜斑。

（2）风疹＝低热＋上感＋红色丘疹＋耳后淋巴结肿大触痛。

（3）急诊＝突起高热＋热退后出疹。

（4）风疹＝低热＋瘙痒性水疱疹＋向心性分布。

（5）猩红热＝发热＋咽痛＋草莓舌＋皮疹在皮肤褶皱易受摩擦部位更密集。

6. 营养性维生素 D 缺乏性佝偻病＝小儿性情烦躁＋喂养不当＋骨骼改变（肋膈沟、蛙腹、O 型腿）＋血清钙＋血磷低。

第二十五节　四肢骨折和大关节脱位诊断公式

骨折专有体征：反常活动/骨擦感/畸形

1. 肱骨外科颈骨折＝肩部受伤＋上肢活动障碍。

2. 肱骨干骨折＝外伤史＋上臂活动障碍＋垂腕。

3. 肱骨髁上骨折＝小儿＋手掌着地＋肘后三角关系正常＋肘关节痛。

4. 桡骨远端骨折＝腕部受伤＋侧面银叉样＋正面枪刺样。

5. 桡骨头半脱位＝小儿＋强力牵拉上肢。

6. 髋关节后脱位＝二郎腿＋髋部剧痛＋一侧下肢缩短＋患肢内收内旋畸形。

7. 肩关节前脱位＝手掌着地受伤＋健侧手扶托患侧肘部＋杜加征阳性。

8. 股骨颈骨折＝髋部外伤＋患肢外旋畸形＋股骨大转子上移＋Pauwels角。

软组织急性化脓性感染＝红肿热痛

1. 痈＝中老年＋发热畏寒＋皮肤硬肿结＋破溃后蜂窝状疮口。

2. 皮下急性蜂窝织炎＝外伤＋红肿热痛＋皮温高＋红肿波动感、边界不清＋出脓。

3. 丹毒＝下肢或面部＋皮肤片状红斑＋边界清楚隆起＋易复发。

4. 急性淋巴管炎/淋巴结炎＝皮下红色线条＋局部淋巴结肿大触痛。

第二十六节　乳房疾病诊断公式

1. 急性乳腺炎＝妊娠妇女＋乳房胀痛＋发热＋WBC升高。
急性乳腺炎＋浮动感＝脓肿形成。

2. 乳房囊性增生症＝周期性乳房肿胀＋扪及肿块＋劳累后加重。

3. 乳腺癌＝肿瘤高危因素＋无痛质硬不光滑肿块＋腋窝淋

巴结肿大。

4. 治疗原则
（1）一般治疗：休息、营养、保健等
（2）对症治疗/药物治疗/病因治疗
（3）手术治疗
（4）肿瘤治疗

六、（非）手术指征

1. 单纯性甲状腺肿的手术指征：胸骨后甲状腺肿/压迫症状/继发性甲亢或恶变。

2. 甲亢手术指征：胸骨后甲状腺肿/压迫症状/继发性甲亢/高功能腺瘤/中度以上。

3. 原发性甲亢，甲亢内科治疗无效/怀孕 4~6 个月。

4. 乳癌化疗指征：淋巴结（+）/淋巴结（−），直径＞2cm/组织学分化差/ER（−）、PLR（−）/HER2 基因过度表达。

5. 胃癌化疗指征：高度恶性/多发癌灶/面积＞$5cm^2$/年龄＜40 岁，进展期（早期胃癌原则上不必化疗）。

6. 消化性溃疡手术指征：内科治疗无效/特殊溃疡/明显并发症（单纯性穿孔可以自愈．故消化道溃疡穿孔并非绝对适应证）。

7. 胆囊切除手术指征：结石＞3cm/息肉＞1cm/瓷化胆囊/有糖尿病或心肺功能不全/儿童或病情＞10 年/有合并开腹的

手术。

8. 胆囊切除术术中行胆总管探查术指征：数中高度怀疑有胆总管梗阻/术中证实有胆总管梗阻/小胆囊结石，可能进入胆总管者。

9. 良性前列腺增生手术指征：排尿量 150~200ml 时，最大尿流速小于 10ml/s，膀胱余尿量>50ml/急性尿潴留病史。

10. 髌骨骨折非手术指征：横行骨折移位<0.5cm。

11. 股骨颈骨折非手术治疗指征：无明显移位/稳定性骨折不耐受手术。

12. 骨关节结核手术指征：全关节结核/脊柱受压明显/死骨及大脓肿、窦道不愈、髓腔高压/术前抗结核病治疗 4~6 周，至少 2 周（禁忌：结核病活动期，明显中毒症状，不耐受）。

13. ITP 患者切脾指征：糖皮质激素治疗 3~6 个月无效（禁忌：年龄小于 2 岁，妊娠、不耐受）。

七、医学英文

1. Hamman 征：左侧少量气胸或纵隔气肿时，与左心缘处闻及与心跳一致的气泡破裂音。

2. Ewart 征：见于渗出性心包炎，于左肩胛骨下司及浊音，左肺闻及支气管呼吸音。

3. Beck 征：见于渗出性心包炎，静脉压升高、动脉压降低、心音遥远。

4. Kussmaul 征：见于缩窄性心包炎，吸气时颈静脉怒张。

5. Zollinger-Ellison 综合征：见于胃泌素瘤，胰岛 G 细胞分泌大量胃泌素，表现为难治性多发溃疡。

6. Plummer-Vinson 综合征：见于缺铁性贫血，表现为吞咽困难。

7. Meador 综合征：小结节肾上腺皮质增生，为直径<5cm 的色素性结节。

8. Carney 综合征：Meador 综合征伴随皮肤、乳腺、心房黏液瘤及睾丸肿瘤。

9. 阑尾炎检查：Psoas 征（腰大肌试验），Obtuurator 征（闭孔内肌试验），Rovsing 征（结肠充气试验）每项试验都有不同作用，需区别。

10. 周围血管神经损伤检查：Allen 试验（检查尺动脉或桡动脉是否通畅），Tinel 征（检查周围神经生长情况）。

11. 慢性软组织损伤检查：Finkelstein 试验（检查桡骨茎突狭窄性腱鞘炎），Mills 征（检查肱骨外上髁炎即网球肘），Phalen 征（检查腕管综合征正中神经受压）。

12. 神经根型颈椎病：Eaton 试验（＋），Spurling 试验（＋）。

13. 髋关节结核：Thomas 征（＋），"4" 字试验（＋），膝关节疼痛。

14. 半月板损伤：McMurracy-Fouche 试验（半月板旋转试验），Apley 试验。

八、N 联征

1. 胆道出血三联征：胆绞痛、梗阻性黄疸、消化道出血

（每次 200～300ml，每隔 1～2 周一次）。

2. Mirizzi 三联征：胆囊炎、胆管炎、梗阻性黄疸。

3. 肛裂三联征：前哨痔、肛裂、肛乳头肥大。

4. 肠套叠三联征：果酱色便、回盲部空虚、蜡肠样包块。

5. 碱性反流性食管炎三联征：上腹或胸骨后烧灼痛、胆汁性呕吐物、体重减轻。

6. G+细菌脓毒征三联征：昏迷、脓肿转移、心肌炎。

7. G-细菌三低：低体温、低白细胞、低血压。

8. Alport 三联征：球形晶状体．神经性耳聋，肾功能异常。

9. 肝肺综合征（三联征）：严重肝病、肺内血管扩张、动脉血氧含量低。

10. Beck 三联征：静脉压升高、动脉压降低、心音遥远。

11. 主动脉狭窄三联征：呼吸困难、心绞痛、晕厥。

12. 房颤三联征：第一心音强弱不等、心律绝对不齐、脉率低于心率。

13. 慢性胰腺炎五联征：腹痛、脂肪泻、糖尿病、胰腺钙化、胰腺假囊肿。

14. 动脉栓塞 5P 征：疼痛、感觉异常、麻痹、无脉、苍白。

15. Whipple 三联征：禁食后低血糖、血糖。

16. Charcot 三联征：腹痛、寒战高热、黄疸。

17. Reynold 五联征：Charcot 三联征、休克、神经系统受抑制。

九、症状与体征不一致

1. 胆道蛔虫症：剧烈腹痛与轻微体征不符。

2. 肾挫伤时，血尿与病情不相关。

3. 急性骨萎缩时疼痛与损伤程度不一致。

4. 血清中 Mg^{2+} 的含量与机体是否缺 Mg^{2+} 不相关。

5. 泌尿系统损伤后血尿量与病情不相关。

6. 骨巨细胞瘤的病理分级与其生物学行为及良恶性不完全一致。

7. 支原体肺炎患者严重症状与轻微体征不符，其胸部体检与肺部病变程度不一致。

8. 支气管扩张患者咯血量与病情程度、范围大小不一致。

9. 急性粟粒型肺结核患者，其严重症状与轻微体征不符，少见呼吸困难（空洞型肺结核多见呼吸困难）。

10. 室性早搏的频发程度与患者的症状无相关性。

11. 病毒性心肌炎患者心动过速与其发热程度不一致。

12. 氢氯噻嗪（DTH）治疗心衰量效曲线不呈线性。

13. 人群中幽门螺杆菌患病率与慢性胃炎患病率及胃癌患病率平行，但与 B 型胃炎患病率不一定平行。

14. 急性胰腺炎时，血浆淀粉酶升高，但升高程度与病情程度不相关。

15. 慢性胰腺炎患者，其重度腹痛与轻度压痛不符。

16. 急性肾小球肾炎的血尿程度与病情不相关。

17. 患者上呼吸道感染的严重程度与该患者因此并发急性肾小球肾炎的程度不相关。

18. 化学因素导致再生障碍性贫血（AA），包括氯霉素类、磺胺娄、杀虫剂，均为非剂量依赖型。

19. 甲亢时，游离 T3（FT3），游离 T4（FT4），TSH 虽可以作为诊断标准，但与病情程度不相关。

十、骨肿瘤好发部位

1. 骨瘤好发于颅骨及下颌骨。

2. 骨软骨瘤好发于长骨干骺端。

3. 内生软骨瘤好发于手足管状骨（短管状骨）。

4. 骨巨细胞瘤好发于股骨下端、胫骨上端非干骺端内。

5. 骨肉瘤好发于股骨下端、胫骨上端、肱骨近端干骺端内。

6. Ewing 瘤好发于长骨骨干、骨盆及肩胛骨。

7. 软骨肉瘤好发于骨盆。

8. 骨关节结核好发于脊柱（最常见腰段），其次为膝关节，最少见髋关节。

9. 骨关节化脓性炎好发于胫骨上端及股骨下端干骺端，儿童多见。

10. 腰椎间盘突出症好发于 L5~S1 神经受压，20~50 岁多见。

11. 脊柱骨折好发于 T10~L2。

12. 化脓性关节炎好发于膝关节、髋关节。

十一、老年人的问题

1. 60 岁以上老年人患胃十二指肠溃疡伴出血者，很难自愈，应早期手术。

2. 65 岁以上老年人股骨颈骨折首选关节置换术。

3. 切开复位内固定术。

4. 老人患阑尾炎属于特殊类型阑尾炎，应及早诊治，否则易危及生命。

5. 老年人腰椎间盘脱出症发病率最低，但易患椎管狭窄。

附录

临床护士必背数据

1. 病室的适宜温度是多少？

答：一般病室的温度保持在 18~22℃；新生儿、老年科室及治疗检查室温度保持在 22~24℃。

2. 病室的适宜湿度是多少？

答：病室的适宜湿度是 50%~60%。

3. 按国际标准，病区的噪音应维持在什么强度内？

答：维持在 35dB 以内。

4. 一般情况下通风多长时间就可达到置换室内空气的目的？

答：30 分钟。

5. 为了使患者有适当的活动空间，病床之间的距离不得少于多少？

答：不得少于 1m。

6. 住院患者的入院时间、转科时间、出院时间的正确填写方法是怎样的？

答：用红钢笔在体温单 40~42℃ 之间相应栏内竖写。

7. 休克患者应采取的体位是怎样的？

答：平卧，头部抬高 20°，下肢抬高 30°。

8. 保留灌肠取侧卧位时，患者臀部应垫高多少？

答：应垫高 10cm。

9. 头低足高位，应垫高床尾多少？

答：应垫高 15~30cm。

10. 半卧位时，床头支架应抬高多少？

答：抬高 30~50°。

11. 有 "防腐、防臭作用，适用于口腔感染有溃烂、坏死组织者" 的溶液是哪种？

答：是 1%~3% 过氧化氢溶液。

12. "属碱性溶液，适用于真菌感染" 的口腔护理溶液是哪种？

答：1%~4% 碳酸氢钠溶液。

13. "适用于厌氧菌感染" 的口腔护理溶液是哪种？

答：0.08% 甲硝唑溶液。

14. 已铺好的无菌盘有效时间为几小时？

答：4 小时。

15. 已打开的无菌包或无菌容器有效时间为几小时？

答：24 小时。

16. 已开启的无菌溶液几小时内有效？

答：24 小时内。

17. 纱布口罩使用几小时应更换，一次性口罩使用不超过几小时？

答：纱布口罩使用2~4小时应更换，一次性口罩使用不超过4小时。

18. 紫外线用于空气消毒，有效距离为多少？消毒时间为多少？

答：有效距离为2m，消毒时间为30~60分钟。

19. 紫外线用于物体表面消毒，有效距离为多少？消毒时间为多少？

答：有效距离为25~60cm，消毒时间为20~30分钟。

20. 紫外线灯管的有效时间是多少？

答：有效时间是1000小时。

21. 成人正常体温值是多少？

答：口温36.3~37.2℃，肛温36.5~37.7℃，腋温36.0~37.0℃。

22. 以口温为例，发热程度在临床中如何分级？

答：低热：37.5~37.9℃；中等热：38.0~38.9℃；高热：39.0~40.9℃；超高热：41℃以上。

23. 正常成人安静状态下呼吸频率为多少？

答：每分钟16~20次。

24. 呼吸频率超过多少为呼吸过速？

答：每分钟超过24次。

25. 呼吸频率低于多少为呼吸过缓？

答：每分钟低于12次。

26. 心率的正常范围是多少？

答：每分钟 60~100 次。

27. 成人心率超过多少为心动过速？

答：每分钟超过 100 次。

28. 成人心率少于多少为心动过缓？

答：每分钟少于 60 次。

29. 血压低于多少为低血压？

答：低于 90mmHg/60mmHg。

30. 右上肢血压比左上肢高多少？下肢血压比上肢高多少？

答：右上肢血压比左上肢高 10~20mmHg；下肢血压比上肢高 20~40mmHg。

31. 测量生命体征前有吸烟、运动、情绪变化等，应休息多长时间后再测量？

答：休息 15~30 分钟。

32. 血压计缠袖带平整置于上臂中部，下缘距肘窝多少厘米？

答：2~3cm。

33. 口鼻吸痰时吸引器负压是多少？

答：一般成人是 40.0~53.3kPa。

34. 每次吸痰时间应少于多少秒？

答：少于 15 秒。

35. 面罩吸氧氧流量为多少？

答：每分钟 6~8L。

36. 缺氧程度的判断标准是什么？

答：$PaO_2 > 50mmHg$，$SaO_2 > 80\%$，无发绀，为轻度缺氧；PaO_2 30～50mmHg，SaO_2 60%～80%，有发绀、呼吸困难，为中度缺氧；$PaO_2 < 30mmHg$，$SaO_2 < 60\%$，显著发绀、呼吸极度困难、出现三凹征，为重度缺氧。

37. 如何根据缺氧程度调节氧流量？

答：轻度缺氧：1～2L/min；中度缺氧：2～4L/min；重度缺氧：4～6L/min；小儿：1～2L/min。

38. 当氧浓度高于多少，时间超过多少，可能会出现氧疗的副作用？

答：氧浓度高于60%，超过24小时。

39. 乙醇拭浴后，体温降至多少应取下头部冰袋？

答：降至39.0℃。

40. 湿热敷的水温是多少？

答：50～60℃。

41. 一般成人胃管插入长度是多少？

答：45～55cm。

42. 我国常用的标准体重计算公式是什么？

答：男性：标准体重（kg）= 身高（cm）-105

女性：标准体重（kg）= 身高（cm）-105-2.5

43. 每次鼻饲量不超过多少毫升？

答：不超过200ml。

44. 鼻饲液的温度是多少？

答：38～40℃。

45. 长期鼻饲者使用普通胃管，多长时间更换一次？

答：每周更换一次。

46. 膀胱高度膨胀者第一次放尿不应超过多少毫升？

答：不超过 1000ml。

47. 男性患者导尿，导尿管插入深度为多少？见尿液流出再插入多少？

答：导尿管插入 20～22cm，见尿液流出再插入 1～2cm（气囊导尿管导尿是见尿后再插入 5～7cm）。

48. 女性患者导尿，导尿管插入多深？见尿液流出再插入多少？

答：导尿管插入深度 4～6cm，见尿液流出再插入 1cm 左右（气囊导尿管导尿是见尿液后再插入 5～7cm）。

49. 大量不保留灌肠时，成人每次用液量为多少毫升？

答：500～1000ml。

50. 大量不保留灌肠时，灌肠液温度为多少？

答：39～41℃。

51. 伤寒患者灌肠时，溶液不得超过多少毫升？

答：不得超过 500ml。

52. 成人在正常情况下，尿比重波动范围是多少？

答：波动范围是 1.015～1.025。

53. 肛管排气时，肛管插入深度是多少？

答：15～18cm。

54. 大量不保留灌肠时，灌肠筒内液面距肛门的距离是多少？

答：40～60cm。

55. 降温灌肠时，灌肠液要保留多长时间？

答：30 分钟。

56. 服用强心苷类药物时，心率低于多少应暂停服用？

答：低于 60 次/分。

57. 皮下注射时，针头与皮肤的角度是多少？

答：30~40°。

58. 雾化吸入时，水槽内水温不宜超过多少？

答：不宜超过 60℃。

59. 氧气雾化吸入时，氧流量一般是多少？

答：6~8L/min。

60. 超声雾化吸入时，雾化罐内药液应稀释至多少毫升？

答：30~50ml。

61. 青霉素过敏试验皮内注射的剂量是多少？

答：20~50U。

62. 一般血培养标本的采血量是多少？亚急性细菌性心内膜炎患者血培养的采血量是多少？

答：一般血培养标本的采血量是 5ml，亚急性细菌性心内膜炎患者血培养的采血量是 10~15ml。

63. 皮肤常规消毒方法是以注射点为中心向外螺旋式旋转涂擦，范围是多少？

答：5cm 以上。

64. 静脉穿刺时，止血带应系在穿刺部位上方（近心端）约多少厘米处？

答：6cm。

65. 药物过敏试验后，多长时间观察结果？

答：15~20分钟。

66. 青霉素皮试阴性者，停药几天后再使用需重做过
敏试验？

答：3天。

67. 一般情况下，静脉输液的滴速为多少？

答：成人40~60滴/分，儿童20~40滴/分。

68. 库存血的保存温度是多少？保存期是多长？

答：一般在4℃冰箱内冷藏保存，保存期为2~3周。

69. 一般静脉留置针可以保留几天？

答：一般为3~5天，最好不超过7天。

70. 静脉输液皮肤消毒范围为多少？

答：8cm×10cm。

71. 在自然光线下，瞳孔的直径为多少？

答：2~5mm。

72. 体位引流的次数与时间是多少？

答：每日2~4次，每次15~30分钟，宜空腹时进行。

73. 双人配合挤压呼吸囊的频率及每次送气量为多少？

答：频率为每分钟10~12次，送气量为每次400~600ml。

74. 为成人进行人工呼吸，吸气量为多少？

答：700~1100ml。

75. 洗胃溶液的每次灌注量为多少？温度为多少？

答：每次灌注量为300~500ml，温度为25~38℃。

76. 幽门梗阻患者适宜什么时候洗胃？

答：宜在饭后4~6小时或空腹进行。

77. 死亡多长时间出现尸斑？

答：死亡后 2~4 小时。

78. 成人红细胞计数是多少？

答：成年男性红细胞计数（4.0~5.5）×10¹²/L，成年女性红细胞计数（3.5~5.0）×10¹²/L。

79. 正常成人白细胞计数是多少？

答：正常成人白细胞计数是（4~10）×10⁹/L。

80. 成人血红蛋白是多少？

答：成年男性血红蛋白 120~160g/L，成年女性血红蛋白 110~150g/L。

81. 正常成人血小板计数是多少？

答：（100~300）×10⁹/L。

82. 正常成人血清蛋白/白蛋白比值是多少？

答：（1.5~2.5）：1。

83. 血液的正常 pH 是多少？

答：7.35~7.45。

84. 正常成人 24 小时排出的尿量是多少？

答：1000~2000ml。

85. 血清钠正常值是多少？

答：135~145mmol/L。

86. 血清钾正常值是多少？

答：3.5~5.5mmol/L。

87. 贫血的诊断标准是什么？贫血如何分级？

答：贫血的诊断标准：成年男性血红蛋白<120g/L，红细胞<4.5×10¹²/L，红细胞压积（比容）<0.37；成年女性血红蛋白<110g/L，红细胞<4.0×10¹²/L，红细胞压积（比容）

<0.37。根据血红蛋白数值贫血可分为轻度（在正常值和90g/L之间）、中度（60~90g/L）、重度（30~60g/L）和极重度（<30g/L）。

88. 空腹血糖的正常值是多少？

答：3.9~6.1mmol/L。

89. 低血糖是指空腹血糖低于多少？

答：低于2.8mmol/L。

90. 中心静脉压的正常变动范围是多少？

答：4~12cmH$_2$O。

91. 毛细血管内还原血红蛋白超过多少时皮肤、黏膜可出现发绀？

答：超过50g/L。

92. 血气分析正常值是多少？

答：动脉血氧分压是80~110mmHg，动脉血二氧化碳分压是35~45mmHg，动脉血氧饱和度是97%，血液pH是7.35~7.45。

93. 肝功能检测中白蛋白、球蛋白、谷氨酸氨基转移酶、丙氨酸氨基转移酶的正常值各是多少？

答：白蛋白40~60g/L，球蛋白20~30g/L，谷氨酸氨基转移酶5~49U/L，丙氨酸氨基转移酶0~40U/L。

94. 上消化道出血的患者，出血量超过多少才出现临床症状？

答：如出血量较少，不超过全血量的10%，或出血量不超过400ml，可很快被组织液与脾脏贮血补充，一般不出现症状；出血量大于400ml，特别是出血较快者可引起失血性循环衰竭而出现眩晕、眼花、苍白、心悸、口渴等表现。

95. 血清甲胎蛋白（AFP）的正常值是多少？

答：≤20mg/L。

96. 肺水肿吸氧浓度是多少？

答：6~8L/min。

97. 什么是蛋白尿？

答：当尿中蛋白大于150mg/24h视为蛋白尿。

98. 尿路感染患者饮水量为多少？

答：每天饮水>2500ml。

99. 正常人白细胞计数是多少？白细胞增多、白细胞减少、粒细胞缺乏的值是多少？

答：正常成人白细胞计数为（4~10）×10^9/L，>10×10^9/L为白细胞增多，<4×10^9/L为白细胞减少。外周血中性粒细胞绝对值<2.0×10^9/L为粒细胞减少，<0.5×10^9/L为粒细胞缺乏。

100. 基础代谢率的简易计算公式是什么？

答：基础代谢率＝（脉率+脉压）－111

101. 每天排出尿酸超过多少认为尿酸生成过多？

答：超过3.57mmol/L。

102. 国际妊娠糖尿病诊断标准是多少？

答：空腹血糖>5.8mmol/L，餐后1小时血糖≥10.8mmol/L，餐后两小时血糖≥8.8mmol/L。

103. 如何计算血浆渗透压？血浆渗透压正常值是多少？

答：血浆渗透压（mmol/L）＝2（血钾+血钠）+血糖+尿素氮，公式中各项的单位都是mmol/L。正常范围是280~

300mmol/L。

104. 脑脊液压力大于多少为颅内高压?

答:成人大于 200mmH$_2$O 为颅内高压。

105. 动脉血标本在常温或冰箱内存放的最长时间分别是多少?

答:动脉血标本在常温存放最长时间是 15 分钟,冰箱内存放的最长时间是 2 小时。

106. 正常成人二尖瓣口面积是多少?

答:4~6cm^2。

107. 闭合性损伤时冷敷、热敷应在何时?

答:冷敷是在损伤 24 小时内,热敷是在损伤 24 小时后。

108. 烧伤暴露疗法室内的温度、湿度应在什么范围?

答:温度控制在 28~32℃,湿度控制在 70% 左右。

109. 三腔二囊管压迫止血时通胃气囊、食管气囊分别可充多少水?

答:通胃气囊可充水 150~200ml 后压迫胃底;通食管气囊可充水 100~150ml 后压迫食管下段。

110. 成人每日胆汁分泌量是多少?

答:800~1200ml。

111. 门静脉的正常压力是多少?

答:在 13~24cmH$_2$O 之间,平均为 18cmH$_2$O 左右。门静脉高压症时,压力可升高至 30~50cmH$_2$O。

112. 正常颅内压值是多少?

答:成人 70~200mmH$_2$O,儿童 50~100mmH$_2$O。

113. 正常瞳孔大小是多少?

答：瞳孔等大等圆，在自然光线下直径 3~4mm。

114. 脑室引流患者引流管开口需高于侧脑室平面多少？

答：10~15cm。

115. 成人食管长度是多少？

答：25~28cm，门齿距食管起点约 15cm。

116. 胸腔闭式引流管的位置是哪里？

答：胸腔内积气时应选在锁骨中线第 2 肋间，胸腔内积液时一般选在腋中线或腋后线第 6~8 肋间。

117. 正常胸膜腔内压力是多少？

答：维持在 $-10~-8cmH_2O$。

118. 胸腔闭式引流瓶应低于胸壁引流口平面的多少为宜？

答：60~100cm。

119. 胸腔闭式引流瓶水封瓶长玻璃管浸入水面下适宜的深度是多少？

答：3~4cm。

120. 心内直视手术体外循环的运转指标中，要求患者血液温度降至多少？

答：25~30℃。

121. 前列腺癌标记物的浓度是多少？

答：血清浓度应小于 4ng/ml。

122. 肋骨骨折多见于第几肋骨？

答：第 4~第 7 肋骨。

123. 受精卵一般于受精后几日着床？

答：6~7 日。

124. 初产妇一般开始自觉有胎动是什么时间？

答：妊娠 18~20 周。

125. 妊娠满 28 周时宫底的高度为多少？

答：脐上 3 横指。

126. 骨盆入口平面前后径的正常值为多少？

答：骨盆入口平面前后径也称真结合径，是指从耻骨联合上缘中点至骶岬前缘正中间的距离，平均值 11cm。

127. 患有心脏病的孕产妇最危险的时期是哪些阶段？

答：妊娠 32~34 周、分娩期及产褥期的最初 3 日内是患有心脏病的孕产妇最危险的时期。

128. 破膜超过多少小时应尽快结束分娩？

答：胎膜破 12~18 小时尚未临产者，可按医嘱采取措施，尽快结束分娩。

129. 滴虫性阴道炎的潜伏期是多少天？

答：4~28 天。

130. 外阴、阴道手术术前备皮范围是什么？

答：上至耻骨联合上 10cm，下至会阴部、肛门周围、腹股沟及大腿内侧上 1/3。

131. 妇产科腹部手术患者术前禁食时间是多长？

答：8 小时。

132. 合并急性病毒性肝炎的孕妇所生新生儿的免疫时间是什么时候？

答：新生儿出生后 24 小时内、出生后 1 个月和出生后 6 个月注射乙肝疫苗。

133. 正常新生儿免疫接种的时间是什么时候？

答：卡介苗：出生后 12~24 小时接种。乙肝疫苗：出生后 24 小时、出生后 1 个月、出生后 6 个月各注射一次。

134. 小儿前囟门多在什么时间闭合？

答：1~1.5 岁时。

135. 2 岁以内小儿乳牙的数目约是月龄减多少？

答：月龄减去 4~6。

136. 小儿的饮食中碳水化合物所提供的能量占总能量的多少？

答：50%~60%。

137. 脊髓灰质炎疫苗的第二次接种时间是在生后的第几个月？

答：第 3 个月。

138. 小儿高热惊厥多见于多大年龄？

答：6 个月~3 岁。

139. 肺炎患儿鼻前庭给氧时，氧浓度一般不超过多少？

答：40%。

140. 小儿中度脱水时，丢失的水分占体重的多少？

答：5%~10%。

141. 正常新生儿的脉搏频率范围是多少？

答：120~140 次/分。

142. 病毒性心肌炎患儿在急性期应至少卧床休息多长时间？

答：3~4 周。

143. 佝偻病的颅骨软化多见于多大的小儿？

答：3~6 个月。

144. 血红蛋白量在多少范围判定为儿童轻度贫血？

答：$90 \sim 120g/L$。

145. 治疗缺铁性贫血，服用铁剂应持续到血红蛋白达正常值后多长时间再停药？

答：$2 \sim 3$ 个月。

146. 婴幼儿灌肠，肛管应插入直肠多深？

答：$5 \sim 7cm$。

147. 糖尿病性白内障患者应将血糖控制在多少范围内进行手术？

答：空腹血糖$\leqslant 8mmol/L$，餐后 2 小时血糖$\leqslant 12mmol/L$范围内方可进行手术。

148. 先天性白内障患儿应在什么时间手术？

答：出生后及早手术，最迟不超过 6 个月手术，一般最早在两岁时施行人工晶体植入术。

149. 白内障手术后什么时间配镜合适？

答：如需配镜，3 个月后验光配镜。

150. 眼压的正常值是多少？

答：眼压的正常值是 $10 \sim 21mmHg$，双眼眼压的差不应大于 $5mmHg$，24 小时眼压波动不应大于 $8mmHg$。

151. 滴眼药时，滴管口或瓶口与眼部的距离是多少？

答：$2cm$ 以上。

152. 滴入散瞳药、缩瞳药等特殊药品时，应压迫泪囊部位多长时间？

答：$2 \sim 3$ 分钟。

153. 气管切开术后拔管前应先施行堵管多少小时？

答：$24 \sim 48$ 小时。

154. 气管异物好发年龄是多少?

答：多发生于 5 岁以下儿童，3 岁以下最多。

155. 上颌窦穿刺部位是哪里?

答：下鼻道外侧壁、距下鼻甲前端 1~1.5cm 的下鼻甲附着处。

156. 鼻骨骨折最佳的伤口处理及复位时间是什么?

答：外伤后 3 小时内处理。鼻骨复位术的实施一般不宜超过 14 天。

157. 呼吸暂停是指睡眠过程中呼吸气流消失多长时间?

答：≥10 秒。

158. 气管切开部位是哪里?

答：一般在第 3~第 4 气管环处切开气管。

159. 鼻出血失血量达多少会出现出汗、血压下降、脉速而无力?

答：500~1000ml。

160. 耳部手术剃除患侧耳郭（耳廓）周围头发的范围是什么?

答：距发际 5~6cm。

161. 前庭功能检查前多少小时内禁止服用中枢神经兴奋或抑制类药物?

答：24~48 小时内。

162. 急性中耳炎病程超过多长时间成为慢性中耳炎?

答：超过 8 周。

163. 正常龈沟的深度为多少?

答：不超过 2mm。

164. 人类一生中有哪几副牙齿？数量分别为多少个？

答：有乳牙和恒牙两副牙齿，数量分别为 20 个和 28~32 个。

165. 乳牙什么时候萌出？

答：出生后 6~8 个月开始，2 岁左右乳牙全部萌出。

166. 矫正牙齿最好的时机是什么时候？

答：刚换上恒齿，十二三岁时。

167. 放射治疗照射的患牙，最佳拔牙时间是什么时候？

答：在放射治疗前 7~10 天拔牙，放射治疗时以及放射治疗后 5 年内禁止拔牙。

168. 唇裂修复术最合适的年龄是多少？

答：单侧：3~6 月；双侧：6~12 个月。

169. 国际疼痛研究协会（LASP）确定的世界镇痛日是哪一天？

答：每年的 10 月 11 日。

170. 哌替啶的半衰期是多长时间？

答：3~18 小时。

171. 自体造血干细胞移植患者出室的白细胞、血小板指征是什么？

答：白细胞>$1×10^9$/L，血小板>$50×10^9$/L。

172. 医务人员发生艾滋病病毒职业暴露，应在几小时内进行预防性用药？

答：尽可能在 2 小时内进行预防性用药，最好不超过 24 小时。

173. 麻疹患者隔离时间是多少天？

答：隔离至出疹后 5 天，若有并发症应隔离至出疹后 10 天。

174. 猩红热患儿需隔离多长时间?

答:隔离至症状完全消失后1周。

175. 我国法定传染病分为几类几种?

答:3类37种,其中甲类2种、乙类25种、丙类10种。

176. 在农村发现艾滋病,应在多长时间内向中国疾病预防控制中心(CDC)上报?

答:12小时内。

177. 甲型肝炎患者起病几周粪便排毒最多?

答:1周。

178. 戊型肝炎患者及接触者隔离时间是多长?

答:患者隔离4周(自发病之日起),接触者医学观察60天(自最后接触之日起)。

179. 人禽流感的病原体是什么?

答:是H5N1病毒。

180. 2008年起手足口病纳入哪类传染病?

答:丙类传染病。

181. 伤寒患者发病后几周传染性最强?

答:2~4周。

182. 麻疹患者通常于发热第几日出疹?

答:发热第4日。

183. 世界卫生组织报告,自杀是排在第几位的死亡原因?

答:第5位。

184. 阿片类物质的戒断症状一般在戒断后多少小时达高峰?

答：36~72 小时。

185. 洁净手术间的适宜温度是多少？

答：22~25℃。

186. Ⅰ、Ⅱ级洁净手术间的相对湿度是多少？Ⅲ、Ⅳ级洁净手术间的相对湿度是多少？

答：Ⅰ、Ⅱ级洁净手术间的相对湿度是 40%~60%，Ⅲ、Ⅳ级洁净手术间的相对湿度是 35%~60%。

187. Ⅰ级手术间浮游菌的浓度是多少？

答：Ⅰ级手术间浮游菌的浓度≤5CFU/m²。

188. 外科刷手法刷手时间是多少？

答：10 分钟。

189. 外科刷手法刷手至肘上多少厘米？

答：肘上 10cm。

190. 在 5~9 月份，棉布包装无菌包灭菌后有效期是多少？

答：7 天。

191. 铺无菌台，无菌包布下垂应达到多少厘米以上？

答：30cm 以上。

192. 行胸腹联合手术的患者可取什么体位？

答：45°半侧卧位。

193. 手术区皮肤消毒范围要包括手术切口周围多大区域？

答：15~20cm 的区域。

194. 碘伏（碘附）洗手法，应用浸泡过的纱布涂擦多少分钟？

答：3 分钟。

195. 使用戊二醛消毒液达到灭菌的有效时间为多少小时？

答：10 小时。

196. 紫外线杀菌力作用最强的波段范围是什么？

答：250~275nm。

197. 预真空压力蒸汽灭菌包的体积多少为适宜？

答：不应大于 30cm×30cm×50cm。

198. 一般 I 级手术间进行接台手术时，空气洁净系统应再持续净化的时间为多久？

答：15 分钟。

199. 医院必须对消毒、灭菌效果定期进行监测，灭菌合格率必须达到多少？

答：100%。

200. 洁净手术室空气采样的时间是采样前开启空气处理系统多少分钟后？

答：30 分钟后。

201. 无菌间内的敷料架距离天花板、地面和墙壁的距离为多少？

答：应低于天花板 50cm，高于地面 20~25cm，距墙壁 5cm 以上。

202. 头面颈部、上腹部、下腹部、四肢、关节附近、减张切口拆线日期分别是多久？

答：头面颈部 4~5 天，上腹部 7~10 天，下腹部 5~7 天，四肢 10~12 天，关节附近 14 天，减张切口 14 天。年老体弱或营养不良者应适当延长拆线时间。

203. 四肢手术皮肤消毒范围有哪些要求？

答：包括切口为中心周围 15cm 的区域，全周消毒。

204. 全麻患者术前禁食、禁水时间为多久？

答：禁食 12 小时，禁水 4~6 小时，以防麻醉或手术引起呕吐而发生窒息或吸入性肺炎。

205. 清创最佳时机是什么？

答：伤后 8 小时内，需反复用 0.9% 氯化钠溶液冲洗伤口。

206. 利多卡因、丁卡因表面麻醉一次最大用量是多少？

答：成人表面麻醉，利多卡因一次用量的极限是 100mg，丁卡因一次用量的极限是 40mg。

207. 自体血回输时，积血回收后放置时间不超过多少小时？

答：不超过 4 小时。

208. 硬镜和软镜在酶洗过程中用 1∶150 的全能高效多酶清洗液浸泡多久？

答：浸泡 5~10 分钟。

209. 内镜消毒的标准是什么？

答：内镜消毒标准是细菌总数小于 20CFU/件。

210. 低温等离子灭菌后的物品保存期是多少个月？

答：6 个月。

211. 抗菌药物带入手术室，于术前多少分钟使用？

答：30~60 分钟。

212. 断指再植的适应证为热缺血不超过多少小时？

答：不超过 12 小时。

213. 桡动脉鞘管置入穿刺部位如何选择？

答：手臂外展70°，在腕曲侧横纹近端2～3cm进行穿刺。

214. 超声波清洗的时间为多久？

答：3～5分钟。

215. 快速压力蒸汽灭菌后的物品存放不能超过多长时间？

答：4小时。

216. 静脉留置针输液时消毒范围是什么？

答：以穿刺点为中心，直径5～8cm。

217. 快速薇乔的有效伤口支撑时间是多久？

答：7～10天。

218. 快速薇乔材质吸收时间是多久？

答：42天。

219. 感染手术后手术间负压系统应再持续运行多少分钟？

答：15分钟。

220. 环氧乙烷灭菌的温度、湿度是多少？

答：温度是55～60℃，湿度是60%～80%。

221. 一般手术后万级手术间进行接台手术时，空气洁净系统应再持续净化多少分钟？

答：30分钟。

222. 下排式高压蒸汽灭菌法无菌包大小为多少？布类包、器械包的重量为多少？

答：无菌包应小于30cm×30cm×25cm，布类包的重量不超过5kg，器械包的重量不超过7kg。

223. 医用防护口罩能用多长时间？

答：6~8 小时。

224. 油剂、粉剂使用干热灭菌时的厚度不应超过多少？

答：不超过 0.6cm。

225. 内镜采用低温过氧化氢等离子体灭菌技术的最佳时间是多少？

答：45~75 分钟。

226. 手术室细菌学监测中，医护人员手的细菌总数应低于多少？

答：≤5CFU/cm^2。

227. 成人气腹压力一般不超过多少？

答：不超过 15mmHg。

228. 胸外心脏按压的部位是哪里？

答：成人是胸骨下段 1/2，婴儿是两乳头连线的下方。

229. 胸外心脏按压的深度为多少？

答：成人至少 5cm，小儿至少为胸廓前后径的 1/3。

230. 胸外心脏按压的频率为多少？

答：成人至少 100 次/分。

231. 人工呼吸吹气时间为多少？

答：持续吹气时间大于 1 秒。

232. 人工呼吸频率一般为多少？

答：成人是 8~10 次/分。

233. 单人复苏按压与通气比率为多少？

答：30∶2（新生儿除外）。

234. 双人复苏按压与通气比率为多少？

答：成人是 30∶2，婴幼儿和儿童是 15∶2。

235. 胸外心脏按压过程中救护人员替换，按压中断时间最长不超过几秒？

答：不超过 5 秒。

236. 成人心肺复苏潮气量是多少？

答：500～600ml。

237. 院外心肺复苏电除颤在多长时间内进行？

答：5 分钟内。

238. 常用电除颤的种类及能量选择是什么？

答：单相波 360J，双相波 120～200J。

239. 小儿电除颤的电功率是多少？

答：2～4J/kg。

240. 止血带止血一般不宜超过几小时？应多长时间放松一次？

答：止血带止血一般不宜超过 3 小时，应每 30 分钟放松一次。

241. 电击复律后心电监护至少不能少于多少小时？

答：不少于 24 小时。

242. 一般在服毒后什么时间洗胃最有效？

答：4～6 小时内。

243. 上肢出血应用止血带止血时，止血带结扎的部位是哪里？

答：上臂中上 1/3。

244. 大腿伤，止血带结扎的部位是哪里？

答：大腿中下 1/3 交界处。

245. 机械通气潮气量如何设置？

答：成人一般为 8~10ml/kg。

246. 气管插管的深度是多少？

答：气管隆嵴（气管隆突）上 1~2cm。

247. 胸腔穿刺抽吸液体量有什么要求？

答：诊断性抽液 50~100ml，加压抽液首次不超过 600ml，以后每次不超过 1000ml。

248. 肺动脉楔压（PAWP）正常范围是多少？

答：6~12mmHg。

249. 右心房压（RAP）正常值是多少？

答：平均压 2~3mmHg。

250. P-R 间期正常范围是多少？

答：0.12~0.20 秒。

251. 峰压力是多少？

答：0.9~1.6kPa。

252. 血肌酐（Cr）的正常值是多少？

答：88.4~132.6μmol/L（1~1.5mg/dl）。

253. 血尿素氮（BUN）的正常值是多少？

答：3.2~7.1mmol/L（8~20mg/dl）。

254. 吸痰的负压要求是多少？

答：80~120mmHg（10.7~16.0kPa）。

255. 心排血量（CO）的正常值是多少？

答：4~6L/min。

256. 心脏指数（CI）的正常值是多少？

答：2.5~4.2L/（min·m^2）。

257. 肺动脉压（PAP）的正常值是多少？

答：在静息状态下成人肺动脉收缩压正常值为 18 ~ 25mmHg，舒张压正常值为 6 ~ 10mmHg，平均压为 12 ~ 16mmHg。

258. 成人肺动脉导管充气量是多少？

答：1.25 ~ 1.5ml。

259. 肺毛细血管楔压（PCWP）的正常值是多少？

答：8 ~ 12mmHg。

260. 每分通气量（MV）是多少？

答：一般成人是 90 ~ 100ml/kg，儿童是 100 ~ 120ml/kg，婴儿是 120 ~ 150ml/kg。

261. 在通气正常的情况下，呼气末二氧化碳的浓度是多少？

答：4% ~ 5%。

262. 呼气阻力的正常值是多少？

答：3 ~ 12cmH$_2$O/（L·s）。

263. 吸气阻力的正常值是多少？

答：5.15cmH$_2$O/（L·s）。